2022年国家医疗服务与质量安全报告

——心血管病专业分册

国家心血管病医疗质量控制中心
国家心血管病专家委员会 组织编写

 中国协和医科大学出版社

北 京

图书在版编目（CIP）数据

2022年国家医疗服务与质量安全报告. 心血管病专业分册 / 国家心血管病医疗质量控制中心，国家心血管病专家委员会组织编写.—北京：中国协和医科大学出版社，2023.2

ISBN 978-7-5679-2121-4

Ⅰ.①2… Ⅱ.①国… Ⅲ.①医疗卫生服务－质量管理－安全管理－研究报告－中国－2022 ②心脏血管疾病－诊疗－质量管理－安全管理－研究报告－中国－2022 Ⅳ.①R197.323.4 ②R54

中国版本图书馆CIP数据核字（2022）第243358号

2022年国家医疗服务与质量安全报告——心血管病专业分册

组织编写： 国家心血管病医疗质量控制中心　国家心血管病专家委员会
责任编辑： 沈冰冰　盖　宁
封面设计： 许晓晨
责任校对： 张　麓
责任印制： 张　岱

出版发行： 中国协和医科大学出版社
（北京市东城区东单三条9号　邮编100730　电话010-65260431）

网　　址： www.pumcp.com
经　　销： 新华书店总店北京发行所
印　　刷： 北京联兴盛业印刷股份有限公司

开　　本： 889mm×1194mm　　1/16
印　　张： 15.5
字　　数： 450千字
版　　次： 2023年2月第1版
印　　次： 2023年2月第1次印刷
定　　价： 160.00元

ISBN 978-7-5679-2121-4
审 图 号： GS京（2023）0407号

建立与国际接轨、体现中国特色的医疗质量管理与控制体系，基本健全覆盖主要专业的国家、省、市三级医疗质量控制组织，推出一批国际化标准规范。建设医疗质量管理与控制信息化平台，实现全行业全方位精准、实时管理与控制，持续改进医疗质量和医疗安全，提升医疗服务同质化程度，再住院率、抗菌药物使用率等主要医疗服务质量指标达到或接近世界先进水平。全面实施临床路径管理，规范诊疗行为，优化诊疗流程，增强患者就医获得感。

——《"健康中国2030"规划纲要》

编写工作组

主　　　编　胡盛寿

副 主 编　郑　哲　樊　静

编　　　委（按姓氏笔画排序）

么　莉	马　艳	马长生	王春生	王海波	王琦光
王锡明	吉冰洋	吕　滨	庄　建	刘晋萍	孙英贤
李　卫	李　希	李庆印	杨伟宪	杨跃进	张　辰
张　健	张　澍	张戈军	张宇辉	周成斌	柳志红
姚　焰	郭　伟	董念国	韩雅玲	舒　畅	窦克非
蔡　军	熊长明	潘湘斌			

编　　　者（按姓氏笔画排序）

马文君	王　杨	王　建	王　靖	王　璐	王虹剑
王首正	王雪莹	方　坤	尹　畅	田少芳	史　赢
白京京	白银晓	冯佳禹	宁小晖	任心爽	刘可心
刘佳敏	刘周周	刘炜达	安　磊	安云强	苏小婷
李　萍	李永刚	李思冬	张小艳	张宇扬	陈斯鹏
范肖雪	林　娜	尚文涵	罗　勤	罗明尧	金泽健
郑黎晖	赵延延	赵明霞	胡　爽	胡志成	饶辰飞
顾大川	高思哲	郭雨晨	郭清芳	朗欣月	温乃杰
谢涌泉	翟　玫	薛云飞			

前　言

党的十八大以来，以习近平同志为核心的党中央坚持把人民健康放在优先发展的战略地位，确立了新时代卫生与健康工作方针。"十三五"时期，我国卫生健康事业发展取得突出成效，中国特色医疗卫生服务体系不断健全，医疗技术能力与质量水平实现双提升。2021年是"十四五"开局之年，随着人民群众健康需求和品质要求的持续增长，供给侧优质医疗资源总量不足、区域配置不均衡、基层能力薄弱等问题尤为突出。为此，《国务院办公厅关于推动公立医院高质量发展的意见》明确提出，要持续改进医疗质量管理体系和标准体系，提高不同地区、不同级别公立医院医疗服务同质化水平。《"十四五"国民健康规划》也将加强医疗质量管理，完善医疗质量管理与控制体系纳入"全面推进健康中国建设"的规划之中。

在此背景下，国家心血管病医疗质量控制中心牢牢把握高质量发展的主线，以"构建学习型卫生健康体系，持续改善医疗服务质量"为宗旨，以心血管病主要病种和技术为核心，以"年度国家医疗质量改进目标"为工作重点，协同全国心血管领域专家，牵头制订了《心血管系统疾病相关专业医疗质量控制指标（2021年版）》，发布《国家心血管病医疗质量改进行动方案（2021—2023）》，不断完善"省、市、医疗机构"三级质控工作网络，搭建统一的国家心血管病质控信息平台，连续参与编写《国家医疗服务与质量安全报告》心血管病专业部分，广泛开展心血管病医疗质量培训，为切实促进我国心血管病医疗质量改善提供了专业支撑，心血管病质控工作逐步向规范化、科学化、精细化发展。

分析报告全国医疗质量现状是国家级质控中心的重要工作任务之一。随着全国医疗质量监测网络趋于成熟，各级心血管病医疗质量控制工作逐步深入，心血管病医疗质量相关数据不断积累，迫切需要进行全面分析，综合反映我国心血管病专业医疗质量现状。为此，在国家卫生健康委医政医管局的指导下，国家心血管病医疗质量控制中心联合国家结构性心脏病介入质量控制中心、国家心律失常介入质量控制中心，在2021年首次发布的《2021年中国心血管病医疗质量报告》基础上，深入分析全国数据，编制了《2022年国家医疗服务与质量安全报告——心血管病专业分册》。本报告基于具有良好代表性的全国医疗质量监测和上报数据，分析展现我国重点心血管疾病和技术的医疗服务资源、能力，医疗质量现状、地区和机构间差异等，介绍医疗质量改进工作进展和改进效果，旨在更好地指导各级卫生健康行政部门掌握全国心血管病医疗质量水平，发现医疗质量安全的薄弱环节，为制订相应政策提供循证依据；为帮助各级各类医疗机构全面了解我国心血管病医疗服务和质量安全工作形势，提高科学化、精细化管理水平提供数据支持。

本报告在编写过程中，得到了国家卫生健康委医政医管局、国家卫生健康委医院管理研究所、标普医学信息研究中心、国家心血管病专家委员会、国家心血管病质控专家委员会、各亚专业组专家、各省级质控中心、相关医疗机构，以及诸多心血管领域专家、工作者的大力支持和积极配合，并为此付出了辛勤、细致、创造性的劳动。在此，谨向各参与单位和全体人员表示衷心的感谢！

本报告为首次出版，由于数据规模、覆盖范围与编写时间等因素的限制，报告在一定程度上还存在局限性，报告中的数据结果可能存在一定的偏差，不足和疏漏之处敬请广大同行批评指正，以使今后的报告臻于完善！

国家心血管病医疗质量控制中心

2022年9月

编 写 说 明

一、数据来源和范围

《2022年国家医疗服务与质量安全报告——心血管病专业分册》（以下简称《报告》）围绕我国二级及以上医院（不包括军队医院）的心血管病相关住院患者进行分析（心血管影像专业包含门诊患者），主要分析2021年1月1日至2021年12月31日的心血管病相关诊疗数据，部分指标与2020年及以前的情况进行对比分析。数据主要来源于以下途径。

1. 医院质量监测系统（hospital quality monitoring system，HQMS）《报告》纳入2042家三级医院和3309家二级医院的19 585 472例心血管病相关住院患者病案首页数据。相比于2020年，三级医院和二级医院分别增加132家和1185家，住院病例增加9 582 689例。

2. 国家单病种质量管理与控制平台 《报告》纳入急性ST段抬高型心肌梗死、心力衰竭、心房颤动、冠状动脉旁路移植术、二尖瓣手术、主动脉瓣手术住院患者共计459 566例，覆盖1261家三级医院和668家二级医院。相比于2020年，纳入病例增加217 025例，覆盖三级医院和二级医院分别增加367家和94家。

3. 全国医疗质量数据抽样调查系统（national clinical improvement system，NCIS）《报告》纳入2021年抽样调查的1623家三级医院和2639家二级医院，覆盖心内科、心外科、血管外科等的医疗资源和服务情况。NCIS反馈医院数小于10家（西藏）和反馈医院占比低于10%的省（自治区、直辖市）（吉林、上海）不纳入分析。

4. 国家心血管病质控信息平台 《报告》纳入2013—2021年535家医院的结构性心脏病行介入治疗住院患者282 063例，2021年植入心脏起搏器患者99 306例、植入型心律转复除颤器患者6547例、心脏再同步化治疗患者5333例、导管消融患者210 609例。其中，心律失常介入数据与各省市级质控中心核对后进行了相应调整。

5. 其他数据来源 《报告》中对亚专业医疗质量的分析还利用了以下平台数据：中国心血管外科注册登记系统（China cardiac surgery registry，CCSR）2016—2021年96家医院冠状动脉旁路移植术患者68 163例、二尖瓣手术34 362例、主动脉瓣手术22 910例；中国心血管影像技术应用现状调查数据2021年82家三级医院和114家二级医院1630份影像资料；国家护理质量数据平台（China national database of nursing quality，CNDNQ）2019—2021年281家三级医院和145家二级医院的4类心血管相关科室填报，包括704个（80.0%）心血管内科病房，46个（5.2%）心脏外科病房，83个（9.4%）心内科重症监护室及47个（5.3%）心外科重症监护室。

6. 国家卫生健康委官方网站公布的统计公报、统计年鉴和其他数据信息。

7. 国内外学术期刊发表的心血管疾病医疗质量改进相关研究论文。

二、主要内容

《报告》分为3个部分，分别是心血管病医疗服务与质量安全总体情况、心血管病亚专业关键质控指标分析、心血管病医疗质量改进工作进展。主要内容如下。

1. 心血管病医疗服务与质量安全总体情况 主要分析全国心血管病总体医疗资源配置情况和医疗服务能力情况，包括心血管疾病医疗条件、跨省异地就医流动、内外科重点病种住院结局等相关分析。

2. 心血管病亚专业关键质控指标分析　分别分析冠心病、心力衰竭、高血压、心房颤动、肺动脉高压、心脏外科、血管外科、结构性心脏病介入、心律失常介入、体外生命支持、心血管影像共11个专业医疗资源配置情况、医疗质量控制指标数据情况，包括亚专业整体医疗水平、诊疗过程、诊疗结局情况等相关分析。

3. 心血管病医疗质量改进工作进展　介绍急性ST段抬高型心肌梗死、结构性心脏病介入、心律失常介入医疗质量改进行动，以及心脏外科医疗质量改进工作的进展及成效。

三、统计说明

1.《报告》中，数据提取时涉及的疾病分类编码采用《疾病分类代码国家临床版2.0》，手术操作分类编码采用《手术操作分类代码国家临床版3.0》。患者住院原因的判别依据其主要诊断（心力衰竭亚专业中的心力衰竭判别依据其主要诊断或次要诊断）。

2.《报告》对医院的分组比较中，按医院类型分为心血管病专科医院、综合医院、中医院（含中西医结合医院）；按医院级别分为三级医院、二级医院（其他级别或未定级医院数量较少，不纳入比较）；按医院所有制分为公立医院、民营医院。

3.《报告》对地区间差异的分析中，按经济发展水平分为：东部地区（含东北地区），包括北京、天津、河北、上海、江苏、浙江、福建、山东、广东、海南、辽宁、吉林、黑龙江；中部地区，包括山西、安徽、江西、河南、湖北、湖南；西部地区，包括内蒙古、广西、重庆、四川、贵州、云南、西藏、陕西、甘肃、青海、宁夏、新疆（含新疆生产建设兵团）（地区划分标准来自国家统计局网站）。

4.《报告》中，治疗例数的统计均为住院人次数，而非手术台数，如果同一次住院期间实施1次以上同类治疗，仍计为1例。

5.《报告》中，跨省异地就医流入比例＝外省流入人数/当地治疗总人数，跨省异地就医流出比例＝本省流出人数/（当地治疗人数－外省流入人数＋本省流出人数）。

6.《报告》中，非医嘱离院是病案首页中的"离院方式"之一，指患者未按照医嘱要求而自动出院的情形，如根据患者当前疾病状况应当继续住院治疗，但患者或家属出于个人原因要求放弃治疗而自动出院，此种出院并非由医务人员根据患者病情决定，属于非医嘱离院。

7.《报告》除了应用统计描述、统计检验、相关性分析等基本统计方法以外，还应用了以下特殊统计方法。

（1）在诊疗过程分析中，整合疾病的诊断、检查、住院治疗、出院带药等过程指标，以评价诊疗的整体合理性。若患者的各项过程指标均符合要求，则判定其诊疗过程"完全合理"，应用"完全合理"病例所占的比例来评价诊疗的整体合理性。

（2）在整体质量和诊疗结果分析中，基于HQMS数据，纳入患者年龄、性别等人口学特征和合并症等临床特征，建立"风险标化院内死亡率"模型，用于在各省（自治区、直辖市）间、医院间、地区间诊疗结果比较时，平衡不同患者风险水平带来的影响。《报告》在比较医院间风险标化院内死亡率差异时，仅纳入了有效病例不少于50例（主动脉介入手术和主动脉开放手术为20例）的医院，以提高对各医院死亡率描述的准确性。

8.《报告》除了应用直方图、条形图、箱式图等一般的统计图表以外，为直观呈现地区间差异，在地图中用颜色深浅代表统计结果数值的大小。其中台湾地区、香港特别行政区和澳门特别行政区暂无统计数据，用灰色填充。

目　录

第一部分

心血管病医疗服务与质量安全总体情况

本章重点分析2021年全国心血管病医疗资源配置、医疗服务能力和心血管内外科医疗质量安全总体情况。其中，医疗资源配置情况数据来源于全国医疗质量数据抽样调查系统（NCIS），医疗服务能力、医疗质量安全情况数据来源于医院质量监测系统（HQMS）。此外，今年首次纳入对心血管病护理人力资源和住院患者护理质量的分析，数据来源于国家护理质量数据平台（CNDNQ）2019—2021年护理专业医疗质控指标季度监测数据。

一、心血管病医疗资源与服务能力情况

（一）医疗资源配置情况

本部分数据来源于NCIS，剔除NCIS反馈医院数小于10家（西藏）和反馈医院占比低于10%的省（自治区、直辖市）（吉林、上海）后，共纳入2021年开展心血管疾病诊疗科目的医院4262家，其中三级医院1623家（38.1%），二级医院2639家（61.9%）；公立医院3695家（86.7%），民营医院567家（13.3%）；综合医院4081家（95.8%），心血管病专科医院31家（0.7%），其他专科医院150家（3.5%），中医院（含中西医结合医院）442家（10.4%）；东部地区医院1791家（42.0%），中部地区医院989家（23.2%），西部地区医院1482家（34.8%）。

1. 科室设置

2021年，在纳入的4262家医院中，4125家（96.8%）设有心内科，870家（20.4%）设有心外科，1120家（26.3%）设有血管外科，788家（18.5%）设有小儿心外科，2593家（60.8%）设有冠心病监护病房，1566家（36.5%）设有心力衰竭监护病房。各省（自治区、直辖市）设置心内科的医院比例均较高，设置心外科、血管外科的比例较低，且差异明显（图1-1-1）。

2021年，NCIS上报住院急性ST段抬高型心肌梗死（ST-elevation myocardial infarction，STEMI）患者465 468例，其中共有2481家医院可开展急诊直接经皮冠状动脉介入治疗（percutaneous coronary intervention，PCI），占上报医院的58.2%，有93.5%的急性STEMI患者在可开展急诊PCI的医院中治疗；3421家医院有院内急性STEMI急救团队，占上报医院的80.3%，有98.6%的急性STEMI患者在具备院内急性STEMI急救团队的医院中治疗；3322家医院具备院前急救-院内一体化联动机制，占上报医院的77.9%，96.5%的急性STEMI患者在具备院前急救-院内一体化联动机制的医院中治疗。具体各省（自治区、直辖市）分布情况见图1-1-2～图1-1-4。

2. 设施设备

2021年，在纳入的4262家医院中，2495家（58.5%）配备有导管室。各省（自治区、直辖市）配备有导管室的医院比例最高的前三位为湖北（77.1%）、北京（75.9%）和河南（74.6%）（图1-1-5）。

2021年，在纳入的4262家医院中，3020家（70.9%）配备有冠脉CT。各省（自治区、直辖市）配备有冠脉CT的医院比例最高的前三位为北京（92.6%）、湖北（89.5%）和海南（88.9%）（图1-1-6）。

2021年，在纳入的4262家医院中，888家（20.8%）配备有心脏磁共振。各省（自治区、直辖市）配备有心脏磁共振的医院比例最高的前三位为北京（50.0%）、天津（36.7%）和湖北（34.3%）（图1-1-7）。

2021年，在纳入的4262家医院中，483家（11.3%）配备有放射性核素心肌灌注。各省（自治区、直辖市）配备有放射性核素心肌灌注的医院比例最高的前三位为北京（35.2%）、江苏（28.7%）和天津（22.4%）（图1-1-8）。

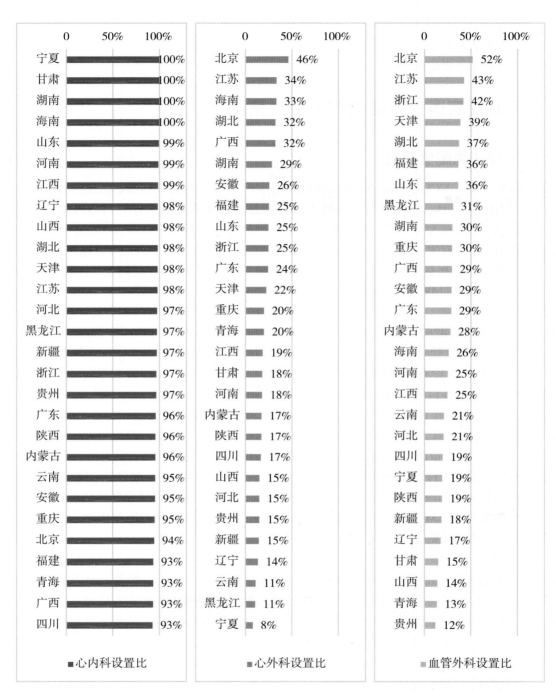

图1-1-1　2021年各省（自治区、直辖市）医院心血管科室设置比例

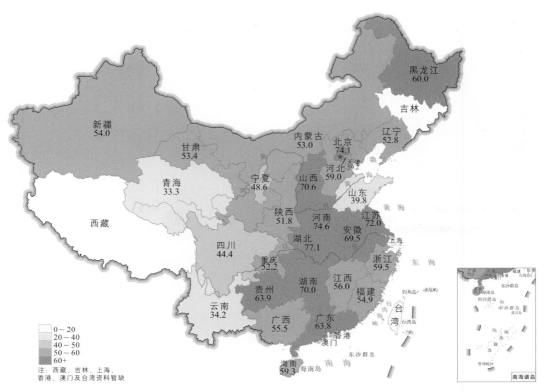

图1-1-2　2021年各省（自治区、直辖市）上报医院中可开展急诊PCI医院占比（%）

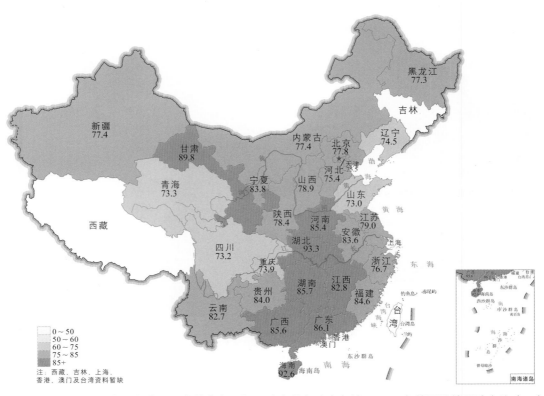

图1-1-3　2021年各省（自治区、直辖市）上报医院中具备院内急性STEMI急救团队的医院占比（%）

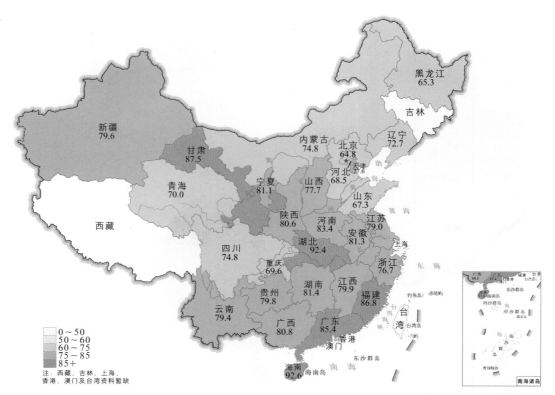

图1-1-4　2021年各省（自治区、直辖市）上报医院中具备院前急救-院内一体联动系统的医院占比（%）

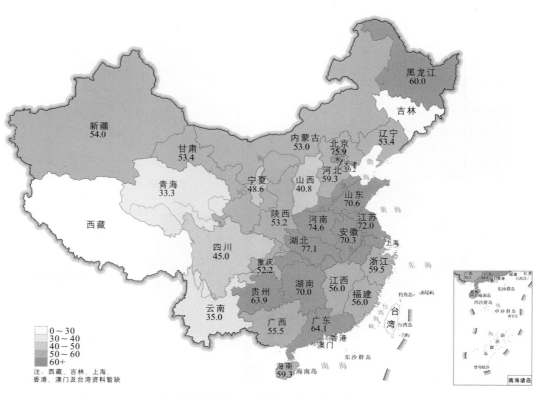

图1-1-5　2021年各省（自治区、直辖市）配备导管室的医院比例（%）

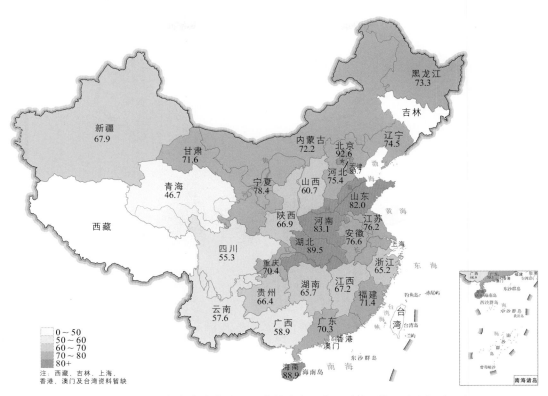

图 1-1-6　2021 年各省（自治区、直辖市）配备冠脉 CT 的医院比例（%）

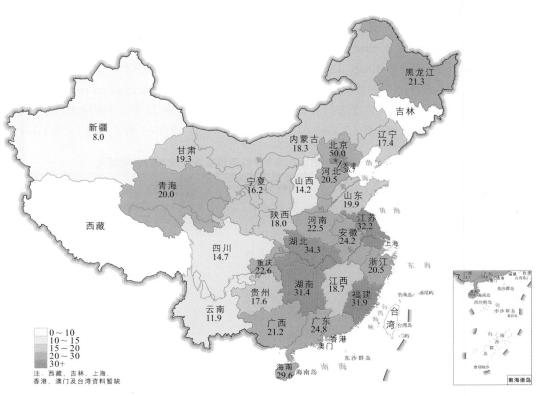

图 1-1-7　2021 年各省（自治区、直辖市）配备心脏磁共振的医院比例（%）

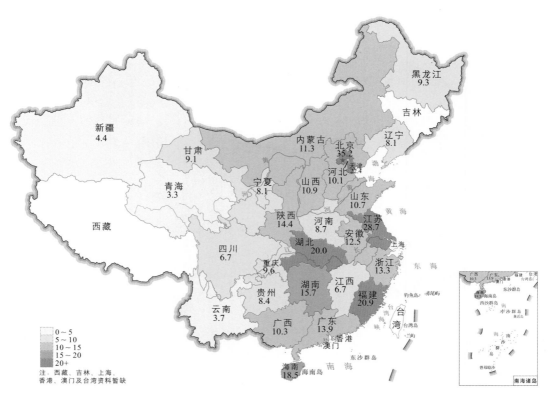

图1-1-8　2021年各省（自治区、直辖市）配备放射性核素心肌灌注的医院比例（%）

（二）医疗服务能力情况

本部分数据来源于HQMS，纳入上报2021年病案首页的5351家医院的患者住院信息，针对经皮冠状动脉介入治疗（percutaneous coronary intervention，PCI）、导管消融、永久起搏器植入、冠状动脉旁路移植术（coronary artery bypass grafting，CABG）、瓣膜手术、主动脉介入手术、主动脉开放手术、先天性心脏病（含先天性主动脉或肺动脉疾病）介入治疗、体外膜氧合（extracorporeal membrane oxygenation，ECMO）这9种心血管病重点治疗技术进行分析。2021年，在纳入的医院中，9种技术都能开展的医院有313家（5.8%）。其中东部地区164家（7.1%）、中部82家（6.5%）、西部67家（3.7%）（表1-1-1）。

表1-1-1　2021年不同地区开展9种心血管病治疗技术的医院情况

技术类型	东部地区 （2295家）	中部地区 （1254家）	西部地区 （1802家）	合计 （5351家）
PCI	1207（52.6%）	737（58.8%）	817（45.3%）	2761（51.6%）
导管消融	787（34.3%）	460（36.7%）	431（23.9%）	1678（31.4%）
永久起搏器植入	1054（45.9%）	602（48.0%）	692（38.4%）	2348（43.9%）
CABG	307（13.4%）	156（12.4%）	130（7.2%）	593（11.1%）
瓣膜手术	313（13.6%）	150（12.0%）	165（9.2%）	628（11.7%）
主动脉介入手术	624（27.2%）	295（23.5%）	363（20.1%）	1282（24.0%）
主动脉开放手术	277（12.1%）	128（10.2%）	135（7.5%）	540（10.1%）
先天性心脏病介入治疗	510（22.2%）	297（23.7%）	331（18.4%）	1138（21.3%）
ECMO	319（13.9%）	144（11.5%）	122（6.8%）	585（10.9%）
以上都有	164（7.1%）	82（6.5%）	67（3.7%）	313（5.8%）

1. PCI

2021年HQMS纳入开展PCI的医院2761家，其中三级医院1545家（56.0%），二级医院1216家（44.0%）。2021年HQMS纳入医院共实施PCI 1 325 993例，其中三级医院1 154 965例（87.1%），二级医院171 028例（12.9%）。在开展PCI的医院中，年手术500例以上的716家（占25.9%）医院，实施了991 583例手术（占74.8%）（图1-1-9）。2021年接受PCI的患者中，跨省异地就医的占5.9%，其中流入患者最多的3个省（自治区、直辖市）为北京、上海和天津，占全国的49.4%；流出最多的3个省（自治区、直辖市）为河北、内蒙古和安徽，占全国的33.6%（图1-1-10）。在PCI跨省异地就医患者中，院内死亡率0.4%，院

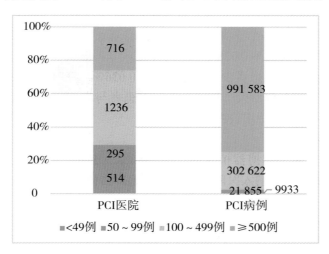

图1-1-9 2021年实施PCI的医院和年手术例数

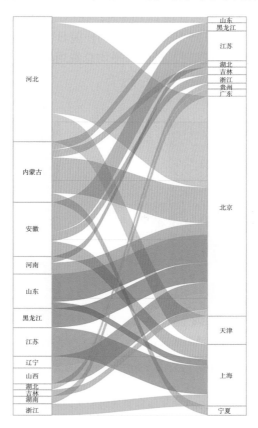

图1-1-10 2021年各省（自治区、直辖市）PCI患者跨省异地就医情况

注：仅显示人数大于500的流向。左边为流出省份，右边为流入省份。

内死亡或非医嘱离院率2.2%，平均总费用40 092.0元，平均住院日5.9天；在本地就医患者中，院内死亡率0.7%，院内死亡或非医嘱离院率3.2%，平均总费用35 971.2元，平均住院日7.9天。跨省异地就医患者与本地就医患者相比，死亡率、非医嘱离院率及平均住院时长较低，平均总费用较高。

2. 导管消融

2021年HQMS纳入开展导管消融的医院1678家。其中三级医院1239家（73.8%），二级医院439家（26.2%）。2021年HQMS纳入医院共实施导管消融201 990例。在开展导管消融的医院中，年手术100例以上的363家（占21.6%），实施了178 716例手术（占88.5%）（图1-1-11）。2021年接受导管消融的患者中，跨省异地就医的占11.9%，其中流入患者最多的3个省（自治区、直辖市）为北京、上海和江苏，占全国的69.2%；流出患者最多的3个省为河北、安徽和江苏，占全国的36.2%（图1-1-12）。在导管消融跨省异地就医患者中，院内死亡率0.025%，院内死亡或非医嘱离院率0.225%，平均总费用69 630.1元，平均住院日4.8天；在本地就医患者中，院内死亡率0.036%，院内死亡或非医嘱离院率0.436%，平均总费用63 951.4元，平均住院日6.2天。跨省异地就医患者与本地就医患者相比，死亡率、非医嘱离院率及平均住院时长较低，平均总费用较高。

3. 永久起搏器植入

2021年HQMS纳入开展永久起搏器植入的医院2348家，其中三级医院1507家（64.2%），二级医院841家（35.8%）。2021年HQMS纳入医院共实施永久起搏器植入110 598例。在开展永久起搏器植入的医院中，年手术50例以上的541家（占23.0%），实施了87 424例手术（占79.0%）（图1-1-13）。2021年接受永久起搏器植入的患者中，跨省异地就医的占5.7%，其中流入患者最多的3个省（自治区、直辖市）为北京、上海和江苏，占全国的53.5%；流出患者最多的3个省为河北、安徽和江苏，占全国的31.7%（图1-1-14）。在永久起搏器植入跨省异地就医患者中，院内死亡率1.3%，院内死亡或非医嘱离院率2.8%，平均总费用96 305.1元，平均住院日10.3天；在本地就医患者中，院内死亡率1.6%，院内死亡或非医嘱离院率3.9%，平均总费用75 393.5元，平均住院日11.8天。跨省异地就医患者与本地就医患者相比，死亡率、非医嘱离院率及住院时长较低，平均总费用较高。

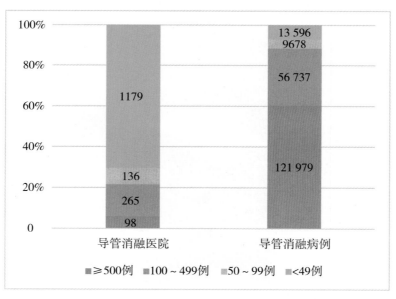

图1-1-11 2021年实施导管消融的医院和年手术例数

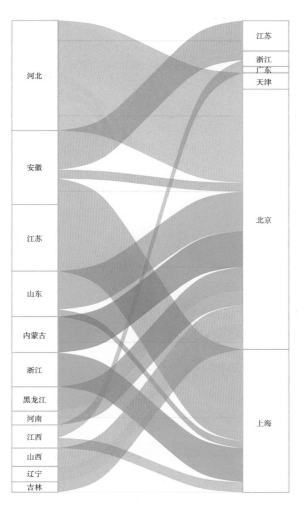

图1-1-12　2021年各省（自治区、直辖市）导管消融患者跨省异地就医情况

注：仅显示人数大于200的流向。左边为流出省份，右边为流入省份。

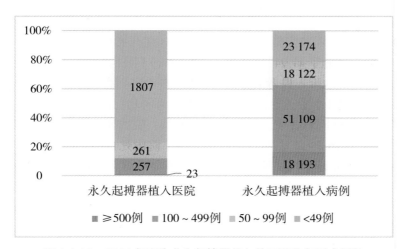

图1-1-13　2021年实施永久起搏器植入的医院和年手术例数

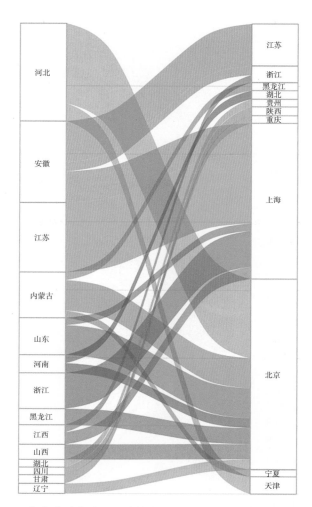

图1-1-14 2021年各省（自治区、直辖市）永久起搏器植入患者跨省异地就医情况

注：仅显示人数大于200的流向。左边为流出省份，右边为流入省份。

4. CABG

2021年HQMS纳入开展CABG的医院593家，其中三级医院555家（93.6%），二级医院38家（6.4%）。2021年HQMS纳入医院共实施CABG 51 916例。在开展CABG的医院中，年手术100例以上的97家（占16.4%）医院，实施了41 947例手术（占80.8%）（图1-1-15）。2021年接受CABG的患者中，跨省异地就医的占23.5%，其中流入患者最多的3个省（自治区、直辖市）为北京、上海和天津，占全国的85.7%；流出患者最多的3个省（自治区、直辖市）为河北、山东和内蒙古，占全国的53.7%（图1-1-16）。在CABG跨省异地就医患者中，院内死亡率0.5%，院内死亡或非医嘱离院率1.2%，平均总费用134 556.5元，平均住院日16.5天；在本地就医患者中，院内死亡率1.8%，院内死亡或非医嘱离院率3.7%，平均总费用140 356.4元，平均住院日24.0天。跨省异地就医患者与本地就医患者相比，死亡率、非医嘱离院率及平均住院时长、总费用较低。

2021年HQMS中，PCI与CABG例数的比值约为23，虽低于2020年的比值（26），但仍远高于美国（2.2）。这一比值在各省（自治区、直辖市）之间存在明显差异。其中，重庆比值最高（204.5），这可能是因为当地主要开展心血管外科治疗的军队医院不纳入HQMS，而导致CABG例数被低估。除重庆外，比值最低的北京（5.4）与最高的甘肃（159.9）相差29.6倍（图1-1-17）。尽管比值的较大差异可能与各地纳入单位的代表性不同有关，但显著的地区差异仍提示可能存在的心血管外科CABG治疗资源不足，或冠心病血运重建治疗指征选择不当的问题。

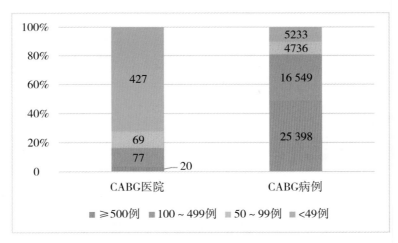

图 1-1-15　2021年实施CABG的医院和年手术例数

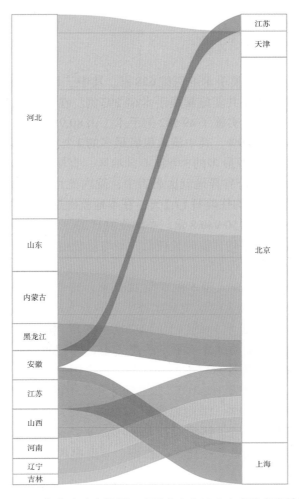

图 1-1-16　2021年各省（自治区、直辖市）CABG患者跨省异地就医情况
注：仅显示人数大于200的流向。左边为流出省份，右边为流入省份。

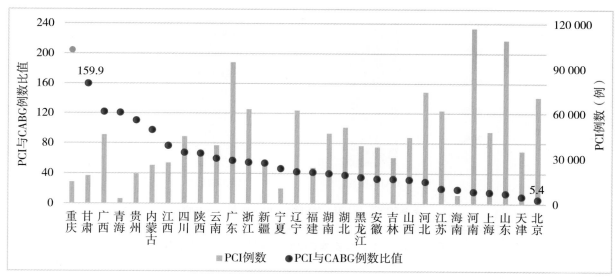

图1-1-17 2021年各省（自治区、直辖市）PCI与CABG例数比值

5. 瓣膜手术

2021年HQMS纳入全国开展瓣膜手术的医院628家，其中三级医院606家（96.5%），二级医院22家（3.5%）。2021年HQMS纳入医院共实施瓣膜手术61 293例。在开展瓣膜手术的医院中，年手术100例以上的128家（占20.4%）医院，实施了49 582例手术（占80.9%）（图1-1-18）。2021年接受瓣膜手术的患者中，跨省异地就医的占18.9%，其中流入患者最多的3个省（自治区、直辖市）为北京、上海和江苏，占全国的75.3%；流出患者最多的3个省（自治区、直辖市）为河北、安徽和江苏，占全国的37.9%（图1-1-19）。在瓣膜手术跨省异地就医患者中，院内死亡率0.8%，院内死亡或非医嘱离院率1.6%，平均总费用151 726.7元，平均住院日17.7天；在本地就医患者中，院内死亡率1.4%，院内死亡或非医嘱离院率3.2%，平均总费用150 940.8元，平均住院日23.5天。跨省异地就医患者与本地就医患者相比，死亡率、非医嘱离院率及平均住院时长较低，平均总费用较高。

6. 主动脉介入手术

2021年HQMS纳入开展主动脉介入手术的医院1282家，其中三级医院1073家（83.7%），二级医院209家（16.3%）。2021年HQMS纳入的医院共实施主动脉介入（含肺动脉介入）手术42 920例。在开展主动脉介入手术的医院中，年手术50例以上的227家（占17.7%）医院，实施了32 477例手术（占75.7%）（图1-1-20）。2021年接受主动脉介入手术的患者中，跨省异地就医的占9.1%，其中流入患者最多的3个省（自治区、直辖市）为北京、上海和江苏，占全国的54.2%；流出患者最多的3个省为安徽、河北和江苏，占全国的34.9%（图1-1-21）。在主动脉介入手术跨省异地就医患者中，院内死亡率0.9%，院内死亡或非医嘱离院率2.4%，平均总费用173 986.2元，平均住院日12.8天；在本地就医患者中，院内死亡率1.2%，院内死亡或非医嘱离院率3.7%，平均总费用165 456.7元，平均住院日14.1天。跨省异地就医患者与本地就医患者相比，死亡率、非医嘱离院率及住院时长较低，平均总费用较高。

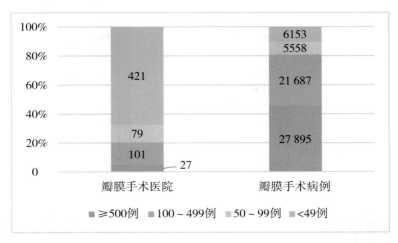

图1-1-18　2021年实施瓣膜手术的医院和年手术例数

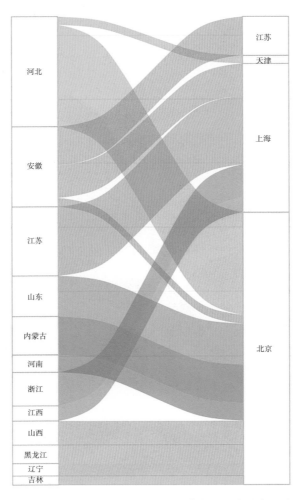

图1-1-19　2021年各省（自治区、直辖市）瓣膜介入手术患者跨省异地就医情况
注：仅显示人数大于150的流向。左边为流出省份，右边为流入省份。

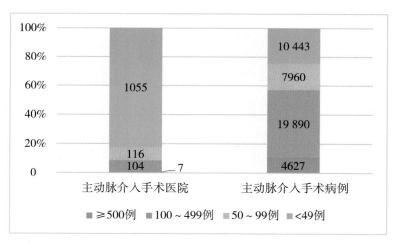

图 1-1-20　2021年实施主动脉介入手术的医院和年手术例数

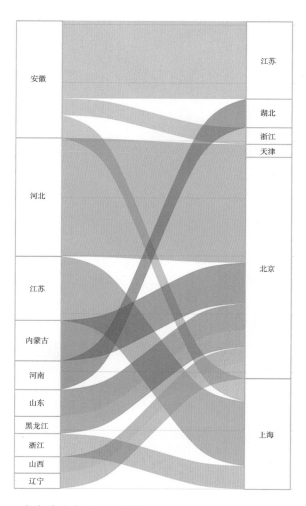

图 1-1-21　2021年各省（自治区、直辖市）主动脉介入手术患者跨省异地就医情况
注：仅显示人数大于50的流向。左边为流出省份，右边为流入省份。

7.　主动脉开放手术

2021年HQMS纳入开展主动脉开放手术的医院540家，其中三级医院513家（95.0%），二级医院27家（5.0%）。2021年HQMS纳入的医院共实施主动脉开放手术20 050例。在开展主动脉开放手术的医院中，年手术50例以上的97家（占18.0%）医院，实施了15 747例手术（占78.5%）（图1-1-22）。2021年接受主动脉开放手术的患者中，跨省异地就医的占19.5%，其中流入患者最多的3个省（自治区、直辖市）为北京、上海和江苏，占全国的34.6%；流出最多的3个省为河北、安徽和内蒙古，占全国的21.8%（图1-1-23）。在主动脉开放手术跨省异地就医患者中，院内死亡率2.2%，院内死亡或非医嘱离院率5.5%，平均总费用201 416.5元，平均住院日18.6天；在本地就医患者中，院内死亡率4.7%，院内死亡或非医嘱离院率10.5%，平均总费用223 508.9元，平均住院日22.1天。跨省异地就医患者与本地就医患者相比，死亡率、非医嘱离院率及平均住院时长、总费用均较低。

从典型的主动脉介入手术胸主动脉腔内修复手术（thoracic endovascular aortic repair，TEVAR）和腹主动脉腔内修复手术（abdominal endovascular aortic repair，EVAR），以及典型的主动脉开放手术带主动脉瓣人工血管升主动脉替换术（Bentall手术）和全主动脉弓人工血管置换术（以下称全弓置换术）来看，2017—2021年的5年间，开展医院数量和手术实施数量整体呈上升趋势（图1-1-24、图1-1-25）。

8.　先天性心脏病介入治疗

2021年HQMS纳入开展先天性心脏病（含先天性主动脉或肺动脉疾病）介入治疗的医院1138家，其中三级医院957家（84.1%），二级医院181家（15.9%）。2021年HQMS纳入医院共实施先天性心脏病介入治疗77 623例，其中三级医院76 964例（99.2%），二级医院659例（0.8%）。在开展先天性心脏病介入治疗的医院中，年手术50例以上的265家（占23.3%）医院，实施了69 248例手术（占89.2%）（图1-1-26）。2021年接受先天性心脏病介入治疗的患者中，跨省异地就医的占20.1%，其中流入患者最多的3个省（自治区、直辖市）为北京、上海和重庆（图1-1-27），占全国的68.4%；流出最多的3个省（自治区、直辖市）为河北、江苏和安徽，占全国的31.3%。在先天性心脏病介入治疗跨省异地就医患者中，院内死亡率0.02%，院内死亡或非医嘱离院率0.602%，平均总费用36 716.4元，平均住院日6.0天；在本地就医患者中，院内死亡率0.1%，院内死亡或非医嘱离院率0.6%，平均总费用34 316.0元，平均住院日6.8天。跨省异地就医患者与本地就医患者相比，死亡率、平均住院时长较低，非医嘱离院率、平均总费用较高。

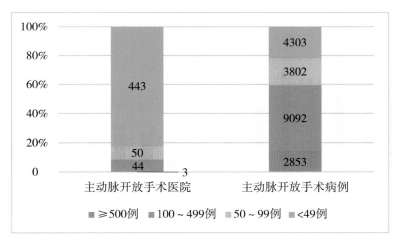

图1-1-22　2021年实施主动脉开放手术的医院和年手术例数

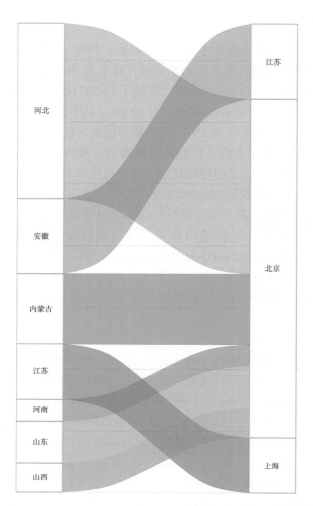

图1-1-23   2021年各省（自治区、直辖市）主动脉开放手术患者跨省异地就医情况

注：仅显示人数大于50的流向。左边为流出省份，右边为流入省份。

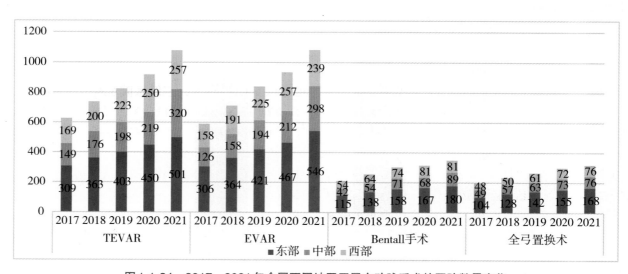

图1-1-24   2017—2021年全国不同地区开展主动脉手术的医院数量变化

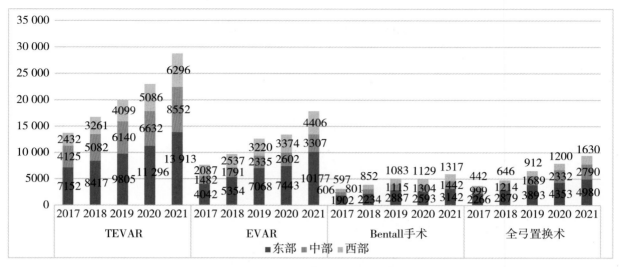

图 1-1-25　2017—2021 年全国不同地区主动脉手术数量变化

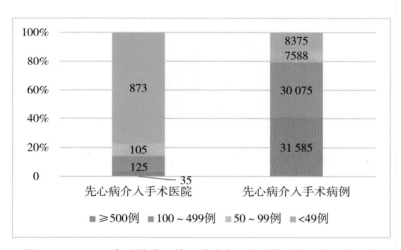

图 1-1-26　2021 年实施先天性心脏病介入治疗的医院和年手术例数

9. ECMO

2021 年 HQMS 纳入开展 ECMO 的医院 585 家，共实施 ECMO 6141 例，三级医院 6066 例（98.8%），二级医院 75 例（1.2%）。在开展 ECMO 的医院中，年 ECMO 辅助 10 例以上的 149 家（占 25.5%）医院，实施了 4850 例（占 79.0%）（图 1-1-28）。2021 年接受 ECMO 的患者中，跨省异地就医的占 10.5%，其中流入患者最多的 3 个省（自治区、直辖市）为北京、上海和浙江，占全国的 44.9%；流出患者最多的 3 个省为河北、安徽和江苏，占全国的 31.5%（图 1-1-29）。在 ECMO 跨省就医患者中，院内死亡率 27.5%，院内死亡或非医嘱离院率 46.6%，平均总费用 333 036.1 元，平均住院日 23.9 天；在非跨省就医患者中，院内死亡率 28.3%，院内死亡或非医嘱离院率 50.9%，平均总费用 245 034.6 元，平均住院日 16.8 天。跨省异地就医患者与本地就医患者相比，平均住院时长、总费用较高，死亡率、非医嘱离院率偏低。

ECMO 的开展在各地区间仍然存在极大的不均衡，无论是每百万人 ECMO 辅助例数，还是能够开展 ECMO 的中心数量都明显偏向经济发达地区及人口大省（图 1-1-30）。

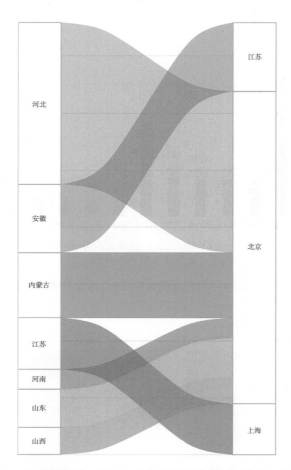

图1-1-27 2021年各省（自治区、直辖市）先天性心脏病介入治疗患者跨省异地就医情况

注：仅显示人数大于50的流向。左边为流出省份，右边为流入省份。

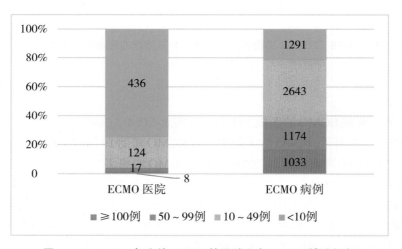

图1-1-28 2021年实施ECMO的医院和年ECMO辅助例数

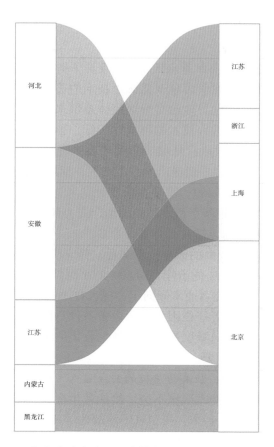

图 1-1-29 2021 年各省（自治区、直辖市）ECMO 患者跨省异地就医情况

注：仅显示人数大于 10 的流向。左边为流出省份，右边为流入省份。

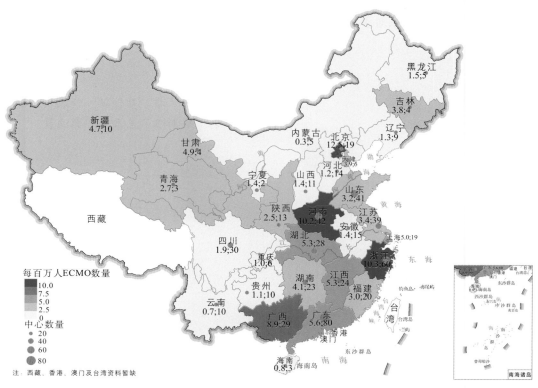

图 1-1-30 2021 年各省（自治区、直辖市）开展 ECMO 的中心数和每百万人 ECMO 辅助例数

（三）分析小结

1. 专科资源不均衡依然显著，需要统筹地区间的发展与平衡

从各省间的比较来看，相比于心血管内科及其诊疗技术的普及，心脏外科和血管外科相关医疗资源的发展水平差异仍然较大。这一问题可能给整个医疗体系带来两方面的影响：从健康角度来看，在这些专科水平较为薄弱的省份，相关适宜技术的可及性较低，影响患者诊疗的合理性（出现如冠心病治疗中CABG与PCI应用的偏差）和效果；从经济角度来看，资源分布差异刺激了在这些专科方面更突出的跨省异地就医需求，与习近平总书记提出的"十四五"期间"大病不出省"的要求还存在差距，给社会带来额外的负担。为解决这一问题，需要在心脏外科和血管外科方面加大国家区域医疗中心、专科医联体、技术协作网络等建设，逐步平衡地区间的治疗能力和水平。

2. 医院间治疗技术应用规模悬殊，质控工作需向基层下沉

从报告中9种对软硬件资源要求较高的治疗技术来看，其应用情况在医院间的分布基本符合"二八定律"，即约20%的大医院实施了约80%的治疗，而80%的小医院实施了20%的治疗。在既往针对这些治疗技术的医疗质量评价项目中，研究者通常倾向于"抓大放小"，即纳入治疗规模较大的医院，而忽视治疗规模较小的基层医院。然而后者往往因为人员设备条件有限，或技术开展经验不足，更容易面临质量问题。因此，质控工作需加大向基层推进医疗数据收集的力度，这对于全面掌握我国医疗质量水平，针对性解决医疗质量问题至关重要。

3. 部分新治疗技术推广应用迅速，应成为质控的关注重点

近年来，心血管病领域创新治疗技术层出不穷，给挽救生命、重塑健康带来新的希望。以主动脉介入手术和主动脉开放手术为例，近5年来，我国东中西部地区具备手术能力的单位数量和手术规模正在稳步上升。需要注意的是，新型技术的快速发展既受到潜在患者规模的影响，也可能与相关领域医保政策和行业标准等规范尚未到位有关。因此，在这个阶段，需要关注相关技术的适用范围和设施配备情况，更要特别重视团队的整体能力。在新治疗技术推广过程中，严格的人员培训制度、机构准入机制和后续的医疗质量监控体系对于其健康发展有着至关重要的作用。

主　　审：樊　静

总负责人：李　希

执笔人：李　希　刘佳敏　饶辰飞　郭清芳

　　　　　陈斯鹏　王雪莹　郭雨晨

二、心血管病医疗质量安全情况

本部分数据来源于HQMS。2021年，HQMS纳入的开展心血管病诊疗的医院中，共有心血管疾病住院患者19 585 472例。其中，三级医院12 334 670例（63.0%），二级医院7 250 802例（37.0%）。这些患者中位年龄67（55，75）岁，女性占43.7%。

2021年，心血管病住院患者的院内死亡率1.0%（约是全因住院院内死亡率的2倍）；非医嘱离院率5.4%；平均住院日9天（与全因住院日相近）；平均总费用15 905.1元（约为全因住院平均总费用的1.6倍）。

（一）心血管内科医疗质量分析

2021年，HQMS纳入主要诊断为心血管疾病接受内科治疗的住院患者19 247 051例，其中，三级医院12 001 532例（62.4%），二级医院7 245 519例（37.6%）。这些患者中位年龄67（57，75）岁，女性占43.7%。接受心血管内科治疗的住院患者中，常见的主要诊断包括冠心病（32.2%）、高血压（7.8%）、心力衰竭（7.2%）、心律失常（3.6%）和肺血管病（1.3%）（表1-2-1）。

表1-2-1 2021年心血管内科前五位常见住院原因的住院例数和整体质量情况（总体、不同级别和区域医院）

住院原因	住院例数	院内死亡率（%）	非医嘱离院率（%）	平均总费用（元）	平均住院日（天）
冠心病	6 193 086	0.9	4.3	14 499.9	7.5
二级医院	2 038 227	0.8	5.4	8901.6	7.9
三级医院	4 154 859	0.9	3.8	17 246.2	7.3
东部地区	2 962 816	1.1	5.5	16 410.2	7.3
中部地区	1 724 547	0.6	2.7	13 272.8	7.8
西部地区	1 505 723	0.8	3.9	12 146.5	7.7
高血压	1 498 558	0.1	2.8	6413.7	7.7
二级医院	633 234	0.1	3.2	4903.6	7.8
三级医院	865 324	0.1	2.5	7518.9	7.6
东部地区	508 976	0.1	3.7	8025.0	8.0
中部地区	373 703	0.1	1.9	5863.9	7.2
西部地区	615 879	0.1	2.6	5415.8	7.7
心力衰竭	1 390 810	1.7	6.9	10 346.5	9.0
二级医院	606 262	1.5	7.3	7904.4	9.0
三级医院	784 548	1.9	6.7	12 233.6	9.0
东部地区	638 474	2.2	8.7	12 005.9	9.1
中部地区	388 257	1.2	4.3	9174.7	9.1
西部地区	364 079	1.4	6.6	8686.0	8.7
心律失常	685 497	3.1	5.6	15 460.3	7.0
二级医院	202 954	4.9	7.3	7135.9	6.7
三级医院	482 543	2.3	4.9	18 961.4	7.2

续　表

住院原因	住院例数	院内死亡率（%）	非医嘱离院率（%）	平均总费用（元）	平均住院日（天）
东部地区	333 434	2.2	6.5	17 773.5	6.9
中部地区	180 269	4.1	4.0	12 799.3	7.0
西部地区	171 794	3.7	5.5	13 762.7	7.3
肺血管病	243 925	2.5	6.2	13 417.7	10.0
二级医院	99 986	2.0	5.6	7950.4	9.6
三级医院	143 939	2.9	6.6	17 215.5	10.2
东部地区	81 289	3.1	7.1	17 864.3	10.0
中部地区	45 823	2.5	4.8	13 197.4	10.3
西部地区	116 813	2.2	6.0	10 409.7	9.8

1. 院内结局

2021年接受心血管内科治疗的住院患者中，总体医嘱离院率为89.4%，院内死亡率为1.0%，非医嘱离院率5.5%。三级医院这3个比例分别为89.5%、1.1%和5.2%，其中非医嘱离院率较2019年（3.9%）和2020年（4.4%）上升。二级医院这3个比例分别为89.2%、0.9%和5.9%，其中非医嘱离院率较2020年（4.9%）上升。2021年院内死亡率加非医嘱离院率（6.5%）较2020年（5.5%）有所升高。各省（自治区、直辖市）之间存在显著差异（图1-2-1）。

2. 30天再入院率

2021年接受心血管内科治疗的住院患者中，30天再入院率为4.6%，较2019年（4.9%）和2020年（4.7%）小幅下降。各省（自治区、直辖市）之间30天再入院率存在显著差异（图1-2-2）。2018—2021年，浙江、贵州、重庆、福建、安徽、广西6个省（自治区、直辖市）的30天再入院率相对下降了10%以上，其中浙江30天再入院率下降最多（17.8%）；海南、甘肃省的30天再入院率相对上升了10%以上，其中海南30天再入院率上升最多，上升了10.6%。

3. 住院时长

2021年接受心血管内科治疗的住院患者中，平均住院日8.9天，中位住院时长为7（5，11）天。二级、三级医院间，2019—2021年住院时长无明显差异。各省（自治区、直辖市）住院时长存在显著差异，其中西藏的中位住院时长最长，为10（6，14）天（图1-2-3）。

4. 诊疗费用

2021年接受心血管内科治疗的住院患者中，平均总费用为14 186.5元，三级医院（17 567.1元）明显高于二级医院（8586.8元）。三级医院从2019年（17 038.0元）、2020年（17 926.3元）到2021年无明显变化趋势，二级医院相比2020年（7941.9）略有上升。三级医院2021年平均药费3939.1元（占22.4%，相比2020年的17.4%上升），平均治疗费4220.6元（占24.0%，相比2020年的21.2%上升），平均检查费4063.6元（占23.1%，相比2020年的19.9%上升），平均材料费4318.7元（占24.6%，相比2020年的33.5%下降）。不同省（自治区、直辖市）间住院费用存在显著差异（图1-2-4）。

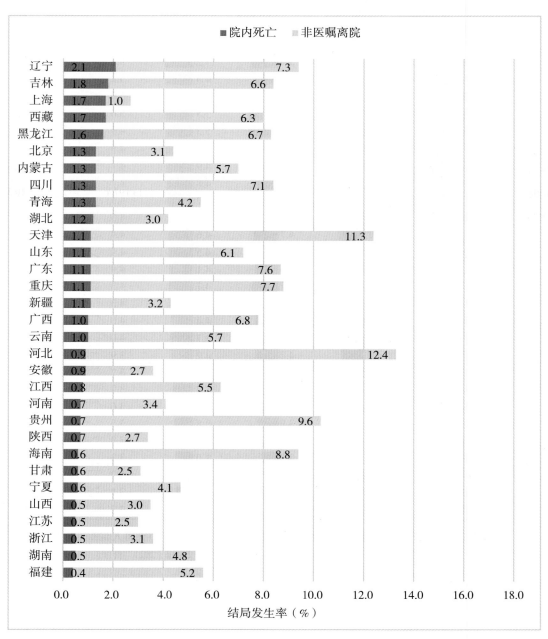

图1-2-1　2021年各省（自治区、直辖市）心血管内科住院结局

注：按"死亡率"降序排序。

	2018	2019	2020	2021	趋势
北京	11.5	12.0	9.9	10.9	
上海	7.3	7.2	7.2	7.2	
天津	6.0	6.3	5.8	5.8	
吉林	5.7	5.7	5.6	5.6	
湖南	5.5	5.6	5.2	5.2	
海南	4.7	4.3	4.5	5.2	
江西	5.4	5.6	5.0	5.0	
广西	5.6	5.7	5.5	5.0	
云南	4.9	4.9	5.3	4.9	
新疆	5.3	5.1	4.9	4.9	
山东	5.1	5.1	4.9	4.7	
广东	5.2	5.1	4.8	4.7	
河南	4.1	4.1	4.7	4.5	
贵州	5.4	5.4	4.9	4.5	
黑龙江	4.7	4.7	4.6	4.4	
江苏	4.4	4.6	4.5	4.4	
湖北	4.4	4.5	4.1	4.4	
辽宁	4.6	4.7	4.7	4.3	
四川	4.5	4.5	4.4	4.3	
安徽	4.5	4.5	4.4	4.0	
宁夏	3.8	3.9	3.7	4.0	
河北	4.1	4.2	4.2	3.9	
浙江	4.5	4.2	3.8	3.7	
重庆	4.3	4.4	3.7	3.7	
青海	3.9	3.9	3.6	3.6	
内蒙古	3.6	3.9	3.8	3.5	
山西	3.6	3.4	3.5	3.3	
甘肃	3.0	3.3	3.0	3.3	
陕西	3.5	3.5	3.2	3.2	
福建	3.6	3.4	3.2	3.1	
西藏	2.3	2.1	2.5	2.3	

图1-2-2　2018—2021年各省（自治区、直辖市）心血管内科30天再入院率（%）

注：1."趋势"中，红点代表最高点，绿点代表最低点；2. 按"2021"排序。

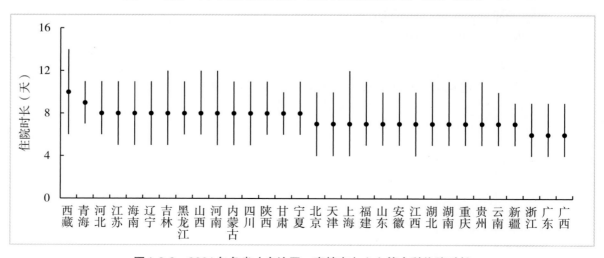

图1-2-3　2021年各省（自治区、直辖市）心血管内科住院时长

注：按"中位住院时长"排序。

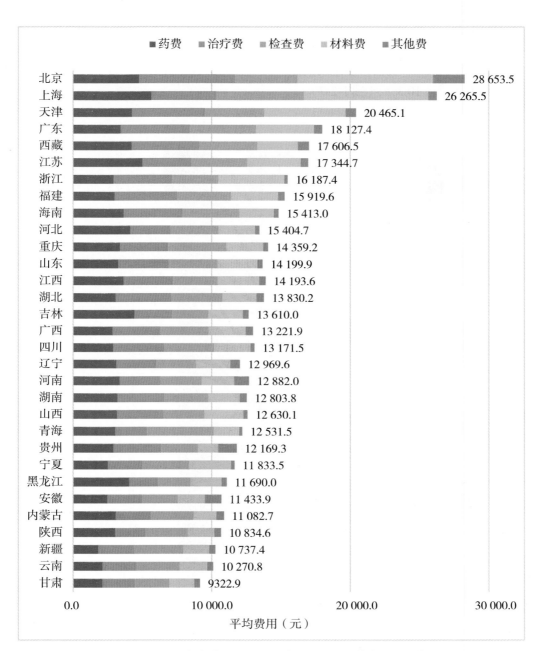

图1-2-4　2021年各省（自治区、直辖市）心血管内科住院费用
注：按"平均总费用"排序。

5. 跨省异地就医

2021年接受心血管内科治疗的住院患者中，跨省异地就医的占3.8%，较2019年（4.7%）和2020年（4.0%）有轻微下降。其中跨省异地就医流入患者最多的3个省（自治区、直辖市）为北京、上海和江苏，占全国的36.3%；流出最多的3个省（自治区、直辖市）为河北、安徽和内蒙古（图1-2-5），占全国的30.2%。流入占当地收治患者比例最高的省（自治区、直辖市）为北京（25.7%）、上海（18.0%）和天津（11.4%）（图1-2-6）；流出占当地发病患者比例最高的省（自治区、直辖市）为西藏（27.3%）、内蒙古（14.2%）和河北（10.3%）（图1-2-7）。

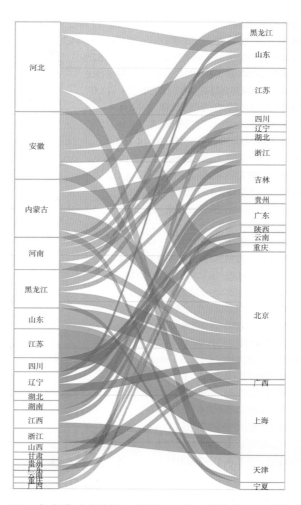

图1-2-5　2021年各省（自治区、直辖市）心血管内科跨省异地就医情况

注：显示人数大于2500的流向。左边为流出省（自治区、直辖市），右边为流入省（自治区、直辖市）。

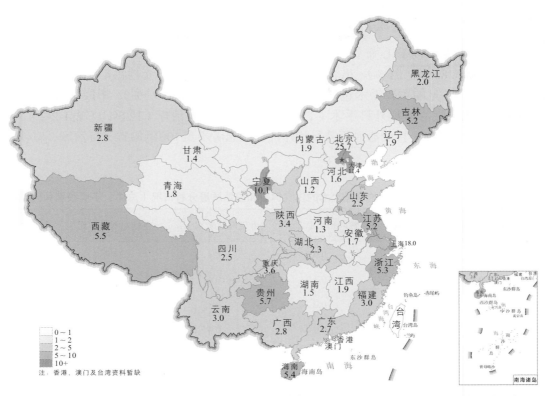

图1-2-6 2021年各省（自治区、直辖市）心血管内科住院患者跨省异地就医流入占比（%）

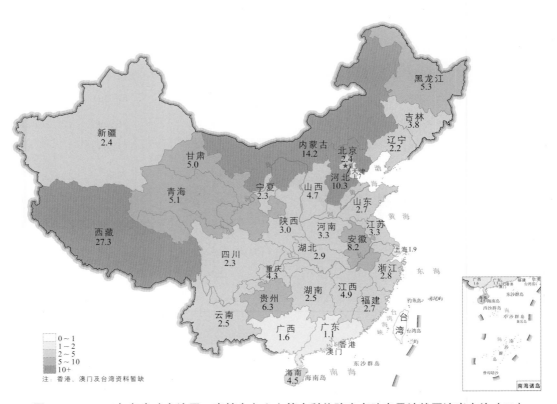

图1-2-7 2021年各省（自治区、直辖市）心血管内科住院患者跨省异地就医流出占比（%）

（二）心血管外科医疗质量分析

2021年，HQMS共有接受心血管外科治疗的住院患者338 421例，其中，三级医院333 138例（98.4%），二级医院5283例（1.6%）。患者中位年龄54（33，65）岁，女性占43.2%。接受心血管外科治疗的住院患者中，常见的主要手术包括先天性心脏病介入手术（19.3%）、瓣膜外科手术（18.1%）、CABG（15.3%）、先天性心脏病外科手术（12.7%）、主动脉介入治疗（12.6%）（表1-2-2）。以下各省（自治区、直辖市）分析中，接受心血管外科治疗的住院患者不足100例的省（自治区、直辖市）未纳入比较。

表1-2-2　2021年心血管外科前五位常见手术的住院例数和整体质量分析情况（总体、不同级别和区域医院）

手术/区域	住院例数	院内死亡率（%）	非医嘱离院率（%）	平均总费用（元）	平均住院日（天）
先天性心脏病介入手术	65 428	0.0	0.4	34 865.7	6.7
东部地区	27 415	0.1	0.4	36 569.1	5.9
中部地区	18 539	0.0	0.3	36 541.5	7.6
西部地区	19 474	0.0	0.4	30 872.4	6.9
瓣膜外科手术	61 293	1.3	1.6	151 162.2	22.5
东部地区	35 528	1.2	1.5	157 391.6	21.4
中部地区	13 437	1.1	1.3	152 623.3	24.8
西部地区	12 328	1.7	2.3	131 617.2	23.3
CABG	51 908	1.5	1.6	139 124.7	22.3
东部地区	37 464	0.9	1.6	83 490.1	15.2
中部地区	11 507	0.7	1.3	74 007.0	17.9
西部地区	2937	1.1	3.0	62 930.0	17.4
先天性心脏病外科手术	42 919	0.9	0.8	76 939.7	16.3
东部地区	23 863	0.9	0.7	83 490.1	15.2
中部地区	9990	0.7	0.9	74 007.0	17.9
西部地区	9066	1.1	1.0	62 930.0	17.4
主动脉介入治疗	42 679	1.2	2.4	166 724.5	14.0
东部地区	22 187	1.1	2.2	173 716.6	13.7
中部地区	10 611	0.8	2.2	1 566 312.0	14.7
西部地区	9881	1.6	3.0	161 863.2	14.0

1. 院内结局

2021年接受心血管外科治疗的住院患者中，总体医嘱离院率为95.0%，院内死亡率为1.1%，非医嘱离院率1.5%。其中，院内死亡率、非医嘱离院率与2020年（1.0%、1.3%）相比上升。2021年院内死亡率加非医嘱离院率（2.6%）较2020年（2.3%）降低。各省（自治区、直辖市）之间存在显著差异（图1-2-8）。

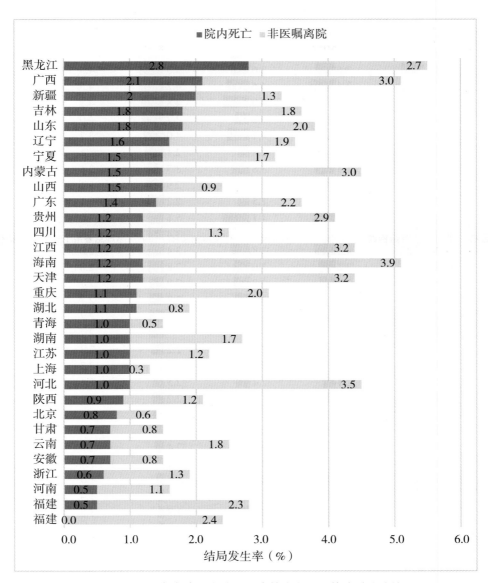

图1-2-8　2021年各省（自治区、直辖市）心血管外科住院结局
注：按"死亡率"排序。

2．30天再入院率

2021年接受心血管外科治疗的住院患者中，30天再入院率为2.7%。较2019年（2.9%）和2020年（2.7%）小幅下降。各省（自治区、直辖市）之间30天再入院率存在显著差异（图1-2-9）。2018—2021年，重庆、宁夏、海南、山西、贵州、新疆、青海、天津、甘肃、安徽、北京、上海、湖北13个省（自治区、直辖市）的30天再入院率相对下降了10%以上，其中重庆30天再入院率下降最多，下降了61.3%；西藏、黑龙江、江西、辽宁、湖南、河南、内蒙古、福建8个省（自治区、直辖市）的30天再入院率相对上升了10%，其中西藏30天再入院率上升最多，上升了92.86%。

3．住院时长

2021年接受心血管外科治疗的住院患者中，平均住院日15.5天，中位住院时长13（7，20）天。2019—2021年，住院时长无明显变化。不同省（自治区、直辖市）间，住院时长存在显著差异，其中山西、海南的中位住院时长最长，分别为18（10，27）、18（9，27）天（图1-2-10）。

	2018	2019	2020	2021	趋势
内蒙古	8.6	8.2	6.8	9.6	
河北	4.4	4.3	3.7	4.7	
辽宁	3.6	3.6	3.3	4.5	
江西	3.4	4.6	4.2	4.5	
广西	4.0	4.9	4.8	4.1	
黑龙江	3.0	3.8	2.7	4.0	
湖南	3.2	4.1	4.0	3.7	
山东	3.3	2.8	2.1	3.5	
吉林	3.3	3.8	3.3	3.1	
江苏	3.4	3.1	2.9	3.1	
浙江	2.9	2.5	2.2	3.1	
新疆	4.5	4.1	5.1	3.0	
安徽	3.5	3.5	3.4	2.9	
山西	4.2	3.8	3.4	2.8	
湖北	3.2	3.0	2.8	2.8	
河南	2.4	2.8	2.9	2.7	
广东	2.9	3.0	2.7	2.7	
海南	4.2	3.4	3.0	2.7	
西藏	—	—		2.7	—
云南	2.2	2.5	2.2	2.3	
陕西	2.1	3.3	2.5	2.3	
上海	2.4	2.4	2.5	2.1	
福建	1.9	1.9	2.2	2.1	
四川	2.2	2.5	2.0	2.1	
天津	2.7	2.6	2.0	2.0	
贵州	2.7	2.6	2.4	1.8	
甘肃	2.1	2.0	2.1	1.7	
青海	2.1	2.4	1.7	1.5	
宁夏	2.6	1.9	2.1	1.4	
重庆	3.1	2.2	1.7	1.2	
北京	1.2	1.4	1.1	1.0	

图1-2-9　2018—2021年各省（自治区、直辖市）心血管外科30天再入院率（%）

注：1."趋势"中，红点代表最高点，绿点代表最低点。2. 按"2021"排序。

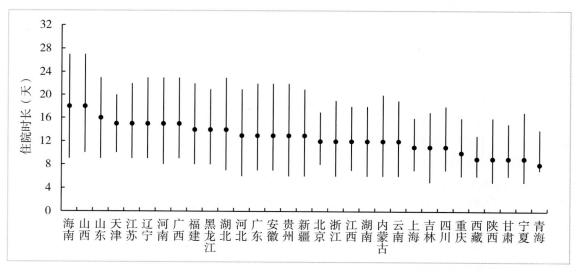

图1-2-10　2021年各省（自治区、直辖市）心血管外科住院时长

注：按"中位住院时长"排序。

4．诊疗费用

2021年接受心血管外科治疗的住院患者中，平均总费用为113 649.8元，三级医院（114 514.7元）明显高于二级医院（59 111.2元）。三级医院相比2020年（105 067.4元）有所上升。三级医院2021年平均药费18 813.7元（占16.4%，相比2020年的14.6%上升），平均治疗费24 049.3元（占21.0%，相比2020年的18.6%上升），平均检查费12 595.4元（占11.0%，相比2020年的9.6%上升），平均材料费50 942元（占44.5%，相比2020的48.8%下降）。不同省（自治区、直辖市）间住院费用存在显著差异（图1-2-11）。

5．跨省异地就医

2021年接受心血管外科治疗的住院患者中，跨省异地就医的占15.0%，较2019年（16.9%）和2020年（15.1%）略有下降。其中跨省异地就医流入患者最多的3个省（自治区、直辖市）为北京、上海和江苏，占全国的73.9%；流出患者最多的3个省为河北、安徽和江苏，占全国的37.7%（图1-2-12）。其中流入占当地收治患者比例最高的省（自治区、直辖市）为北京（72.5%）、上海（60.0%）和天津（30.5%）（图1-2-13）；流出占当地发病患者比例最高的省（自治区、直辖市）为西藏（79.7%）、内蒙古（69.7%）和河北（53.7%）（图1-2-14）。

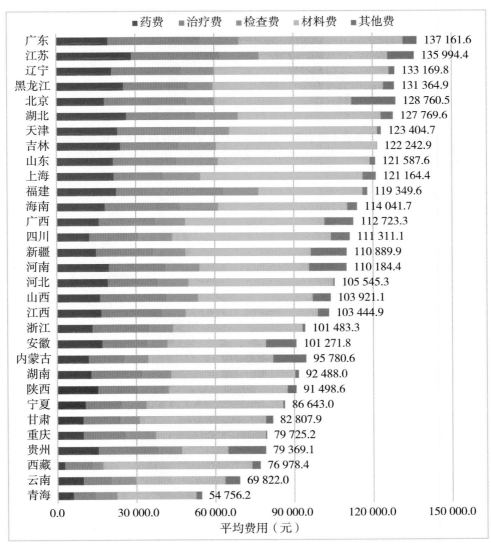

图1-2-11　2021年各省（自治区、直辖市）心血管外科住院费用构成

注：按"平均总费用"排序。

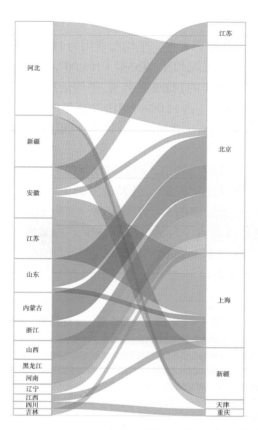

图1-2-12 2021年各省（自治区、直辖市）心血管外科住院患者跨省异地就医情况

注：显示人数大于500的流向。左边为流出省（自治区、直辖市），右边为流入省（自治区、直辖市）。

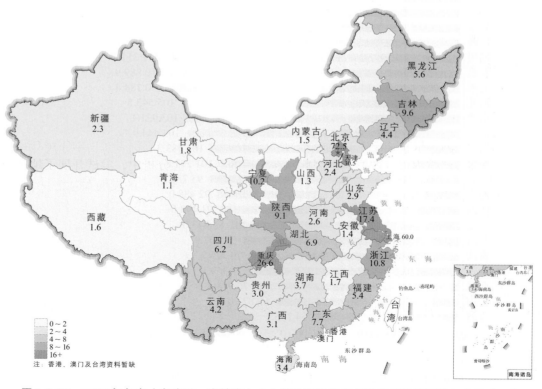

图1-2-13 2021年各省（自治区、直辖市）心血管外科住院患者跨省异地就医流入占比（%）

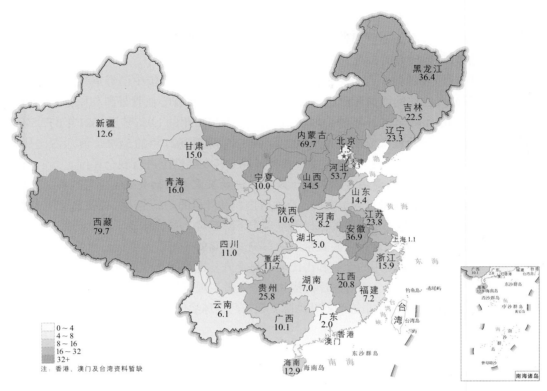

图 1-2-14 2021 年各省（自治区、直辖市）心血管外科住院患者跨省异地就医流出占比（%）

（三）分析小结

1. 患者健康结局是医疗质量评价的核心，需要引入更精准的评价方法

公立医院高质量发展的"三个转变、三个提高"中首当其冲的就是"从发展方式上走向内涵建设为主，提高质量"。为此，需要进一步完善目前的医疗质量评价指标体系与数据平台。《2021 年中国心血管病医疗质量报告》中指出，我国住院患者中因为还存在一定比例的因病重放弃治疗而自主出院患者，所以院内死亡率不足以反映治疗结局，特别值得注意的是，2021 年心血管内科的非医嘱离院率较 2020 年显著上升，如果能够进一步与全国死因登记信息进行比对，可以更准确地确定患者出院后的实际结局。此外，今年的《报告》中，我们关注到院内结局的比较也受到患者不同的年龄、性别，以及健康危险因素和疾病严重程度等的影响，因此，在之后的各亚专业分析中，尝试开展了地区间风险调整死亡率的比较。这有望为更精准的医疗质量评价探索路径，是质控工作的发展方向之一。

2. 医疗质量管理可以充分挖掘新指标，以统筹个体健康与系统资源视角

医疗质量管理既关注院内死亡率和非医嘱离院率等临床相关指标，也关注住院时长和平均总花费等经济相关指标。此外，还可以考虑探索应用兼具临床意义和经济价值的综合指标，其中典型的例子就是"再入院率"。这样的指标一方面从全健康谱系的角度体现了临床诊疗的效果——不仅关注患者生存状态，要活得更长，还关注生活质量，要活得更好；另一方面也从全生命过程的维度反映了对医疗资源的占用——不拘泥于一时一地的评价，便于揭示"分解住院"等问题。因此，有望在医疗质量整体评价及医改效果综合评价中发挥更大的作用。

3. 跨省异地就医下降趋势稳定，资源配置相关政策初显

跨省异地就医是医疗资源配置和利用中关注的一个核心问题。近 3 年来，心血管内科和外科的跨省异地就医情况总体都呈下降趋势，这与近两年国家区域医疗中心建设的启动，正逐步缓解医疗服务在地区间的供需不均衡有关，但同时还应该考虑到新冠肺炎疫情和相关防控措施的影响。要评价相关政策效果，在对比分析和结果解读过程中需要更细致地与各地各专科医疗资源发展的具体情况相结合。例如，在国家发改委、国家卫生健康委授牌的首批10家国家区域医疗中心试点单位中，云南省阜外心血管病医院和阜外华中心血管病医院所在的两个省份（云南、河南），在2021年的分析中已经展现出心血管外科住院患者的跨省异地就医流入占比的增加和流出占比的下降，其中河南省心血管外科住院患者跨省异地就医流出占比从2020年的10.2%降至2021年的8.4%，流入占比从2020年的1.9%升至2021年的2.5%；云南省心血管外科住院患者跨省异地就医流出占比从2020年的8.8%降至2021年的5.6%，流入占比从2020年的2.9%升至2021年的3.8%，值得后续持续地关注，并与其他专科发展情况进行联合评价。

4. 材料费用占比下降但药品费用占比上升，政策推进效果需要密切关注

《2021年中国心血管病医疗质量报告》发现，心血管内科和外科的药品费用在住院总费用中的占比，以及心血管外科的材料费用在住院总费用中的占比都呈现出下降趋势，可能体现了取消药品耗材加成、药品集中带量采购等三医联动改革措施对诊疗模式带来的影响。今年的《报告》中，心血管内外科材料费用的金额和占比均继续下降，但药品费用的金额和占比均明显上升。这可能与政策推进中客观的目录调整和价格变动有关。而同时，这些调整和变动对医疗机构和医务人员主观行为产生的影响，如央视2021年《新闻调查》栏目《支架降价之后》专题中报道的冠状动脉支架与药物球囊使用此消彼长的问题，也值得关注。

主　　审：樊　静

总负责人：李　希

执　笔　人：李　希　刘佳敏　饶辰飞　郭清芳

陈斯鹏　王雪莹　郭雨晨

三、心血管护理人力资源与质量安全情况

本部分数据来源于国家护理质量数据平台（CNDNQ）2019—2021年护理专业医疗质控指标季度监测数据，共有426家医院填报，其中三级医院281家（66.0%），二级医院145家（34.0%）；东部地区159家（37.3%），中部地区104家（24.4%），西部地区163家（38.3%）；涉及四类心血管病区［含重症监护病房（intensive care unit，ICU）879个，包括心血管内科病区704个（80.1%）、心血管外科病区47个（5.4%）、心血管内科ICU 82个（9.3%）及心血管外科ICU 46个（5.2%）］。

（一）心血管护理人力资源配置

1. 床护比

心血管病区床护比，是指医院心血管病区实际开放床位数与该病区执业护士人数的比值。心血管病区床护比从2019年（1:0.36）、2020年（1:0.35）到2021年（1:0.43），每张床配备的护士数呈上升趋势。2019—2021年心血管四类病区中每张床配备的护士数从高到低依次为心血管外科ICU、心血管内科ICU、心血管外科病区、心血管内科病区（表1-3-1）。2021年东部地区心血管病区床护比优于中部和西部地区（图1-3-1），三级医院（1:0.62）优于二级医院（1:0.39）。

表1-3-1　2019—2021年心血管4类病区的床护比（1:X）

病区分类	2019年	2020年	2021年	趋势
心血管内科病区	0.33	0.32	0.40	
心血管外科病区	0.53	0.52	0.55	
心血管内科ICU	1.24	1.18	1.15	
心血管外科ICU	2.43	2.42	1.63	

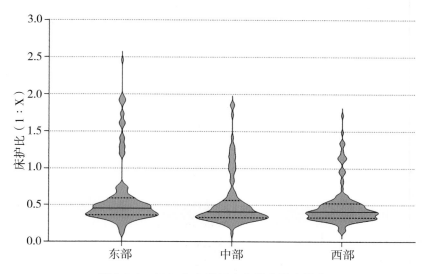

图1-3-1　2021年各地区心血管病区床护比

2. 护患比

心血管病区护患比，指统计周期内心血管病区责任护士数之和与其负责照护的住院患者数之和的比。通常按照白班平均护患比、夜班平均护患比、平均每天护患比3个指标计算。2019—2021年心血管病区白班平均护患比、夜班平均护患比、平均每天护患比整体呈上升趋势，心血管内科与整体趋势一致，与心血管内科相比，心血管外科因上报科室数量过少，未能显示变化趋势（表1-3-2）。2021年东部地区心血管病区护患比整体优于中部、西部地区（图1-3-2～图1-3-4），三级医院优于二级医院（图1-3-5）。

表1-3-2   2019—2021年心血管病区护患比（1：X）

病区分类	护患比指标	2019年	2020年	2021年	趋势
心血管内科病区	白班	10.40	9.28	9.74	
	夜班	25.02	23.34	21.94	
	平均每天	15.93	14.74	14.20	
心血管外科病区	白班	6.75	5.86	6.30	
	夜班	12.80	12.06	13.37	
	平均每天	8.95	8.18	9.39	
心血管内科ICU	白班	3.59	3.19	3.29	
	夜班	3.95	3.95	3.55	
	平均每天	3.55	3.40	3.17	
心血管外科ICU	白班	1.70	1.57	1.84	
	夜班	1.90	1.64	1.76	
	平均每天	1.77	1.64	1.78	
合计	白班	9.20	8.65	8.92	
	夜班	21.89	20.54	19.69	
	平均每天	14.29	13.06	12.80	

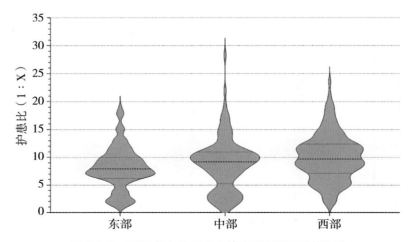

图1-3-2   2021年各地区心血管病区白班平均护患比

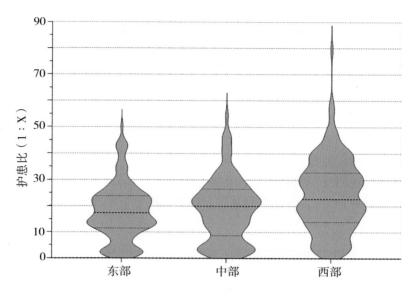

图 1-3-3　2021 年各地区心血管病区夜班平均护患比

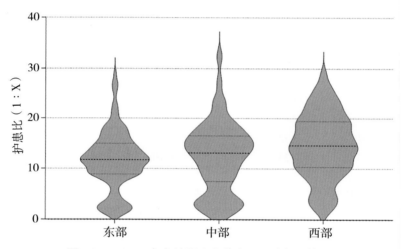

图 1-3-4　2021 年各地区心血管病区平均每天护患比

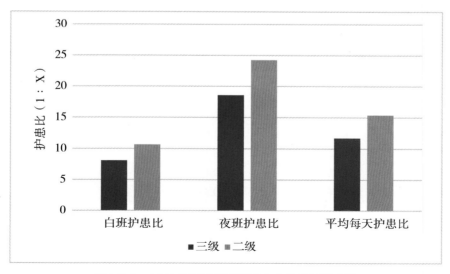

图 1-3-5　2021 年不同级别医院心血管病区护患比

3．职称构成

心血管病区主管护师及以上护士占比，为在心血管病区工作、职称为主管护师及以上的护士在心血管病区执业护士中所占的比例。心血管病区主管护师及以上护士占比从2019年（16.67%）、2020年（19.14%）到2021年（22.92%）呈明显上升趋势，2021年中部地区该指标优于东部及西部地区（图1-3-6）。

4．学历构成

心血管病区本科及以上护士占比，为在心血管病区工作且学历为本科及以上的护士在心血管病区执业护士中所占的比例。心血管病区本科及以上护士占比从2019年（64.61%）、2020年（58.48%）到2021年（64.29%）无明显变化趋势，2021年中部地区心血管病区本科及以上护士占比优于东部及西部地区。心血管病区大专及以上护士占比从2019年（96.32%）、2020年（97.39%）到2021年（97.50%）有增加趋势；2021年中部地区心血管病区大专及以上护士占比优于东部及西部地区（图1-3-7）。

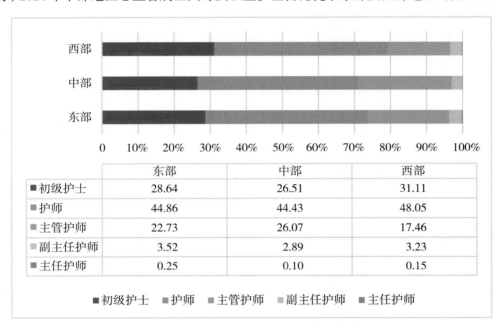

	东部	中部	西部
■初级护士	28.64	26.51	31.11
■护师	44.86	44.43	48.05
■主管护师	22.73	26.07	17.46
■副主任护师	3.52	2.89	3.23
■主任护师	0.25	0.10	0.15

■初级护士　■护师　■主管护师　■副主任护师　■主任护师

图1-3-6　2021年各地区心血管病区护士职称构成

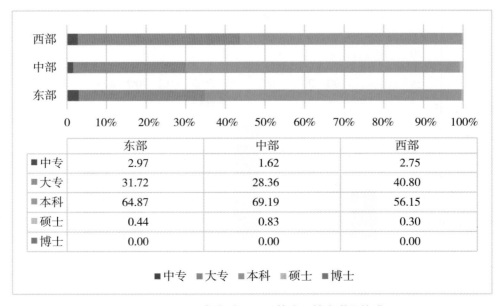

	东部	中部	西部
■中专	2.97	1.62	2.75
■大专	31.72	28.36	40.80
■本科	64.87	69.19	56.15
■硕士	0.44	0.83	0.30
■博士	0.00	0.00	0.00

■中专　■大专　■本科　■硕士　■博士

图1-3-7　2021年各地区心血管病区护士学历构成

5．年资构成

心血管病区护士年资构成比为不同工作年限的护士在心血管病区执业护士中所占的比例。2019—2021年心血管病区工作年限5年以下、5～10年、20年及以上护士占比变化趋势不明显，而10～20年护士占比有明显升高趋势（表1-3-3）。2021年心血管病区工作年限10年以上护士占比东部地区最高，西部地区最低（图1-3-8）。

6．离职率

心血管病区护士离职率，指医疗机构心血管病区护士离职人数与心血管病区执业护士总人数的比例。心血管病区护士离职率2020年（1.87%）最低，2019年（3.15%）、2021年（3.24%）基本持平，均高于2019年全国公立医院平均水平（1.66%）。2021年心血管病区护士离职率二级医院（3.59%）高于三级医院（3.13%）；2021年心血管病区护士离职率东部地区（2.22%）明显高于中部（1.47%）和西部地区（1.13%）；2021年心血管外科ICU护士离职率（2.13%）最高，明显高于心血管内科ICU（1.25%）、心血管外科病区（1.51%）和心血管内科病区（1.61%）。

表1-3-3　2019—2021年心血管病区护士年资占比（%）

护士年资	2019年	2020年	2021年	趋势
5年以下	34.99	37.80	34.30	
5～10年	36.69	34.55	34.15	
10～20年	21.38	21.34	24.99	
20年及以上	6.94	6.31	6.56	

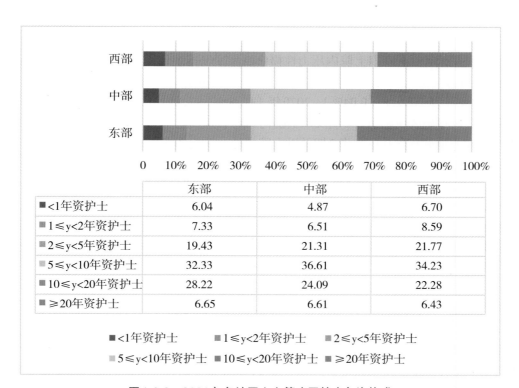

	东部	中部	西部
■<1年资护士	6.04	4.87	6.70
■1≤y<2年资护士	7.33	6.51	8.59
■2≤y<5年资护士	19.43	21.31	21.77
■5≤y<10年资护士	32.33	36.61	34.23
■10≤y<20年资护士	28.22	24.09	22.28
■≥20年资护士	6.65	6.61	6.43

■<1年资护士　　■1≤y<2年资护士　　■2≤y<5年资护士

■5≤y<10年资护士　　■10≤y<20年资护士　　■≥20年资护士

图1-3-8　2021年各地区心血管病区护士年资构成

（二）心血管住院患者护理质量分析

1．身体约束率

心血管病区住院患者身体约束率，为统计周期内心血管病区住院患者身体约束日数与心血管病区住院患者实际占床日数的比例。心血管病区住院患者身体约束率从2019年（1.48%）、2020年（1.68%）到2021年（1.66%）无明显变化，2019—2021年3年合计心血管病区住院患者身体约束率三级医院（2.07%）明显高于二级医院（0.55%）。2021年东部（2.42%）和中部地区（1.99%）心血管病区住院患者身体约束率明显高于西部地区（0.93%），心血管外科ICU（50.12%）明显高于心血管内科ICU（7.67%）。

2．跌倒发生率

心血管病区住院患者跌倒发生率，为统计周期内心血管病区住院患者发生跌倒次数（包括造成或未造成伤害）与心血管病区住院患者实际占用床日数的千分比。心血管病区住院患者跌倒伤害占比，指统计周期内心血管病区住院患者跌倒伤害例次数占心血管病区住院患者发生跌倒例次数的比例。

心血管病区住院患者跌倒发生率从2019年（0.10‰）、2020年（0.12‰）到2021年（0.10‰）无明显变化，2019—2021年3年合计心血管病区住院患者跌倒发生率二级医院（0.13‰）略高于三级医院（0.10‰）。2021年东部（0.11‰）、中部（0.11‰）、西部（0.10‰）地区该指标无明显差异，心血管内科病区（0.11‰）明显高于心血管外科病区（0.06‰）。

心血管病区住院患者跌倒伤害占比从2019年（66.18%）、2020年（65.65%）到2021年（65.50%）呈下降趋势，2019—2021年三年合计心血管病区住院患者跌倒伤害占比二级医院（67.20%）高于三级医院（64.88%）。2021年心血管病区住院患者跌倒伤害占比与2019年全国三级医院水平（65.26%）持平。

数据显示，心血管病区护患比与住院患者跌倒发生率息息相关，白班护士护理患者数每增加1人，住院患者跌倒发生率升高9.20%。与美国加州2002年相关研究"1位护士看护的患者数量每增加1例，会增加住院患者7%死亡率及7%抢救失败率"结果一致。

3．2期及以上院内压力性损伤发生率

心血管病区住院患者2期及以上院内压力性损伤发生率，指统计周期内心血管病区住院患者2期及以上院内压力性损伤发生例数与心血管病区住院患者总数的比例。心血管病区住院患者2期及以上院内压力性损伤发生率从2019年（0.04%）、2020年（0.05%）到2021年（0.03%）无明显变化，2019—2021年3年合计心血管病区住院患者2期及以上院内压力性损伤发生率二级医院与三级医院无差别（均为0.04%）。2021年心血管病区住院患者2期及以上院内压力性损伤发生率东部（0.04%）、中部（0.04%）和西部（0.03%）地区无明显差异，心血管外科ICU（0.22%）和心血管内科ICU（0.10%）明显高于心血管外科病区（0.06%）和心血管内科病区（0.02%）。

4．非计划拔管率

心血管病区住院患者某类导管非计划拔管率，指单位时间内心血管病区住院患者发生某类导管非计划拔管的例次数与该类导管留置总日数的千分比。本报告收集的置管患者非计划拔管情况，包括气管导管（气管插管、气管切开）（以下统称"气管导管"）非计划拔管、经口/鼻胃肠导管（以下统称"胃肠导管"）非计划拔管、导尿管非计划拔管、中心静脉导管（central venous cather，CVC）非计划拔管，以下统称"四类置管非计划拔管"。心血管病区住院患者四类置管非计划拔管率从2019年（0.41‰）、2020年（0.52‰）到2021年（0.53‰）逐年升高，其中胃肠导管非计划拔管率最高，气管导管非计划拔管率最低（表1-3-4）。2019—2021年3年合计心血管病区住院患者四类置管非计划拔管率二级医院（1.31‰）明显高于三级医院（0.37‰）。2021年心血管病区住院患者四类置管非计划拔管率东部地区明显低于中部和西部地区（图1-3-9）。

表1-3-4　2019—2021年心血管病区住院患者四类置管非计划拔管率（‰）

非计划拔管类型	合计	2019年	2020年	2021年	趋势
气管导管非计划拔管	0.30	0.38	0.22	0.30	
胃肠导管非计划拔管	1.24	0.16	1.30	1.24	
导尿管非计划拔管	0.35	0.32	0.41	0.34	
CVC非计划拔管	0.32	0.19	0.38	0.36	

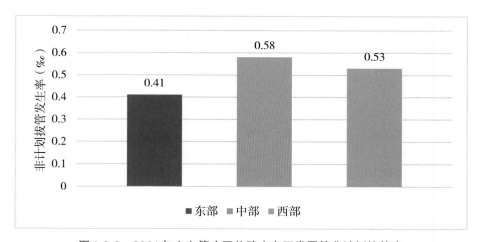

图1-3-9　2021年心血管病区住院患者四类置管非计划拔管率

5. 导管相关性感染发生率

本报告纳入的心血管病区住院患者导管相关性感染有以下3类：呼吸机相关性肺炎（ventilator associated pneumonia，VAP）、导尿管相关性尿路感染（cather associated urinary tract infection，CAUTI）、CVC相关性血流感染。心血管病区住院患者VAP发生率，指统计周期内心血管病区患者发生VAP例次数与心血管病区住院患者有创机械通气总日数的千分比。心血管病区住院患者CAUTI发生率，指统计周期内心血管病区留置导尿管患者中发生尿路感染例次数与心血管病区患者导尿管留置总日数的千分比。心血管病区住院患者CVC相关性血流感染发生率，指统计周期内心血管病区患者CVC相关性血流感染发生例次数与心血管病区患者CVC留置总日数的千分比。

心血管病区住院患者导管相关性感染发生率从2019年（1.62‰）、2020年（0.86‰）到2021年（0.78‰）逐年降低，其中VAP发生率最高、CVC相关性血流感染发生率最低（表1-3-5）。2019—2021年3年合计心血管病区住院患者导管相关感染发生率三级医院（0.91‰）高于二级医院（0.42‰）。2021年心血管病区住院患者导管相关性感染发生率东部地区明显高于中部和西部地区（图1-3-10）。

表1-3-5　心血管病区住院患者3类导管相关性感染发生率（‰）

导管相关性感染类型	合计	2019年	2020年	2021年	趋势
VAP	5.84	6.22	6.17	5.35	
CAUTI	0.37	0.40	0.37	0.36	
CVC相关性血流感染	0.28	0.26	0.20	0.34	

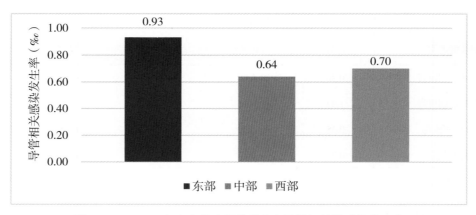

图1-3-10 2021年心血管病区住院患者导管相关性感染发生率

（三）分析小结

1. 护理人力资源仍显不足，结构有待进一步优化

2021年《报告》呈现了心血管内科、外科医师数量的地区差异，2022年《报告》则聚焦护理人力资源。首先，心血管科床护比（1：0.43）相对于《全国护理事业发展规划（2021—2025年）》发展目标（1：0.65）仍有较大提升空间；其次，护士配置水平不足更加突出，心血管内科病区夜间1名护士平均要负责21～25名患者的护理工作，与卫生部和国家中医药管理局印发的《2012年推广优质护理服务工作方案》中普通病房"每名护士平均负责的患者不超过8个"的要求相比，仍有较大提升空间，更与美国最低标准（内科病区1：6）相距甚远，特别是数据显示心血管病区护士护理患者的数量多少可显著影响护理质量；第三，心血管外科ICU护士离职率较其他三类病区更高，需要护理管理者关注；第四，大专以上学历护士占比明显高于"十三五"期间全国平均水平（70%），但低年资护士（5年工作经验及以下）占比增加而高年资（20年工作经验及以上）护士占比降低。以上结果提示在发展过程中，各级医院需要增加心血管专科护士人力配置，并关注降低离职率，同时，既要调动高年资护士工作积极性，也要加强低年资护士培训，从而保证护士队伍的稳定和水平。

2. 心血管护理质量总体水平呈上升趋势，但内外科之间存在较大差异

从护理不良事件发生率来看，心血管内科护士更应关注由于心律失常导致的患者跌倒，心血管外科护士更应关注心脏术后患者卧床造成的压力性损伤。护理管理者应关注心血管外科ICU患者身体约束的情况，保障住院患者的安全和人文护理质量。心血管患者气管导管和CVC非计划拔管率低于胃肠导管等，但导管相关性感染发生率中VAP发生率（6.22‰）最高，也明显高于全国三级综合医院水平（3.40‰），提示护理管理者应加强VAP预防措施的落实和护士相关培训。值得关注的是，二级医院心血管住院患者跌倒发生率、跌倒伤害占比、非计划拔管率均较高。建议加强二级医院心血管专科护士培训，落实心血管护理相关指南和规范，达到各级各类医院心血管护理同质化发展。

3. 心血管专科护理质量指标亟待建立

目前，心血管病医疗质控指标体系中缺乏专科护理质量指标，通用护理质量指标的敏感度欠佳，有必要加以补充，进一步推动基于循证的临床护理实践。在进行心血管护理质量原因分析中，也需进一步剔除患者年龄、性别、疾病严重程度等混杂因素，并进行地区间、医院等级等风险调整，才能获得准确数据，为提高心血管护理质量制订精准改进措施，所以建立心血管专科护理质量指标、开展心血管护理注册登记研究势在必行。

因本报告数据来源于国家护理质量数据平台，各地填报医院及病区数量分布不均，本部分内容中对各地之间护理质量数据进行的对比分析只能反映填报医院水平，还不能完全代表当地实际情况。

主　　审：么　莉

总负责人：李庆印

执 笔 人：张　辰　马　艳　刘周周　张宇扬

李永刚　尚文涵　安　磊

第二部分

心血管病亚专业关键质控指标分析

本部分根据心血管病主要亚专业领域，选取11种主要疾病和技术，以亚专业为单元，重点分析2021年各亚专业医疗服务能力情况、关键医疗质量控制指标情况，包括亚专业整体医疗水平、诊疗过程、诊疗结局情况等相关分析。本部分数据来源于医院质量监测系统（HQMS）、国家单病种质量管理与控制平台（以下简称单病种平台）、国家心血管病质控信息平台及其他亚专业数据协作平台。

一、冠心病

冠心病质控指标的分析针对急性ST段抬高型心肌梗死（ST-elevation myocardial infarction，STEMI），数据来源于HQMS和单病种平台，其中过程指标来源于单病种平台，整体情况及结局指标来源于HQMS。

（一）整体质量

2021年，HQMS纳入冠心病急性STEMI住院患者639 054例。其中，三级医院470 054例（73.6%），二级医院169 000例（26.4%）；东部地区320 396例（50.1%），中部地区169 584例（26.5%），西部地区149 074例（23.3%）。患者中位年龄66（55，74）岁，女性占27.8%。职业构成以农民占比最多，240 755例（38.1%），其次为离退休人员，90 065例（14.3%）。入院途径包括急诊入院387 918例（60.7%），门诊入院222 581例（34.8%）。出院主要诊断为急性前壁心肌梗死189 340例（29.6%），急性下壁心肌梗死152 144例（23.8%），急性透壁性心肌梗死77 463例（12.1%），急性心肌梗死158 849例（24.9%），其他部位心肌梗死61 258例（9.6%）。

急性STEMI住院患者入院时状况为"急"的111 226例（28.6%），"危"的110 202例（28.3%），"一般"的167 417例（43.1%），推测主要诊断为急性STEMI的住院患者中近半数为急性STEMI择期住院患者。住院期间进入心脏监护病房（cardiac care unit，CCU）55 326例（8.7%），平均CCU停留时间8.8天，进入急诊重症监护室（emergency intensive care unit，EICU）4340例（0.7%），平均停留时间8.4天，进入内科重症监护室（medical intensive care unit，MICU）3476例（0.5%），平均停留时间8.4天。住院期间进行手术操作416 443例（65.2%），其中药物洗脱支架植入218 165例（52.4%）。

1. 院内结局

2021年急性STEMI住院治疗的患者中，总体医嘱离院率为84.6%，院内死亡率为5.5%，非医嘱离院率8.9%。三级医院这3个比例分别为85.7%、5.3%和8.2%，二级医院为81.2%、5.9%和10.9%，2021年二级医院的院内死亡率、非医嘱离院率均高于三级医院。急性STEMI住院患者院内死亡率2019年为4.9%，其中三级医院4.8%，二级医院5.2%；2020年为5.0%，其中三级医院5.0%，二级医院5.2%。2021年与2019年、2020年比较，总体院内死亡率及二级、三级医院院内死亡率均有增高（图2-1-1）。2021

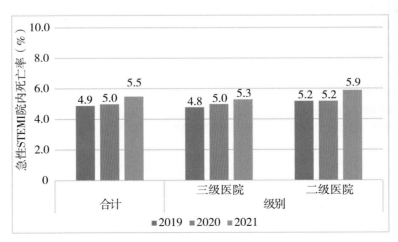

图2-1-1 2019—2021年急性STEMI住院患者院内死亡率

年总体院内死亡率略低于美国2014年急性STEMI院内死亡率6.4%。各省（自治区、直辖市）之间院内死亡率和非医嘱离院率存在显著差异（图2-1-2）。在通过多水平模型调整患者的年龄、性别、合并症等特征后，各省（自治区、直辖市）之间院内死亡率差异依然显著，从最低的福建（2.1%），到最高的辽宁（8.4%），相差近4倍。

2. 30天再入院率

2021年急性STEMI住院治疗的患者中，30天再入院率为9.1%。各省（自治区、直辖市）之间30天再入院率存在显著差异（图2-1-3）。

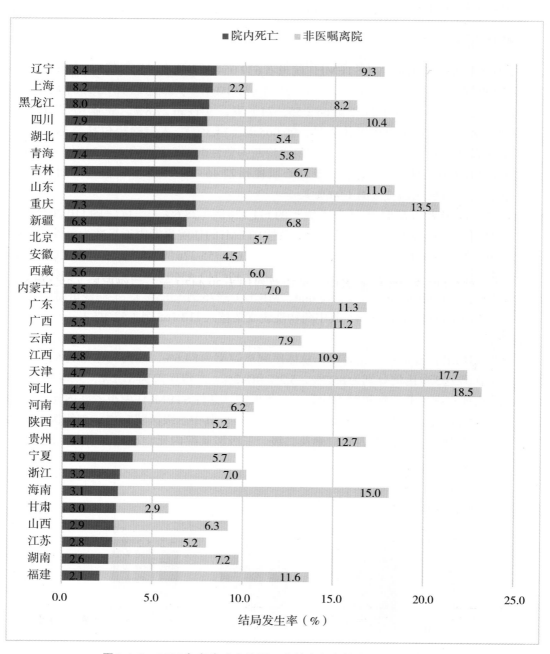

图2-1-2　2021年各省（自治区、直辖市）急性STEMI住院结局

注："按"死亡率"排序。

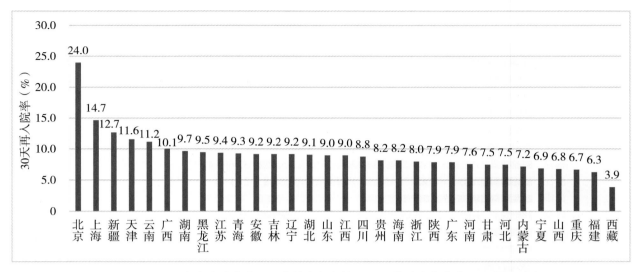

图2-1-3 2021年各省（自治区、直辖市）急性STEMI住院患者出院30天再入院率

3. 住院时长

2021年急性STEMI住院治疗的患者中，平均住院日8.4天，三级医院8.8天，二级医院7.4天。与2020年平均住院日8.5天基本持平。中位住院时长为8（5，11）天，各省（自治区、直辖市）住院时长存在差异，其中西藏、山西、青海、河南的中位住院时长最长，为9天，四川住院时长最短，为7（3，10）天（图2-1-4）。

4. 诊疗费用

2021年急性STEMI住院治疗的患者中，平均总费用为29 442.1元，三级医院（33 447.2元）明显高于二级医院（18 302.2元）。三级医院中2021年平均药费6239.5元（占18.7%），平均治疗费9095.1元（占27.2%），平均检查费5852.9元（占17.5%），平均材料费10 067.1元（占30.1%）。二级医院中2021年平均药费3778.5元（占20.7%），平均治疗费4666.1元（占25.5%），平均检查费3144.8元（占17.2%），平均材料费4116.1元（占22.5%）。不同省（自治区、直辖市）间住院费用存在显著差异（图2-1-5）。

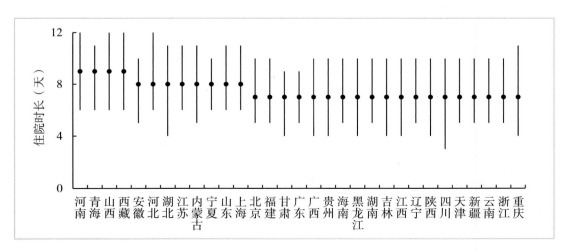

图2-1-4 2021年各省（自治区、直辖市）急性STEMI住院患者住院时长

注：按"中位住院时长"排序。

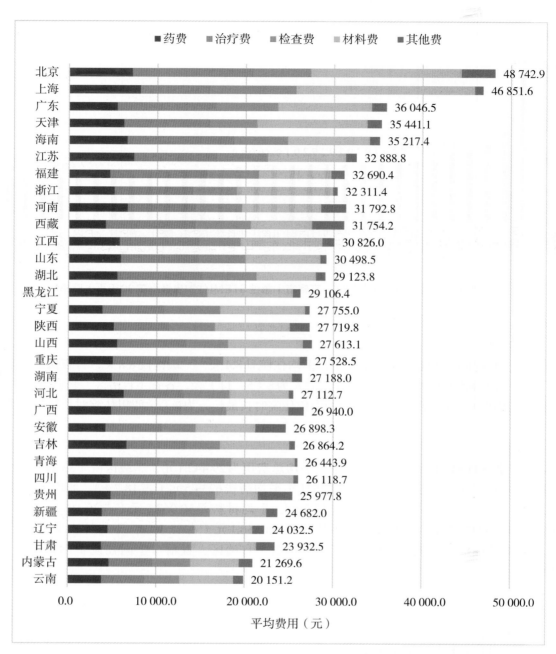

图 2-1-5   2021年各省（自治区、直辖市）急性STEMI住院患者住院费用构成

注：按"平均总费用"排序。

（二）过程质控指标

单病种平台2021年全国31个省（自治区、直辖市）共填报急性STEMI患者97 149例，纳入分析72 411例（发病48小时内的成人患者），其中三级医院64 786例（89.5%），二级医院7 521例（10.4%）；公立医院68 986例（95.3%），民营医院3 425例（4.7%）；东部地区33 910例（46.8%），中部地区19 296例（26.6%），西部地区19 205例（26.5%）。患者平均年龄62.5岁±13.3岁，男性56 342例（77.8%），与2020年患者平均年龄及性别分布大致相当（62.4岁±13.3岁，男性76.9%）。各过程质控指标在不同类型医院的情况如下（表2-1-1）。

表2-1-1 2021年各级各类医院急性STEMI诊疗过程质控指标［%（例/例）］

质控指标	全国	三级医院	二级医院	东部地区	中部地区	西部地区
到院10分钟内完成12导联（及以上）心电图检查率	56.5（40 945/72 411）	55.7（36 090/64 786）	63.8（4801/7521）	59.1（20 030/33 910）	55.2（10 654/19 296）	53.4（10 261/19 205）
到院1小时内阿司匹林治疗率	57.6（41 734/72 411）	56.3（36 462/64 786）	69.1（5195/7521）	59.1（20 054/33 910）	59.9（11 555/19 296）	52.7（10 125/19 205）
到院1小时内P2Y12受体拮抗剂治疗率	57.2（41 399/72 411）	55.9（36 191/64 786）	68.4（5146/7521）	59.0（19 997/33 910）	59.4（11 460/19 296）	51.8（9942/19 205）
发病24小时内再灌注治疗率	81.5（54 915/67 395）	81.3（48 897/60 175）	83.2（5918/7117）	82.6（26 342/31 894）	79.1（14 169/17 909）	81.9（14 404/17 592）
发病12小时内再灌注治疗率	83.4（49 390/59 193）	83.2（43 786/52 656）	85.5（5509/6440）	84.1（23 928/28 436）	81.4（12 770/15 685）	84.2（12 692/15 072）
发病24小时内到院90分钟内进行直接PCI的比例	45.3（30 533/67 395）	45.5（27 357/60 175）	43.7（3107/7117）	47.7（15 218/31 894）	43.1（7723/17 909）	43.2（7592/17 592）
发病12小时内到院90分钟内进行直接PCI的比例	47.7（28 260/59 193）	48.0（25 261/52 656）	45.5（2933/6440）	49.8（14 171/28 436）	45.5（7143/15 685）	46.1（6946/15 072）
发病24小时内到院30分钟内给予静脉溶栓治疗的比例	34.4（1384/4022）	27.3（757/2772）	50.2（626/1248）	33.7（494/1468）	31.6（404/1278）	38.1（486/1276）
发病12小时内到院30分钟内给予静脉溶栓治疗的比例	35.9（1355/3771）	28.8（736/2554）	50.9（618/1215）	34.8（487/1398）	33.1（400/1207）	40.1（468/1166）
到院24小时内β受体阻滞剂治疗率	51.6（37 358/72 411）	51.9（33 620/64 786）	49.2（3697/7521）	53.1（18 009/33 910）	50.3（9706/19 296）	50.2（9643/19 205）
住院期间应用超声心动图评价左心室射血分数的比例	65.6（47 535/72 411）	66.4（43 023/64 786）	59.4（4470/7521）	69.0（23 409/33 910）	64.8（12 503/19 296）	60.5（11 623/19 205）
出院阿司匹林使用率	86.4（62 599/72 411）	86.3（55 894/64 786）	87.8（6601/7521）	88.0（29 844/33 910）	86.1（16 619/19 296）	84.0（16 136/19 205）
出院P2Y12受体拮抗剂使用率	86.0（62 271/72 411）	85.8（55 587/64 786）	87.5（6580/7521）	87.0（29 485/33 910）	86.0（16 602/19 296）	84.3（16 184/19 205）
出院β受体阻滞剂使用率	64.5（46 731/72 411）	64.9（42 019/64 786）	61.5（4624/7521）	67.0（22 716/33 910）	63.0（12 164/19 296）	61.7（11 851/19 205）
出院血管紧张素转换酶抑制剂或血管紧张素Ⅱ受体拮抗剂使用率	50.6（36 653/72 411）	50.6（32 812/64 786）	50.0（3758/7521）	51.5（17 452/33 910）	48.9（9430/19 296）	50.9（9771/19 205）
出院他汀类药物使用率	87.6（63 403/72 411）	87.5（56 690/64 786）	88.1（6626/7521）	89.0（30 194/33 910）	86.6（16 716/19 296）	85.9（16 493/19 205）

1. 到院10分钟内完成12导联（及以上）心电图检查率

2021年为56.5%，较2019年的61.2%和2020的62.0%均有所下降。2021年三级医院（55.7%）低于二级医院（63.8%），较2020年三级医院（61.2%）、二级医院（65.6%）均有下降，亦低于美国2014年的水平（68%）（图2-1-6）。

2. 到院1小时内阿司匹林治疗率

2021年为57.6%，较2019年（71.5%）、2020年（67.6%）有所下降。2021年三级医院（56.3%）低于二级医院（69.1%），较2020年三级医院（66.1%）、二级医院（74.3%）均有下降（图2-1-7）。

3. 到院1小时内P2Y12受体拮抗剂治疗率

2021年为57.2%，较2019年（70.6%）、2020年（61.7%）有所下降。2021年三级医院（55.9%）低于二级医院（68.4%），三级医院较2020年（60.6%）下降明显（图2-1-8）。

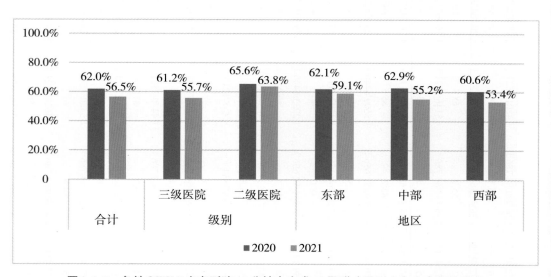

图2-1-6　急性STEMI患者到院10分钟内完成12导联（及以上）心电图检查率

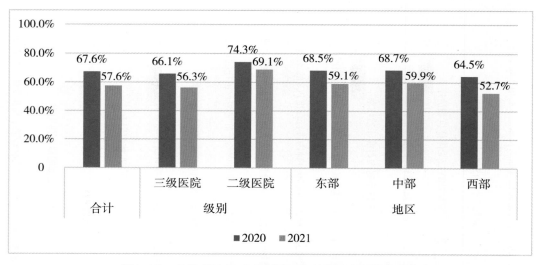

图2-1-7　急性STEMI患者到院1小时内阿司匹林治疗率

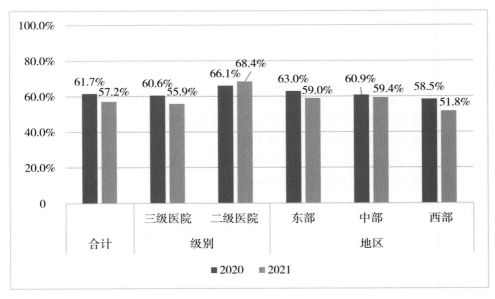

图2-1-8　急性STEMI患者到院1小时内P2Y12受体拮抗剂治疗率

4. 发病24小时内再灌注治疗率

2021年为81.5%，其中直接PCI为75.5%，溶栓为6.0%；三级医院81.3%，其中直接PCI为76.7%，溶栓为4.6%；二级医院83.2%，其中直接PCI为65.6%，溶栓为17.5%，不同级别医院再灌注方式差异明显。

2021年发病24小时内再灌注治疗率较2020年总体（70.3%）及三级医院（69.2%）、二级医院（75.8%）均有所提高（图2-1-9）。2021年发病12小时内到院再灌注治疗率为83.4%，较2020年（72.1%）明显提高。2021年三级医院为83.2%，二级医院为85.5%，较2020年三级医院（70.8%）、二级医院（78.5%）均明显提高。

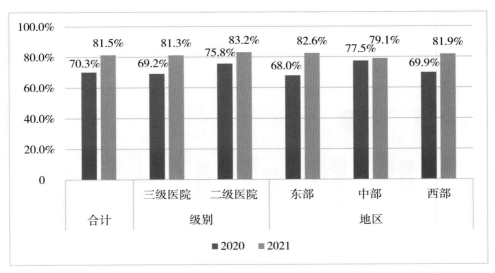

图2-1-9　急性STEMI患者发病24小时内再灌注治疗率

2021年发病24小时内再灌注治疗率高于中国心血管病医疗质量改善项目－急性冠脉综合征（CCC-ACS）项目2014—2019年再灌注治疗率（61.0%），但仍低于美国（2010年94%、2016年95%），与英国（2011年84%）、德国（2011年78%）、瑞典（2014年81.7%）基本相当。与欧洲数据相比，The ESC ACCA-EAPCI EORP ACS STEMI Registry中2015—2018年发病24小时内STEMI患者再灌注治疗率91%，直接PCI率72.2%，溶栓率18.8%，9%未进行再灌注治疗；发病12小时内再灌注率92.7%，及时再灌注率为54.4%（到院30分钟内溶栓、60分钟内PCI、120分钟内转运PCI），各地区之间有明显差异。

5. 发病24小时内到院90分钟内进行直接PCI的比例

2021年为45.3%，三级医院45.5%，二级医院43.7%，较2020年总体（41.5%）及三级医院（42.1%）、二级医院（38.0%）均明显提升（图2-1-10）。

2021年发病12小时内到院90分钟内进行直接PCI的比例为47.7%，三级医院48.0%，二级医院45.5%，较2020年总体（43.4%）及三级医院（44%）、二级医院（39.7%）均明显提升。

发病24小时内到院进行PCI的患者中（50 893例），60.0%的患者到院90分钟内进行了直接PCI；发病12小时内到院进行PCI的患者（45 619例）中，61.9%的患者到院90分钟内进行直接PCI，稍低于CCC-ACS 2014—2019年的66.8%，但仍明显低于美国（2010年92%～94%、2014年96%）。

6. 发病24小时内到院30分钟内给予静脉溶栓治疗的比例

2021年为34.4%，三级医院（27.3%）低于二级医院（50.2%），较2020年总体（34.2%）及三级医院（24.5%）、二级医院（44.4%）均有所提升（图2-1-11）。

2021年发病12小时内到院30分钟内溶栓治疗的比例为35.9%，三级医院（28.8%）低于二级医院（50.9%），较2020年总体（35.3%）及三级医院（25.6%）、二级医院（45.0%）有所提升。

2021年发病24小时内到院30分钟内给予静脉溶栓治疗的比例明显高于CCC-ACS 2014—2019年的22.4%，但仍低于美国2014年的水平（54.0%）。

7. 到院24小时内β受体阻滞剂治疗率

2021年为51.6%，三级医院（51.9%）高于二级医院（49.2%），较2019年（58.1%）、2020年（54.8%），以及较2020年三级医院（55.0%）、二级医院（52.6%）均有所下降（图2-1-12），且明显低于美国2015—2016年的水平（81.6%）。

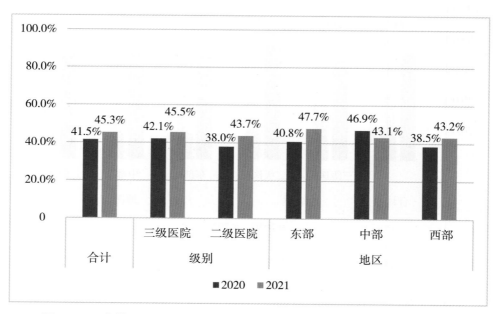

图2-1-10　急性STEMI患者发病24小时内到院90分钟内进行直接PCI的比例

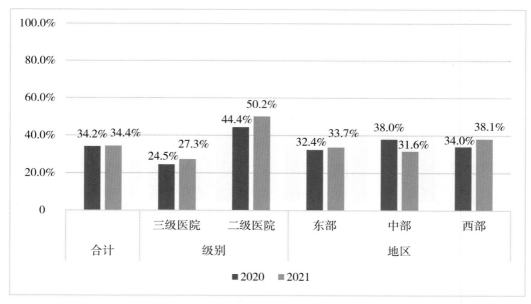

图2-1-11　急性STEMI患者发病24小时内到院30分钟内给予静脉溶栓治疗的比例

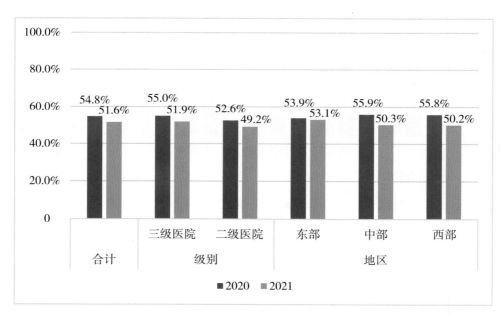

图2-1-12　急性STEMI患者到院24小时内β受体阻滞剂治疗率

8. 住院期间应用超声心动图评价左心室射血分数的比例

2021年为65.6%，三级医院（66.4%）高于二级医院（59.4%），较2019年（62.1%）、2020年（65.3%），以及较2020年三级医院（67.1%）、二级医院（56.6%）均无明显变化（图2-1-13），且略低于英国2011年的水平（69.1%）。

9. 出院阿司匹林使用率

2021年为86.4%，三级医院（86.3%）稍低于二级医院（87.8%），较2019年（89.7%）、2020年（90.7%），以及较2020年三级医院（91.0%）、二级医院（88.4%），均有下降（图2-1-14），且明显低于美国2015—2016年的水平（98.3%）。

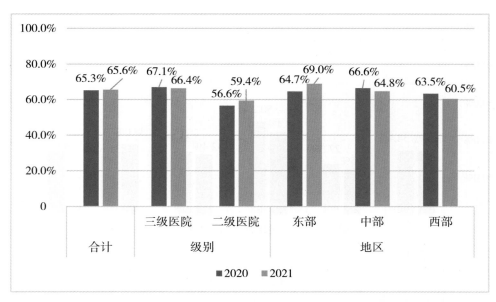

图2-1-13　急性STEMI患者住院期间应用超声心动图评价左心室射血分数的比例

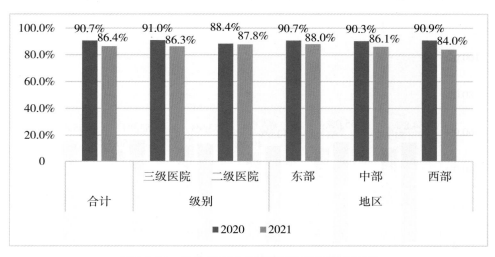

图2-1-14　急性STEMI患者出院阿司匹林使用率

10. 出院P2Y12受体拮抗剂使用率

2021年为86.0%，三级医院（85.8%）稍低于二级医院（87.5%），较2019年（87.7%）、2020年（90.4%），以及较2020年三级医院（90.7%）、二级医院（88.2%），均有下降（图2-1-15），且明显低于美国2015—2016年的水平（93.1%）。

11. 出院β受体阻滞剂使用率

2021年为64.5%，三级医院（64.9%）高于二级医院（61.5%），较2019年（63.7%）、2020年（65.7%），以及较2020年三级医院（66.4%）、二级医院（60.9%），无明显变化（图2-1-16）。稍低于CCC-ACS 2014—2019年的68.3%，明显低于美国2015—2016年的水平（97.5%）。

12. 出院血管紧张素转换酶抑制剂（angiotensin converting enzyme inhibitor，ACEI）或血管紧张素Ⅱ受体阻滞剂（angiotensin Ⅱ receptor blocker，ARB）使用率

2021年为50.6%，三级医院（50.6%）与二级医院（50.0%）相仿，较2019年（56.4%）稍有下降，但较2020年（47.9%），以及三级医院（48.2%）、二级医院（45.0%）有明显增加（图2-1-17）。与CCC-ACS 2014—2019年的55.1%基本持平，但仍明显低于美国2015—2016年的水平（75.1%）。

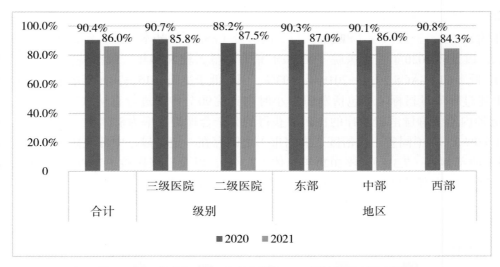

图 2-1-15　急性 STEMI 患者出院 P2Y12 受体拮抗剂使用率

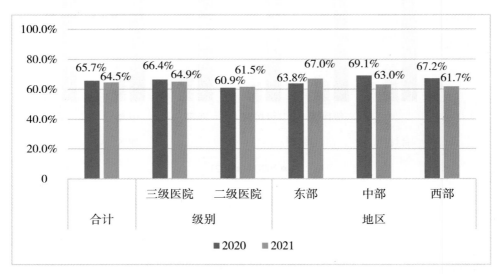

图 2-1-16　急性 STEMI 患者出院 β 受体阻滞剂使用率

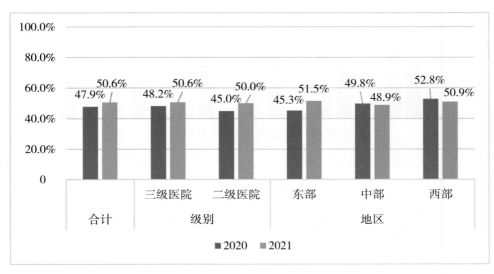

图 2-1-17　急性 STEMI 患者出院 ACEI 或 ARB 使用率

13. 出院他汀类药物使用率

2021年为87.6%，三级医院（87.5%）与二级医院（88.1%）基本一致，较2019年（88.4%）、2020年（90.4%），以及较2020年三级医院（90.7%）稍有降低，较2020年二级医院（88.2%）变化不明显（图2-1-18）。低于CCC-ACS 2014—2019年的93%，明显低于美国2015—2016年的水平（97.7%）。

整合上述过程质量指标（不包括发病24小时内到院90分钟内进行直接PCI的比例、发病24小时内到院30分钟内给予静脉溶栓治疗的比例）获得的完全合理治疗率为8.7%。三级医院（8.6%）低于二级医院（9.9%）。在不同省（自治区、直辖市）之间存在一定差异，中部地区（7.9%）和东部地区（9.9%）高于西部地区（7.3%）。较2020年总体（7.3%），以及三级医院（7.1%）、二级医院（8.4%）、中部地区（7.8%）、东部地区（7.4%）和西部地区（6.6%）有所升高（图2-1-19）。

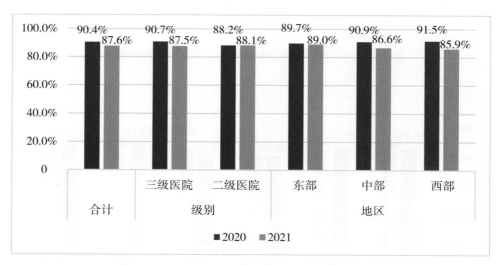

图2-1-18　急性STEMI患者出院他汀类药物使用率

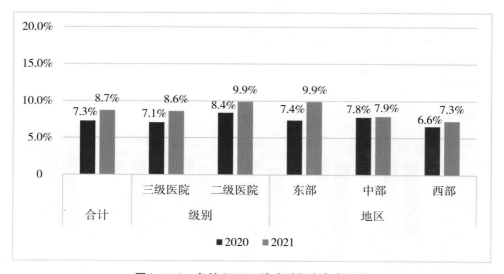

图2-1-19　急性STEMI诊疗过程完全合理率

（三）结果质控指标

基于HQMS数据，2021年STEMI住院治疗的639 054例患者中，院内死亡率为5.5%，三级医院为5.3%，二级医院为5.9%，2021年二级医院的院内死亡率高于三级医院。

在HQMS数据中，通过患者年龄、性别等人口学特征，以及合并症等临床特征，建立医院水平风险标化院内死亡率，发现三级医院与二级医院相当，医院间差异明显（图2-1-20）。在东部、中部、西部地区之间，医院水平的风险标化死亡率差异明显（图2-1-21），在每个地区内部的医院之间，风险调

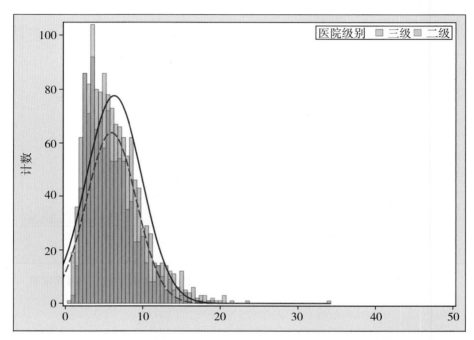

图2-1-20　2021年急性STEMI患者不同级别医院风险标化院内死亡率

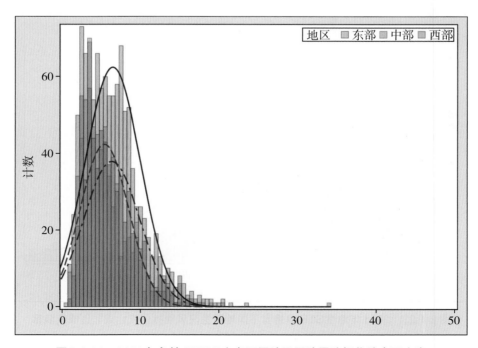

图2-1-21　2021年急性STEMI患者不同地区医院风险标化院内死亡率

整的院内死亡率差异依然突出。风险调整的院内死亡或非医嘱离院率在二级医院高于三级医院，在不同地区呈现类似的分布特征（图2-1-22、图2-1-23）。

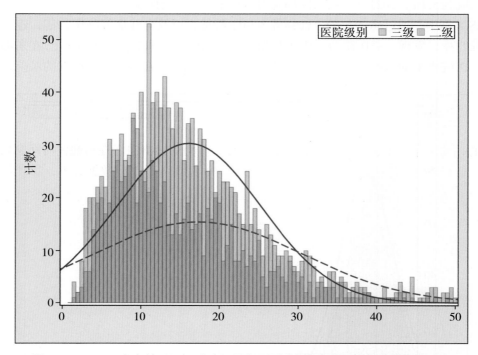

图2-1-22　2021年急性STEMI患者不同级别医院风险标化死亡或非医嘱离院率

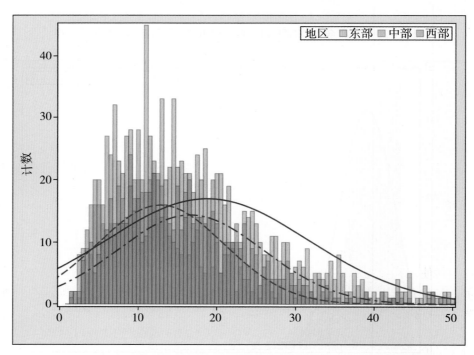

图2-1-23　2021年急性STEMI患者不同地区医院风险标化死亡或非医嘱离院率

（四）分析小结

经过近年的医疗质量控制评价和改进，全国急性STEMI医疗质量提升明显，不同级别医院、不同地区医院之间的差距逐渐缩小，如在不同级别、不同地区医院之间，循证药物应用的情况基本相当。此外，2021年5月国家心血管病医疗质量控制中心根据国家卫生健康委办公厅印发的《2021年国家医疗质量安全改进目标》中提出的"提高急性ST段抬高型心肌梗死再灌注治疗率"，全面推进"提高发病12小时内急性ST段抬高型心肌梗死再灌注治疗率"医疗质量改进行动。随着医疗质量改进行动的推进，在各地区质控中心、各级医疗机构的共同努力下，急性STEMI再灌注治疗率也得到了明显提升，达到阶段性目标。然而在医疗质量改善的同时仍存在着一些问题。

1. 再灌注治疗指标提升明显，但较发达国家仍有差距，且及时再灌注率仍然较低

急性STEMI患者的再灌注治疗是改善预后的关键。急性STEMI患者在再灌注时间窗内进行再灌注治疗的比例、治疗方式和及时性与临床结局密切相关。根据单病种平台数据分析，2021年急性STEMI患者发病24小时内再灌注治疗率为81.5%，较2020年的70.3%提升明显，2021年发病12小时内再灌注治疗率为83.4%，达到了医疗质量改进行动既定目标（2021年底发病12小时内的STEMI患者再灌注治疗率达到80%）。同时，再灌注治疗的及时性也有明显改善，2021年发病24小时到院接受PCI的患者中，60.0%患者在到院90分钟内进行了直接PCI，但与欧美国家相比仍有较大差距，提示再灌注治疗中仍然存在时间延迟，分析主要原因涉及公众宣传不足，院前院内衔接及院内诊疗流程欠完善。此外，新冠肺炎疫情可能影响患者就诊，诊疗流程的调整可能延长患者的救治时间。为提高再灌注治疗的及时性，改进措施包括通过健康教育、媒体宣传减少患者自身延误，建立区域协同救治网络等减少院前系统延误，各级医疗机构采取流程优化措施减少院内救治延迟。此外，需要充分利用现有单病种平台，实现医疗质量数据收集管理，定期进行数据分析、反馈，运用质量管理工具，查找、分析影响实现该目标的因素，明确改进方向，制订改进计划，推动持续落实。

2. 循证药物使用仍有提升空间

国内和国际指南均明确推荐所有无禁忌证的急性STEMI患者应在入院24小时内尽早应用阿司匹林、P2Y12受体拮抗剂和β受体阻滞剂。出院带药中也推荐适宜患者应用阿司匹林、P2Y12受体拮抗剂、β受体阻滞剂、ACEI/ARB和他汀类药物。根据目前汇总的单病种数据，在2021年不同级别、不同地区医院之间，循证药物应用的情况差异不大。但在以下两方面仍存在问题：①入院1小时内阿司匹林及P2Y12受体拮抗剂的使用率仍然偏低。且三级医院低于二级医院，可能的原因包括三级医院接诊部分转院患者，院前已经进行过双重抗血小板药物负荷，所以未再计算在内，但此外仍有可能存在院内接诊流程需要改进的情况。②不同级别医院在循证药物出院带药比例上基本持平，稍有差异。但二级、三级医院的循证药物应用均低于欧美国家水平，说明在现有诊疗模式下，需要继续加强对于急性STEMI患者规范化治疗的培训和管理，以进一步改善患者预后。

3. 临床结局改善不明显

尽管2021年急性STEMI患者再灌注治疗的比例和及时性（到院90分钟内PCI达标率，到院30分钟内溶栓达标率）较2020年有所改善，但临床结局指标改善不明显。原因分析主要是再灌注治疗的及时性和循证推荐药物使用仍较指南推荐规范化治疗有差距。此外，此次单病种平台诊疗过程数据来源以三级医院为主，目前三级医院结局指标已经处于相对稳定情况，进一步提升空间有限，而二级医院及基层医院来源的数据占比较小，根据HQMS数据分析提示，二级医院临床结局无明显改善，因此，需要扩大收集基层医院诊疗过程数据并进行分析、指导，加强对基层医院诊疗规范化的培训及管理，形成定期反馈沟通改进机制，促进医疗质量的改善，切实提升不同级别医院，特别是基层医院的诊疗水平。

另外，近期的一项系统性回顾分析发现，医疗质量改进干预措施可以适度改善过程指标，但对临

床结局作用不明显，因此需要进一步寻找关键指标，以获取临床结局的进一步改善。

4. 患者结局的改善是质控的主要目标，需要引入更精准的方法

院内结局指标的设定，如院内死亡率，与英国（约4%）、美国（约6%）和欧洲（4%～12%）相比，我国急性STEMI患者院内死亡率看似相当（5.5%），但需要考虑到非医嘱离院率达8.9%，其中可能存在部分病重放弃治疗出院而短期内死亡的病例。故对于院内总死亡率的评价需要更加全面的指标和准确的数据。另外，需进一步完善急性STEMI患者院外随访，获得结局指标随访数据，如出院30天非计划再入院率及急性STEMI 30天死亡率。例如，在日本的一项登记研究里，2017年急性STMEI PCI后30天全因死亡率为4%。明确患者出院后结局指标有助于进一步了解急性STEMI患者院外预后情况并加强患者管理，以达到提高医疗质量、改善疾病预后、取得最佳医疗结局的目的。

5. 医疗质控数据来源有待完善

目前数据来源主要为HQMS及单病种平台。HQMS数据可以从整体评价急性STEMI的情况及结局，但无法分辨再灌注时间窗内的急性STEMI患者，而这一部分患者是医疗质量控制工作的主体。再灌注时间窗内的急性STEMI患者的整体情况、诊疗经过及住院结局相关数据主要来源于单病种平台。单病种平台涉及指标内容翔实，但基于手工填报会影响数据准确性，进一步推进、完善数据自动采集将有助于获得更加准确、全面、可靠的数据。此外，目前单病种平台数据仍以三级医院填报为主，二级医院来源的病例为7521例，只占10.4%。需要进一步提高基层医院的参与度，提高基层医院数据填报质量及数量，从而形成准确有效、有代表性及指导性的质控报告。

主　　审：韩雅玲
总负责人：窦克非
执 笔 人：王虹剑

二、心力衰竭

2021年，HQMS纳入心力衰竭（简称心衰）住院患者5 990 824例。其中，三级医院3 658 298例（61.1%），二级医院2 332 526例（38.9%）。东部、中部和西部地区分别为2 585 091例（43.2%）、1 770 617例（29.5%）和1 635 116例（27.3%）。患者中位年龄71（63，79）岁，女性占45.7%。

（一）整体质量

1. 院内结局

2021年心衰住院治疗的患者中，总体医嘱离院率为88.6%，院内死亡率为1.6%，非医嘱离院率5.7%。三级医院的院内死亡率1.8%，非医嘱离院率5.5%。二级医院的院内死亡率1.3%，非医嘱离院率6.0%。2021年院内死亡率与2020年（1.6%）持平，非医嘱离院率与2020年（5.1%）相比小幅上升。各省（自治区、直辖市）之间死亡率和非医嘱离院率存在显著差异（图2-2-1）。在通过多水平模型调整患者的年龄、性别、合并症等特征后，各省（自治区、直辖市）之间死亡率差距依然显著，从最低的湖

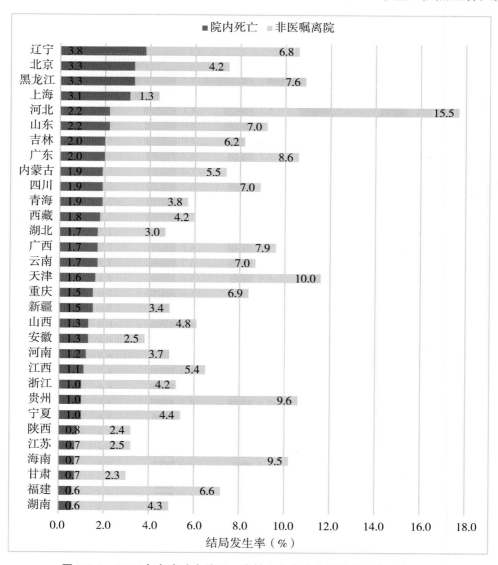

图2-2-1　2021年各省（自治区、直辖市）心力衰竭住院患者院内结局
注：按"死亡率"排序。

南与福建（0.6%），到最高的辽宁（3.9%），相差6倍。

2. 30天再入院率

2021年心衰住院治疗的患者中，30天再入院率为7.0%，较2018年（4.8%）、2019年（4.9%）和2020年（4.7%）有所升高。2018—2021年，海南、河南、广西、云南、西藏、甘肃6个省（自治区、直辖市）的30天再入院率相对上升了10%以上，浙江的30天再入院率相对下降了10%以上（图2-2-2）。

3. 住院时长

2021年心衰住院治疗的患者中，平均住院日9天，中位住院时长为8（5，11）天，高于美国2010—2016年的住院时长（4天），2018年到2021年住院时长无明显变化。二级医院与三级医院的平均住院日均为9天。各省（自治区、直辖市）住院时长存在一定差异（图2-2-3）。

4. 诊疗费用

2021年心衰住院治疗的患者中，平均总费用为16 585.9元，三级医院（21 693.7元）明显高于二级医院（8574.9元）。2021年平均诊疗费用相比2020年（17 388.8元）有一定程度下降。三级医院的平均总费用从2018年（20 179.6元）、2019年（21 666.2元）到2020年（22 992.9元），有逐年上升的趋势，到2021年（21 693.7元）有所下降。2021年平均药费3868.5元（占23.3%），平均治疗费3932.6元（占23.7%），平均检查费3726.7元（占22.5%），平均材料费3888.6元（占23.4%）。不同省（自治区、直辖市）间住院费用存在显著差异（图2-2-4）。

	2018	2019	2020	2021	趋势
北京	16.0	17.5	13.7	15.1	
上海	10.8	10.6	10.8	11.5	
广西	7.7	8.3	8.1	8.9	
云南	7.1	7.4	8.0	8.4	
江西	7.6	8.0	7.0	8.0	
黑龙江	7.6	7.7	6.9	7.8	
辽宁	7.0	7.1	7.0	7.7	
广东	7.5	7.3	6.7	7.5	
贵州	7.3	7.4	6.7	7.5	
新疆	7.1	7.4	7.0	7.5	
湖南	7.1	7.5	6.7	7.3	
山东	7.1	7.1	6.8	7.2	
四川	6.9	6.9	6.7	7.2	
海南	6.1	5.5	5.8	7.1	
安徽	6.7	6.9	6.6	7.0	
湖北	6.7	6.7	5.7	7.0	
天津	7.3	7.2	6.5	6.9	
江苏	6.4	6.6	6.5	6.8	
吉林	6.2	6.3	6.0	6.7	
海南	5.4	5.5	5.9	6.7	
河北	6.4	6.4	6.3	6.6	
浙江	7.6	7.1	6.3	6.6	
山西	5.5	5.2	5.5	5.9	
重庆	6.1	6.3	5.3	5.8	
青海	5.1	5.6	5.1	5.5	
宁夏	5.0	5.3	4.9	5.5	
内蒙古	5.0	5.4	5.0	5.2	
福建	5.3	5.1	4.9	5.0	
甘肃	3.7	4.1	3.7	4.4	
陕西	4.2	4.2	3.9	4.2	
西藏	3.1	2.5	3.0	3.6	

图2-2-2 2018—2021年各省（自治区、直辖市）心力衰竭住院患者出院后30天再入院率（%）

注：1. "趋势"中，红点代表最高点，绿点代表最低点。2. 按"2021"排序。

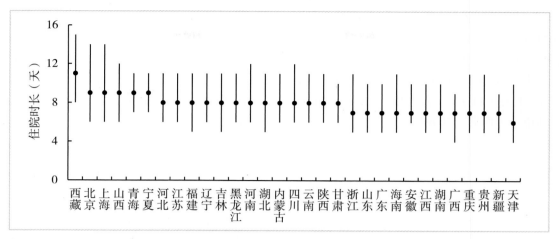

图2-2-3　2021年各省（自治区、直辖市）心力衰竭住院患者住院时长

注：按"中位住院时长"排序。

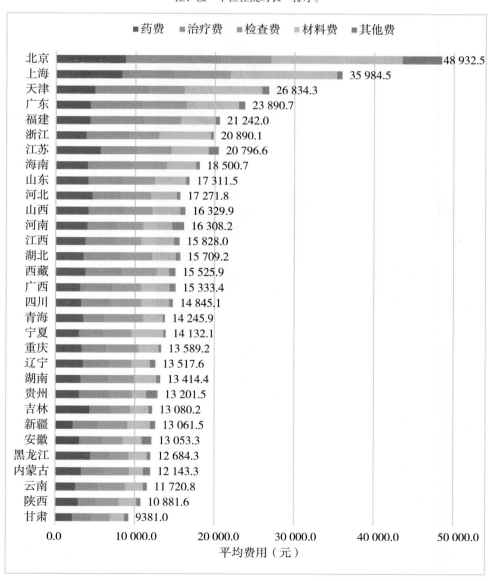

图2-2-4　2021年各省（自治区、直辖市）心力衰竭住院患者住院费用构成

注：按"平均总费用"排序。

5. 跨省异地就医

2021年心力衰竭住院患者中，跨省异地就医的占2.4%。其中跨省异地就医流入患者最多的3个省（自治区、直辖市）为北京、上海和江苏，占全国的33.3%；流出患者最多的3个省为河北、内蒙古和安徽，占全国的28.4%（图2-2-5）。流入患者占当地收治患者比例最高的省（自治区、直辖市）为北京（24.6%）、上海（11.7%）和天津（9.2%）（图2-2-6）；流出患者占当地发病患者比例最高的省（自治区、直辖市）为西藏（20.6%）、内蒙古（8.5%）和河北（6.7%）（图2-2-7）。

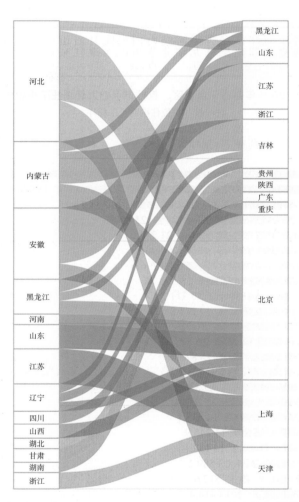

图2-2-5　2021年各省（自治区、直辖市）心力衰竭住院患者跨省异地就医情况
注：左边为流出省（自治区、直辖市），右边为流入省（自治区、直辖市）。

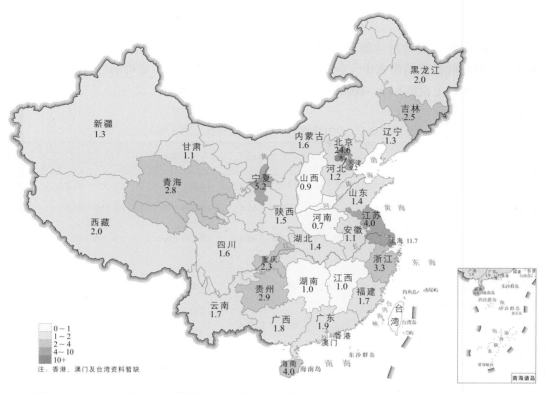

图2-2-6　2021年各省（自治区、直辖市）心力衰竭住院患者跨省异地就医流入占比（%）

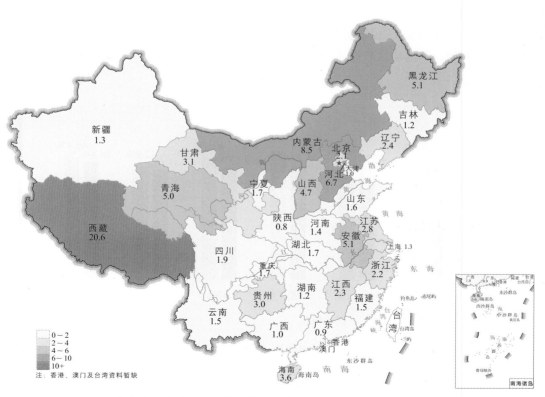

图2-2-7　2021年各省（自治区、直辖市）心力衰竭住院患者跨省异地就医流出占比（%）

（二）过程质控指标

心衰质控指标分析主要针对主要诊断或其他诊断包含"心力衰竭"的住院患者，基于单病种平台数据。2021年心衰住院治疗的患者中（包括主要诊断或次要诊断为心力衰竭的住院患者），心衰诊疗过程质控指标情况如下表（表2-2-1）。

表2-2-1　心力衰竭诊疗过程质控指标［例（%）］

指标	合计	三级医院	二级医院	公立医院	民营医院
入院24小时内利钠肽检测率	63 849（45.5）	53 428（44.9）	10 421（48.6）	61 465（45.2）	2384（55.4）
入院48小时内心脏功能评估率	65 985（47.0）	55 682（46.8）	10 303（48.1）	63 810（46.9）	2175（50.5）
心力衰竭伴容量超负荷患者住院期间利尿剂治疗率	110 690（91.5）	92 440（90.9）	18 250（94.7）	106 899（91.4）	3791（94.1）
出院血管紧张素转换酶抑制剂或血管紧张素Ⅱ受体阻断剂或血管紧张素受体脑啡肽酶抑制剂使用率	70 125（82.8）	58 936（82.5）	11 189（84.7）	67 736（82.6）	2389（88.6）
出院β受体阻滞剂使用率	79 522（82.4）	67 816（82.4）	11 706（82.3）	76 694（82.1）	2828（91.3）
出院醛固酮受体拮抗剂使用率	76 546（79.3）	63 666（78.6）	12 880（83.3）	73 791（79.0）	2755（88.3）
住院期间心脏再同步化治疗的使用率	2348（1.7）	1966（1.7）	382（1.8）	2311（1.7）	37（0.9）

1. 入院24小时内利钠肽检测率

2021年总体检测率为45.5%，三级医院检测率为44.9%，二级医院为48.6%，较2020年总体检测率（42.8%）及三级医院（42.7%）、二级医院（43.2%）检测率均有所提升。不同地区入院24小时内利钠肽检测率存在一定差异，西部地区略高（46.4%），而中部地区略低（42.9%）（图2-2-8）。

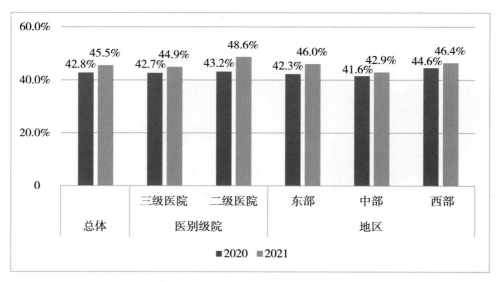

图2-2-8　心衰住院患者入院24小时内利钠肽检测率

2. 入院48小时内心脏功能评估率

2021年总体评估率为47.0%，三级医院评估率为46.8%，二级医院为48.1%，较2020年总体评估率（45.6%）及较三级医院（46.5%）、二级医院（42.7%）评估率均有所提升。不同地区入院48小时内心脏功能评估率存在一定差异，西部地区略高（48.7%），而中部地区略低（44.7%）（图2-2-9）。

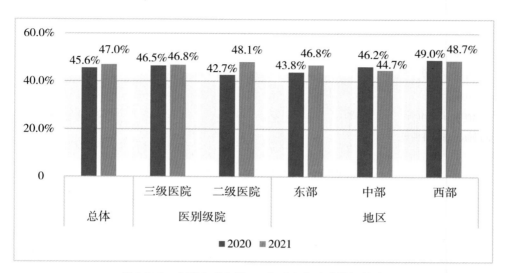

图2-2-9　心衰患者入院48小时内心脏功能评估率

3. 心衰伴容量超负荷患者住院期间利尿剂治疗率

2021年总体治疗率为91.5%，三级医院为90.9%，二级医院为94.7%，较2020年总体治疗率（90.7%）及三级医院（90.1%）、二级医院（92.9%）治疗率均有所提升。不同地区心衰伴容量超负荷患者住院期间利尿剂治疗率存在一定差异，东部地区略高（93.4%），中部和西部略低（88.7%和90.8%）（图2-2-10）。

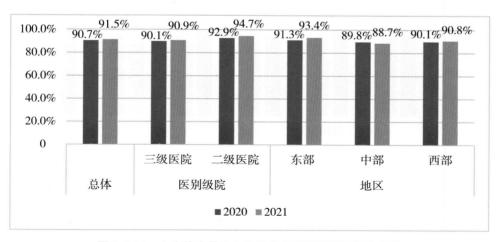

图2-2-10　心衰伴容量超负荷患者住院期间利尿剂治疗率

4. 出院血管紧张素转换酶抑制剂（ACEI）或血管紧张素Ⅱ受体阻断剂（ARB）或血管紧张素受体脑啡肽酶抑制剂（angiotensin receptor neprilysin inhibitor，ARNI）使用率

2021年总体使用率为82.8%，三级医院为82.5%，二级医院为84.7%，较2020年总体使用率（78.1%）及三级医院（79.7%）、二级医院（72.4%）使用率均有所提升，但低于美国2010—2016年的水平（94.5%）。东部、中部和西部地区使用率基本一致（82.4%，82.2%和83.6%）（图2-2-11）。

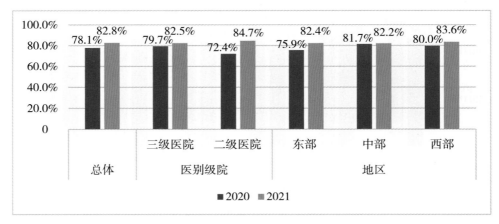

图2-2-11　心衰出院ACEI或ARB或ARNI使用率

5. 出院β受体阻滞剂使用率

2021年总体使用率为82.4%，三级医院使用率为82.4%，二级医院为82.3%。较2020年总体使用率（80.1%）及三级医院（81.6%）、二级医院（74.8%）使用率均有所提升，但低于美国2010—2016年的水平（89.9%）。不同地区出院β受体阻滞剂使用率存在一定差异，中部和西部地区略高（83.0%和83.7%），东部地区略低（81.2%）（图2-2-12）。

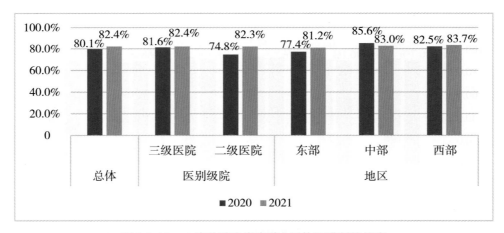

图2-2-12　心衰住院患者出院β受体阻滞剂使用率

6. 出院醛固酮受体拮抗剂使用率

2021年总体使用率为79.3%，三级医院使用率为78.6%，二级医院为83.3%。较2020年总体使用率（78.2%）及二级医院使用率（75.2%）均有所提升，较2020年三级医院使用率（79.1%）略有下降，但均高于美国2010—2016年的水平（41.9%）。不同地区出院醛固酮受体拮抗剂使用率存在一定差异，东部地区较高（80.5%），其次是西部地区（79.8%），中部地区略低（76.1%）（图2-2-13）。

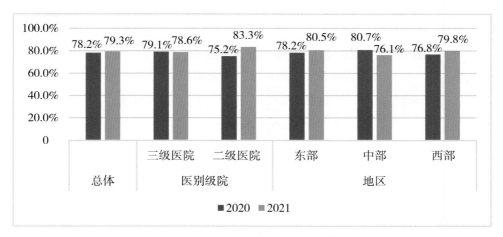

图2-2-13　心衰患者出院醛固酮受体拮抗剂使用率

7. 住院期间心脏再同步化治疗使用率

2021年心脏再同步化治疗（cardiac resynchronization therapy，CRT）总体使用率为1.7%，三级医院使用率为1.7%，二级医院为1.8%，较2020年总体使用率（1.4%）及三级医院（1.5%）、二级医院（0.7%）使用率均有所提升。各省（自治区、直辖市）使用率存在一定差异，西部地区较高（3.0%），而东部地区较低（0.9%）（图2-2-14）。

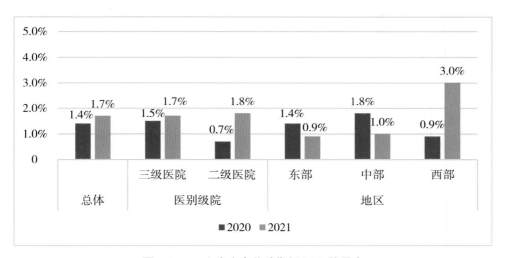

图2-2-14　心衰患者住院期间CRT使用率

整合上述过程质量指标（不包括住院期间CRT使用率）获得的完全合理治疗率2021年为21.8%，三级医院为21.4%，二级医院为24.6%，较2020年总体（20.5%）及三级医院（20.6%）、二级医院（20.0%）完全合理治疗率均有所提升。在不同省（自治区、直辖市）之间完全合理治疗率存在一定差异，中部地区略低（19.8%），而东部和西部地区略高（22.3%和22.4%）（图2-2-15）。

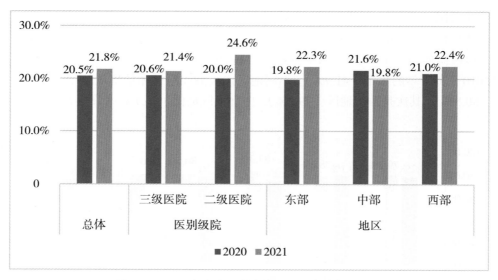

图2-2-15　心衰住院患者诊疗过程完全合理治疗率

（三）结果质控指标

在HQMS数据中，通过校正患者年龄、性别等人口学特征，以及合并症等临床特征，建立医院水平风险标化院内死亡率，发现三级医院（1.9%）略高于二级医院（1.4%），且医院间差异更明显（图2-2-16）。此外，东部地区（2.3%）高于中部地区（1.5%）和西部地区（1.3%），且在每个地区内部的医院之间，风险标化院内死亡率差异依然突出（图2-2-17）。此外，二级医院风险标化院内死亡及非医嘱离院率（1.7%）与三级医院（1.6%）持平，东部地区（2.2%）高于中部地区（1.6%）和西部地区（1.2%），不同级别、区域医院间差异明显（图2-2-18、图2-2-19）。

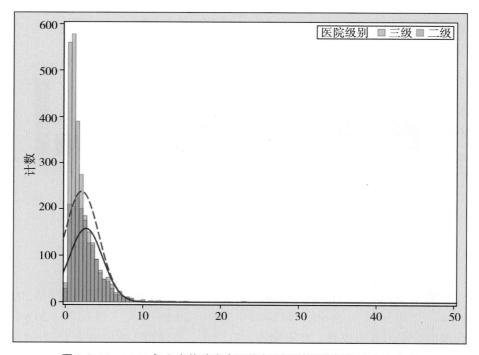

图2-2-16　2021年心衰住院患者不同级别医院风险标化院内死亡率

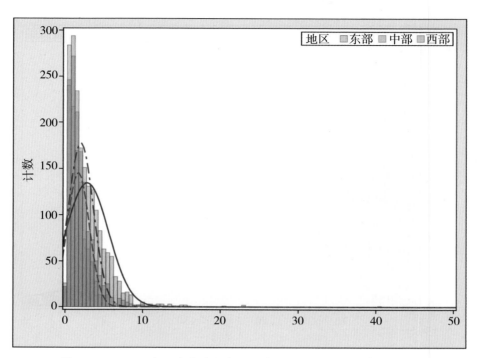

图2-2-17　2021年心衰住院患者不同地区医院风险标化院内死亡率

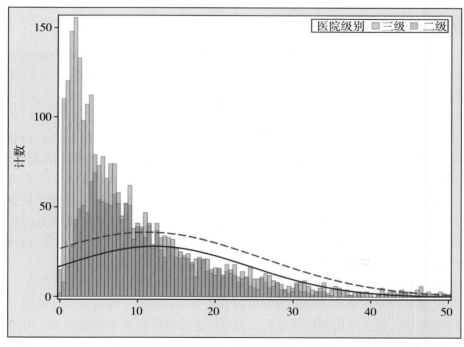

图2-2-18　2021年心衰住院患者不同级别医院风险标化院内死亡或非医嘱离院率

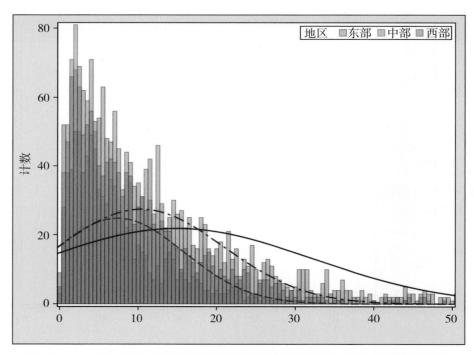

图2-2-19 2021年心衰住院患者不同地区医院风险标化院内死亡或非医嘱离院率

（四）分析小结

总体来说，经过近年来的医疗质量控制评价和改进项目，心衰患者总体结局相比既往基本保持不变，过程指标相比既往呈现改善趋势，但整体诊治水平还有待提高，特别是对心衰的规范化诊断和评估能力亟待提升。

1. 心衰规范化诊断开展不足

2021年心衰患者诊疗相关过程指标相比2020年均有一定程度的提高，但24小时内利钠肽检测率和48小时内心脏功能评估率仍较低。由于心衰是一个由多种病因引起的复杂临床综合征，而非一种疾病，心衰诊疗相关过程指标较低提示大众和各级医务人员对心衰的认识仍有待加强。未来需要通过教育培训、支持帮扶和质量改进等行动，加强各级医务人员心衰规范化诊断的培训及继续教育，支持基层医院开展心脏超声和心脏标志物检验等工作，帮扶不具备诊断心衰或利钠肽检测能力的医疗机构建立转诊患者或外送标本检查的流程，确保患者于24小时内完成利钠肽检测、48小时内完成心脏功能评估。

2. 心衰治疗手段应用还不够全面

2021年心衰药物的使用率有所提升，但是不同地区、不同级别医院之间仍存在一定差异。相比2020年，2021年二级医院中心衰患者合理治疗率提升显著，且高于三级医院，这可能与二级医院患者利尿剂及醛固酮受体拮抗剂的使用率较高有关，但应注意二级医院患者例数较少，可能导致代表性不足。器械治疗，如CRT应用率整体较低，可能是由于我国医务人员对心衰患者CRT植入适应证的评估不足，也与我国的经济和医疗保险政策差异较大有关。2021年二级医院CRT治疗率相比2020年提升明显，且与三级医院基本持平，一方面说明通过质量提升行动和基层教育使新技术在国内得以推广，但另一方面需注意CRT超适应证应用的情况，避免在不符合适应证的患者中植入CRT。美国GWTG-HF研究结果显示，美国心衰患者β受体阻滞剂、肾素－血管紧张素系统（renin-angiotensin system，RAS）

抑制剂和醛固酮受体拮抗剂的使用率分别为89.9%、94.5%和41.9%。与美国相比，我国患者醛固酮受体拮抗剂的使用率明显较高，部分原因是醛固酮受体拮抗剂在我国的价格相对较低，且常被当作利尿剂使用。我国患者β受体阻滞剂和RAS抑制剂使用率相比美国明显较低，反映了我国指南指导的药物治疗情况与欧美国家仍存在一定差距。未来需继续提高各级医务人员对心衰药物和器械治疗适应证及禁忌证的理解，提高患者治疗适应证的评估率，继续提升心衰标准化治疗手段在我国患者中的规范应用。

　　3. 医疗质量评价有待继续完善

　　一是二级医院参与度不足，可能导致二级医院质量情况代表性相对不足。2021年单病种平台455家医院纳入的140 290例心衰患者中，二级医院纳入例数21 424例，仅占总纳入例数的15.3%，未来应着力于提高二级医院在质控中的参与度和数据填报质量。单病种平台中的院内死亡率和非医嘱离院率均低于HQMS数据，可能与单病种平台数据相比HQMS数据总量较少、受填报质量影响较大有关，因此HQMS数据更能反映院内结局的真实情况。二是缺乏患者30天再入院的具体原因，如因心衰再住院或其他原因再住院等，未来需加强具体再住院原因的收集，精准分析患者再入院原因并提出相应干预措施。三是缺乏心衰患者随访相关评价指标，未来需针对性开展相关研究，通过反馈沟通等机制倡导各级医院加强心衰患者的随访管理，确保患者出院后的定期随访和及时填报。四是未来要根据临床诊疗进展和国情，更新和优化心衰质控指标，如加强对CRT适应证相关指标的规范记录，从总体人群中找出特定治疗的适用人群。随着指南的更新，新的心衰治疗方式逐渐应用于临床，在标准化治疗的基础上进一步改善患者预后，如钠－葡萄糖偶联转运体2（sodium-glucose linked transporter 2，SGLT2）抑制剂等。及时将此类有明确的临床试验证据的新药纳入质控指标体系，将有助于推动心衰患者尽早合理应用新药。

主　　审：黄　峻
总负责人：张　健　张宇辉
执笔人：张宇辉　冯佳禹　翟　玫

三、高血压

2021年，HQMS纳入高血压住院患者1 498 558例。其中，三级医院865 324例（57.7%），较2020年增加1.9%，二级医院633 234例（42.3%），较2020年增加2.7%；东部地区508 976例（34.0%），中部地区373 703例（24.9%），西部地区615 879例（41.1%）。患者中位年龄63（52，72）岁，女性占50.0%，较2020年中位年龄66岁有所下降。

（一）整体质量

1. 院内结局

2021年高血压住院治疗的患者中，总体医嘱离院率为93.3%，院内死亡率为0.1%，非医嘱离院率2.8%。总体医嘱离院率较2020年（93.5%）小幅下降。三级医院这3个比例分别为93.1%、0.1%和2.5%，其中医嘱离院率较2020年（93.9%）、2019年（94.2%）、2018年（94.5%）小幅下降；二级医院这3个比例分别为93.7%、0.1%和3.2%，其中医嘱离院率较2020年（93%）小幅上升。三级医院（0.1%）和二级医院（0.1%）在死亡率方面没有差异，医嘱离院率或非医嘱离院率均为二级医院高于三级医院。各省（自治区、直辖市）之间院内死亡率和非医嘱离院率存在显著差异（图2-3-1）。

2. 30天再入院率

2021年高血压住院治疗的患者中，30天再入院率为2.8%，较2020年（2.5%）和2019年（2.6%）、2018年（2.7%）有所上升。三级医院30天再入院率（3.4%）显著高于二级医院（1.9%），可能与三级医院收治疑难重症病例较多有关。2018—2021年，宁夏、新疆、辽宁、浙江、贵州5个省（自治区、直辖市）的30天再入院率相对下降10%以上；吉林、福建、河南、山西、海南、西藏、青海、河北、内蒙古、北京、广西、山东、黑龙江13个省（自治区、直辖市）的30天再入院率相对上升10%以上（图2-3-2），30天再入院率上升的医院应注意寻找原因。

3. 住院时长

2021年高血压住院治疗的患者中，平均住院日7.7天，中位住院时长为7（5，9）天，较2020年（8.4天）缩短。各省（自治区、直辖市）住院时长存在显著差异，其中西藏的中位住院时长最长，为9（6，13）天，较2020年（10天）有所缩短（图2-3-3）。

4. 诊疗费用

2021年高血压住院治疗的患者中，平均总费用为6413.7元，三级医院（7518.9元）明显高于二级医院（4903.6元）。三级医院从2018年（8635.7元）、2019年（8593.4元）、2020年（8603元）到2021年（7518.9元），平均总费用有所下降。三级医院中2021年平均药费1540.1元（占20.5%，相比2018的28.4%有所下降），平均治疗费1673.3元（占22.3%，相比2018年的23.1%略有下降），平均检查费3710.6元（占49.4%，相比2018的37.9%有所上升），平均材料费297元（占4.0%，相比2018的6.2%有所下降）。不同省（自治区、直辖市）间住院费用存在显著差异（图2-3-4）。

5. 跨省异地就医

2021年高血压住院患者中，跨省异地就医的占2.1%。其中跨省异地就医流入患者人数最多的3个省（自治区、直辖市）为北京、上海和新疆，占全国的26.2%；流出患者人数最多的3个省（自治区、直辖市）为河北、安徽和河南，占全国的20.5%（图2-3-5）。其中跨省异地就医流入占当地收治患者比例最多的3个省（自治区、直辖市）为北京（16.4%）、上海（9.9%）和天津（8.9%）（图2-3-6）；流出占当地发病患者比例最多的3个省（自治区、直辖市）为西藏（22.1%）、黑龙江（7.3%）和天津（5.6%）（图2-3-7）。总体而言，经济水平发展较好、医疗资源集中、医疗水平较高的省份流入患者较多，反之，流出患者较多。

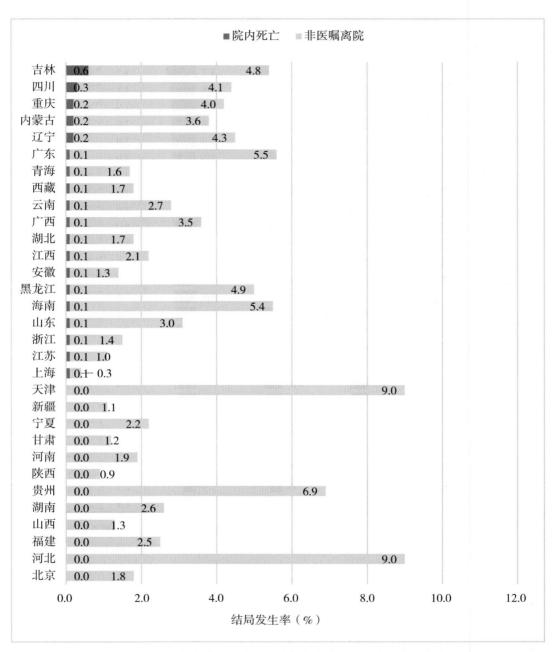

图 2-3-1 2021 年各省（自治区、直辖市）高血压住院患者住院结局

注：按"死亡率"排序。

	2018	2019	2020	2021	趋势
上海	8.0	6.5	6.7	7.3	
吉林	3.8	5.0	5.9	5.6	
北京	4.7	4.7	4.8	5.5	
广西	3.3	3.2	3.2	3.8	
海南	2.8	2.2	2.1	3.8	
四川	3.5	3.2	3.2	3.5	
广东	3.2	3.1	2.8	3.1	
浙江	3.4	3.0	2.6	2.9	
福建	2.0	1.8	1.8	2.9	
江西	2.9	3.1	2.9	2.9	
河南	2.0	2.1	2.6	2.9	
湖北	2.8	2.7	2.4	2.9	
辽宁	3.4	2.6	2.9	2.8	
重庆	3.1	3.2	2.4	2.8	
天津	2.6	2.3	1.9	2.7	
黑龙江	2.4	2.5	2.0	2.7	
江苏	2.8	2.7	2.3	2.7	
湖南	2.8	2.8	2.7	2.7	
贵州	2.9	2.9	2.9	2.6	
山东	2.2	2.2	2.3	2.5	
云南	2.5	2.4	2.6	2.5	
河北	1.9	1.8	1.7	2.3	
新疆	2.8	2.3	1.9	2.3	
安徽	2.2	2.1	2.1	2.2	
内蒙古	1.7	1.9	1.8	2.0	
山西	1.4	1.4	1.4	1.9	
青海	1.4	1.8	1.5	1.7	
陕西	1.5	1.4	1.2	1.6	
甘肃	1.6	1.6	1.4	1.6	
宁夏	1.9	1.6	1.4	1.5	
西藏	1.1	1.2	1.6	1.4	

图2-3-2 2018—2021年各省（自治区、直辖市）高血压住院患者30天再入院率

注：1."趋势"中，红点代表最高点，绿点代表最低点。2.按"2021"排序。

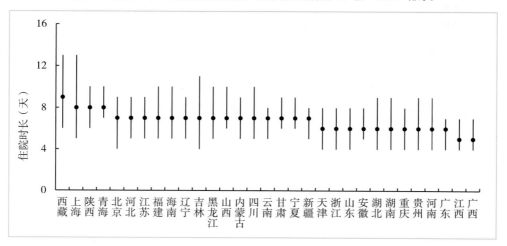

图2-3-3 2021年各省（自治区、直辖市）高血压住院患者住院时长

注：按"中位住院时长"排序。

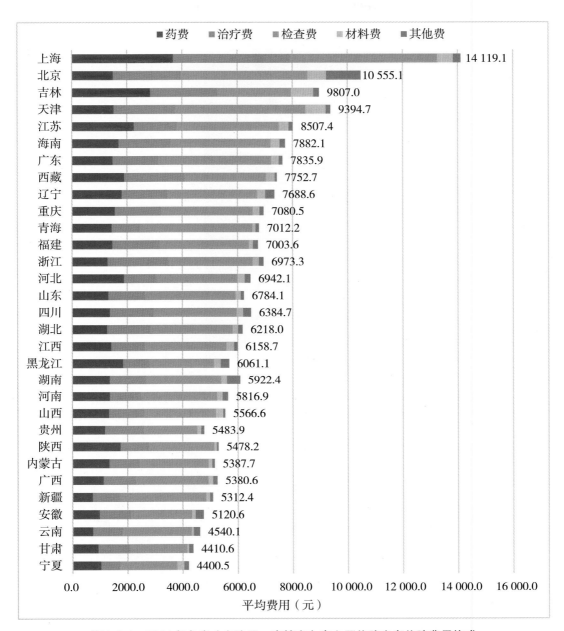

图2-3-4 2021年各省（自治区、直辖市）高血压住院患者住院费用构成

注：按"平均总费用"排序。

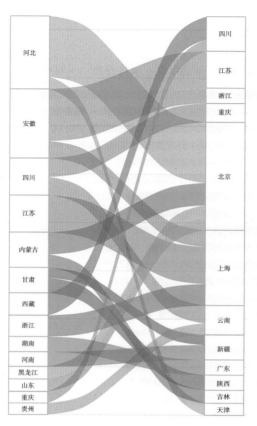

图 2-3-5　2021 年各省（自治区、直辖市）高血压住院患者跨省异地就医情况

注：显示人数大于 200 的流向。左边为流出省（自治区、直辖市），右边为流入省（自治区、直辖市）。

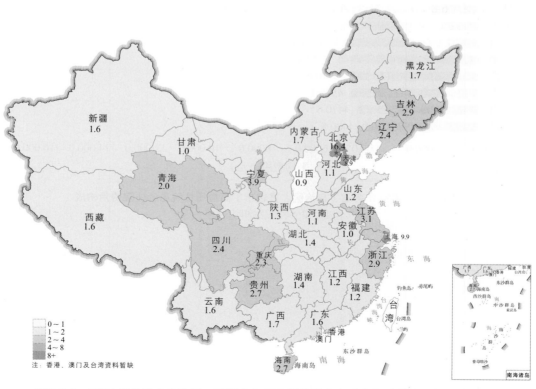

图 2-3-6　2021 年各省（自治区、直辖市）高血压住院患者跨省异地就医流入占比（%）

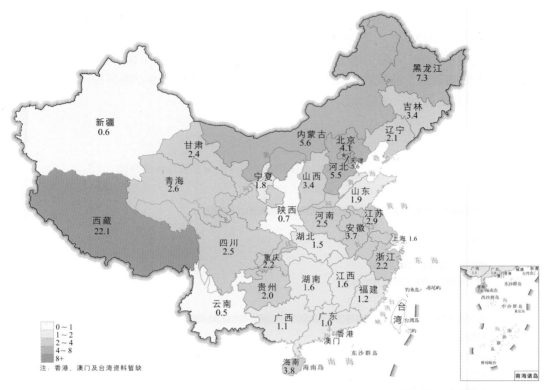

图2-3-7 2021年各省（自治区、直辖市）高血压住院患者跨省异地就医流出占比（%）

高血压住院患者中，常见的主要诊断的具体情况见图2-3-8。三级医院和二级医院中诊断占比最高的均为原发性高血压，分别占83.5%和90.7%。原发性高血压占比排名前三的省份分别是新疆（8.0%）、陕西（7.6%）、云南（6.8%）。在31个省（自治区、直辖市）中，高血压性心脏病占比排名前三的省份分别是四川（17.0%）、云南（14.5%）、广东（8.4%）。高血压肾病占比排名前三的省份分别是广东

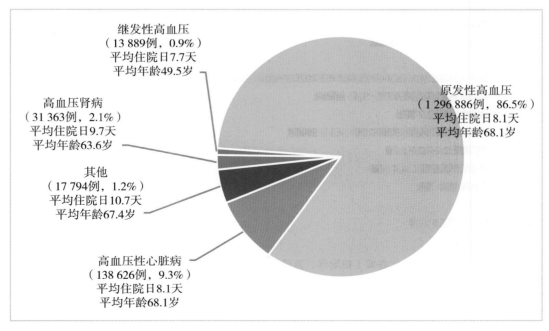

图2-3-8 2021年高血压住院患者常见诊断

（10.5%）、湖南（8.8%）、浙江（7.8%）。继发性高血压占比排名前三的省份分别是新疆（16.1%）、云南（7.3%）、江西（6.3%）（图2-3-9）。其中继发性高血压具体诊断中，原发性醛固酮增多症/低肾素性醛固酮增多症占比最多（39.6%），除去未分类的其他诊断外，肾性高血压（10.1%）和睡眠呼吸暂停低通气综合征（7.0%）紧随其后。原发性醛固酮增多症占比较高，说明各地心内科医师对该常见内分泌性高血压有了充分的认识，使检出率增加。

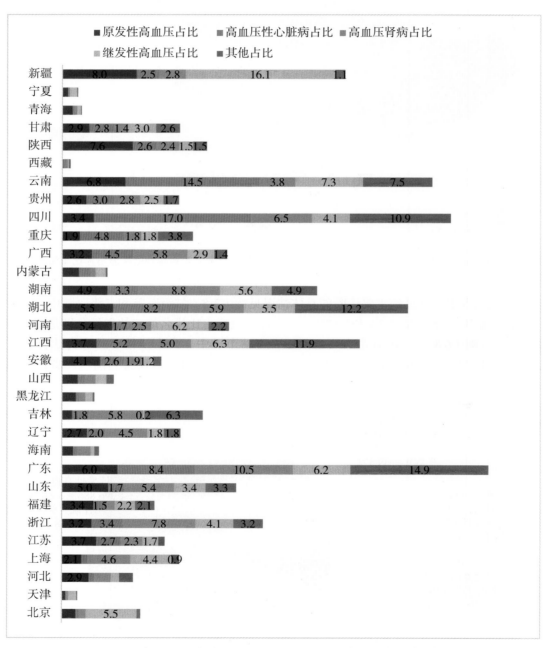

图 2-3-9　2021 年各省（自治区、直辖市）高血压住院患者常见诊断占比（%）

（二）分析小结

总的来说，我国医疗机构高血压诊治水平还有待提高。

1. 高血压医疗资源利用逐步充分

2021年高血压住院患者年龄下降，数量增多，说明各地对高血压管控意识增强。重视高血压管控，有助于减少高血压合并症发生，节约医疗资源。平均住院日是衡量医院医疗服务质量和管理水平的一项重要指标，2021年高血压住院患者的平均住院日较2020年有所缩短，缩短平均住院日可以加快床位周转，使得医疗资源充分利用，同时减轻患者住院负担、提高患者满意度，带来较好的社会效益和经济效益。当然，缩短平均住院日应在保证医疗质量的前提下力求合理、可行，缩短平均住院日只是手段，目的在于充分利用医疗卫生资源，提高医疗质量和医院综合效应，使医院朝着质量、效率、效益方向发展。

2. 高血压医疗质量有待提升

一方面，根据30天再入院率统计结果，13个省（自治区、直辖市）2021年30天再入院率较2018年上升超过10%，上述省份应注意寻找原因，改善医疗质量。另一方面，从跨省异地就医可以看出全国医疗资源不平衡，主要表现为经济水平发展较好、医疗资源集中、医疗水平较高的省份流入患者较多，反之，流出患者较多。提示应该加强培训、示范，推动先进诊疗技术向基层辐射，提升基层诊治水平，尤其是促进西部地区医疗机构的能力提升，实现诊疗同质化，有助于实现"大病不出省"。

3. 继发性高血压筛查能力仍然不足

2021年高血压住院患者中，诊断为继发性高血压的患者平均年龄49.5岁，明显低于高血压肾病和高血压性心脏病患者，而且筛查患者住院天数明显少于出现合并症患者，提示需要重视继发性高血压筛查，避免导致严重的高血压合并症，加重医疗保健系统的负担。但同时发现继发性高血压筛查能力不足，在既往研究中，继发性高血压比例一般占5%～10%，目前的统计结果（0.9%）较低。各省（区、市）对继发性高血压诊治的重视程度不同，一线城市的医疗资源充足，但继发性高血压排名前三的均不是一线城市，提示各省市应对高血压诊治提高重视，管理好心血管并发症的上游疾病，避免高血压并发症治疗的巨额花费。

主　　审：蔡　军
总负责人：马文君
执　笔　人：王　璐

四、心房颤动

2021年，HQMS纳入心房颤动（简称房颤）住院患者291 887例。其中，三级医院237 426例（81.3%），二级医院54 461例（18.7%）；东部地区171 065例（58.6%），中部地区68 453例（23.5%），西部地区52 369例（17.9%）。患者中位年龄68（59，76）岁，女性占44.8%。

（一）整体质量

1. 院内结局

2021年房颤住院治疗的患者中，总体医嘱离院率为94.1%，院内死亡率为0.2%，非医嘱离院率2.9%。三级医院这3个比例分别为94.8%、0.1%和2.2%，其中医嘱离院率较2018年（95.1%）、2019年（95.3%）小幅下降，与2020年（94.0%）基本持平。二级医院这3个比例分别为91%、0.3%和5.8%。各省（自治区、直辖市）之间院内死亡率和非医嘱离院率存在显著差异（图2-4-1）。

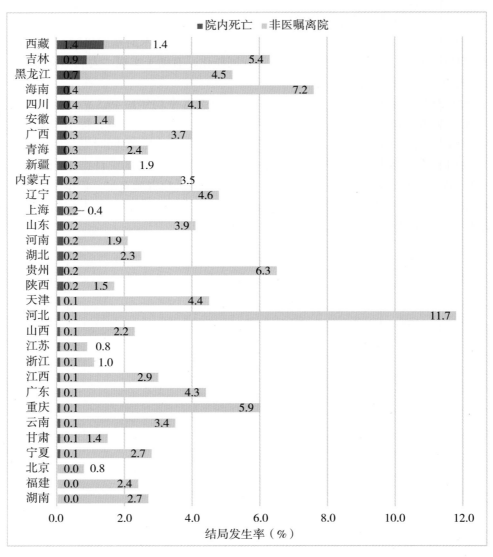

图2-4-1　2021年各省（自治区、直辖市）房颤住院患者住院结局

注：按"死亡率"排序。

2．30天再入院率

2021年房颤住院治疗的患者中，30天再入院率为6.3%，与2018年（6.0%）、2019年（6.0%）和2020年（5.4%）基本一致。2018—2021年，青海、海南、新疆、重庆、上海5个省（自治区、直辖市）的30天再入院率相对下降10%以上；西藏、甘肃、山西、吉林、河南、江西、山东、陕西8个省（自治区、直辖市）的30天再入院率相对上升10%以上（图2-4-2）。

	2018	2019	2020	2021	趋势
吉林	6.9	7.4	6.2	8.4	
新疆	10.2	8.8	6.4	8.0	
海南	10.6	6.3	7.3	7.9	
江西	6.7	7.9	6.4	7.8	
广西	7.1	7.6	7.6	7.8	
贵州	7.2	6.6	8.0	7.6	
山东	6.7	6.8	5.9	7.5	
湖南	8.0	6.9	6.5	7.3	
云南	6.6	6.3	5.7	7.2	
河南	5.9	5.9	6.3	7.1	
黑龙江	7.7	6.4	6.2	7.0	
湖北	6.3	5.4	5.1	6.6	
辽宁	6.0	5.8	4.9	6.4	
上海	7.0	6.7	5.8	6.3	
广东	6.5	6.3	5.6	6.3	
青海	9.1	5.3	4.1	6.3	
北京	5.8	6.7	5.7	6.1	
重庆	6.8	6.2	5.2	5.9	
四川	6.1	5.9	5.3	5.9	
河北	5.3	5.4	4.7	5.8	
安徽	5.8	6.5	5.5	5.8	
天津	5.3	6.0	4.8	5.5	
陕西	5.0	4.8	4.3	5.5	
宁夏	5.4	4.6	4.7	5.4	
江苏	5.1	5.3	4.5	5.3	
浙江	5.2	4.6	4.4	5.3	
内蒙古	5.2	6.2	4.8	5.2	
山西	3.7	3.1	4.5	5.0	
福建	4.4	4.4	4.8	4.8	
甘肃	2.9	3.8	3.0	4.7	
西藏	1.9	3.5	1.8	4.5	

图2-4-2 2018—2021年各省（自治区、直辖市）房颤住院患者30天再入院率

注：1．"趋势"中，红点代表最高点，绿点代表最低点。2．按"2021"排序。

3．住院时长

2021年房颤住院治疗的患者中，平均住院日6天，中位住院时长为6（4，9）天，较2020年7（5，10）天缩短。各省（自治区、直辖市）住院时长存在显著差异，其中西藏的中位住院时长最长，为10（7，13）天（图2-4-3）。

4．诊疗费用

2021年房颤住院治疗的患者中，平均总费用为36 878.6元，近年来总体呈上升趋势〔2018年（28 754.2元）、2019年（31 140.4元）、2020年（30 411.8元）〕。三级医院中2021年平均总费用为43 421.5元，平均药费2551.4元（占5.8%，相比2020年的7.6%有所下降），平均治疗费3186.6元（占7.3%，相比2020年的13.8%有所下降），平均检查费4151.3元（占9.5%，相比2020年的11.3%有所下降），平均材料费27 322.3元（占62.9%，相比2020年的58.4%有所上升）。不同省（自治区、直辖市）间住院费用存在显著差异（图2-4-4）。

5．跨省异地就医

2021年房颤住院患者中，跨省异地就医的占6.9%。其中跨省异地就医流入患者最多的3个省（自治区、直辖市）为北京、上海和江苏，占全国的64.1%；流出患者最多的3个省（自治区、直辖市）为河北、江苏和安徽，占全国的36.2%（图2-4-5）。流入占当地收治患者比例最高的省（自治区、直辖市）为北京（41.6%）、上海（23.9%）和天津（14.7%）（图2-4-6）；流出占当地发病患者比例最高的省（自治区、直辖市）为内蒙古（25.3%）、西藏（25.1%）和黑龙江（19.3%）（图2-4-7）。

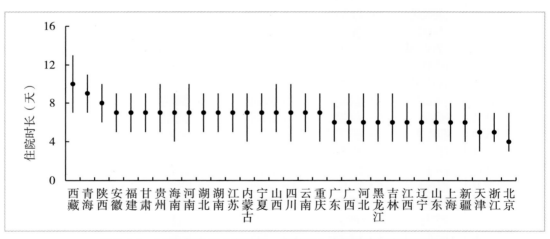

图2-4-3　2021年各省（自治区、直辖市）房颤住院患者住院时长
注：按"中位住院时长"排序。

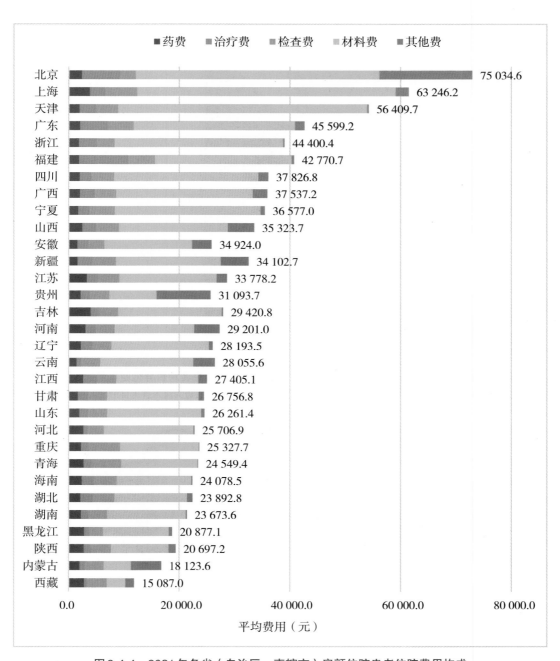

图2-4-4 2021年各省（自治区、直辖市）房颤住院患者住院费用构成

注：按"平均总费用"排序。

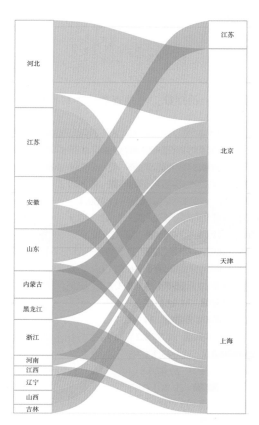

图2-4-5　2021年各省（自治区、直辖市）房颤住院患者跨省异地就医情况

注：显示人数大于200的流向。左边为流出省（自治区、直辖市），右边为流入省（自治区、直辖市）。

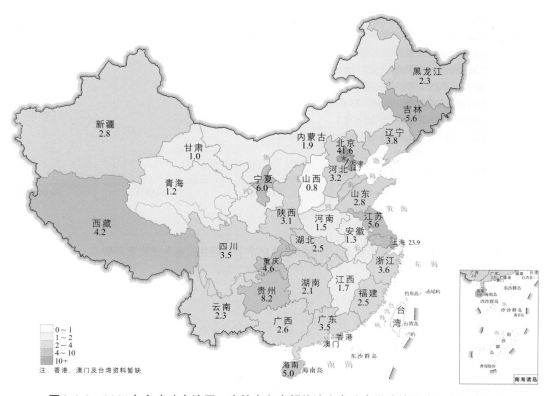

图2-4-6　2021年各省（自治区、直辖市）房颤住院患者跨省异地就医流入占比（%）

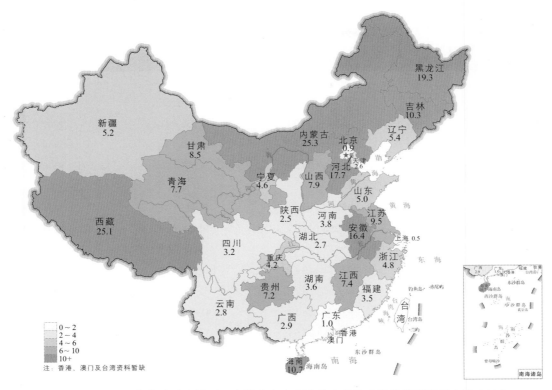

图 2-4-7　2021年各省（自治区、直辖市）房颤住院患者跨省异地就医流出占比（%）

（二）过程质控指标

本部分分析基于单病种平台数据。

2021年单病种平台上报房颤病例的医院共1655家，三级医院占64.2%。参与医院2021年上报房颤病例数为13（3，52）例（表2-4-1）。全年共上报房颤住院患者113 455例，其中三级医院和二级医院分别上报103 121例和10 005例，未定级医院上报329例。三级医院中，阵发性房颤患者占比最高（44.0%），其次为持续性房颤（29.1%）；二级医院中阵发性房颤患者占比最高（38.5%），其次为持续性房颤（31.0%）。

三级医院房颤患者中，平均年龄为69岁，女性占44.2%，40.2%为城镇职工基本医疗保险，32.3%为城镇居民基本医疗保险。二级医院房颤患者中，平均年龄为72岁，女性占49.8%，47.0%为城镇居民基本医疗保险，25.1%为新型农村合作医疗（表2-4-2）。

表2-4-1　2021年单病种平台上报房颤病例的医院情况

医院特征	上报医院数［n（%）］	上报病例数［中位数（Q1，Q3）］
地区		
中部地区	496（30.0）	15（3，57）
西部地区	490（29.6）	9（3，36）
东部地区	669（40.4）	15（4，63）
级别		
三级医院	1063（64.2）	25（6，79）
二级医院	576（34.8）	5（2，15）

表2-4-2 2021年单病种平台上报房颤住院患者特征［n（%）］

人口学和临床特征	合计（n=113 455）	三级医院（n=103 121）	二级医院（n=10 005）
女性	50 676（44.7）	45 553（44.2）	4984（49.8）
年龄（岁）	69±12	69±12	72±12
≤64	35 059（30.9）	32 753（31.8）	2209（22.1）
65～74	39 465（34.8）	35 867（34.8）	3466（34.6）
≥75	38 931（34.3）	34 501（33.5）	4330（43.3）
房颤类型			
阵发性房颤	49 340（43.5）	45 343（44.0）	3851（38.5）
持续性房颤	33 266（29.3）	30 059（29.1）	3104（31.0）
长期持续性房颤/永久性房颤	8477（7.5）	7111（6.9）	1336（13.4）
无法确定或无记录	22 372（19.7）	20 608（20.0）	1714（17.1）
医疗保险类型			
城镇职工基本医保	43 490（38.3）	41 435（40.2）	1928（19.3）
城镇居民基本医保	38 103（33.6）	33 281（32.3）	4698（47.0）
新型农村合作医疗	10 885（9.6）	8323（8.1）	2510（25.1）
全自付	6323（5.6）	5875（5.7）	438（4.4）
其他	14 654（12.9）	14 207（13.8）	431（4.3）

过程指标分析提示，2021年房颤住院患者血栓栓塞风险评估率为99.5%，出院抗凝药物处方率为80.9%，处于较高水平。但房颤住院患者HAS-BLED出血风险评估率仅为53.4%，仍有较大提升空间。

房颤住院患者血栓栓塞风险评估率和HAS-BLED出血风险评估率在三级医院和二级医院中基本无差异（99.5% vs 100%，53.4% vs 53.3%）。但房颤住院患者出院抗凝药物处方率三级医院明显优于二级医院（82.6% vs 65.5%）（表2-4-3）。

表2-4-3 2021年房颤住院患者质控指标情况

质控指标	合计	三级医院	二级医院
血栓栓塞风险评估率	99.5%（112 897/113 455）	99.5%（102 563/103 121）	100.0%（10 005/10 005）
出院抗凝药物处方率*	80.9%（46 851/57 914）	82.6%（42 846/51 871）	65.5%（3836/5855）
HAS-BLED出血风险评估率	53.4%（60 610/113 455）	53.4%（55 054/103 121）	53.3%（5330/10 005）

注：*具有适应证，即CHA_2DS_2-VASc评分男性≥2分、女性≥3分。

东部、中部、西部地区房颤住院患者血栓栓塞风险评估率未见明显差异（100% vs 98.4% vs 99.8%）。但东部地区的抗凝药物处方率和HAS-BLED出血风险评估率均高于中部、西部地区（83.7% vs 77.8% vs 78.2%、55.6% vs 52.9% vs 48.9%）。

（三）结果质控指标

2021年单病种平台中纳入215家医院共上报左心耳封堵2031例，其中三级医院2013例，二级医院3例，未定级医院15例。左心耳封堵病例中，东部地区占56.6%，中部地区和西部地区分别占21.5%和

21.9%。例均手术费用111 427（84 285，159 372）元。

上报左心耳封堵与导管消融联合手术1114例，其中三级医院1106例，二级医院2例，未定级医院6例。其中，东部地区占47.3%，中部地区和西部地区分别占28.2%和24.5%。例均手术费用154 045（114 309，167 011）元。

1. 左心耳封堵并发症发生率

左心耳封堵并发症发生率为2.2%，其中三级医院并发症发生率为2.2%，二级医院因病例数过少不做统计。

2. 左心耳封堵与导管消融联合手术并发症发生率

左心耳封堵与导管消融联合手术并发症发生率为23.3%，其中三级医院并发症发生率为23.4%，二级医院因病例数过少不做统计。最常见的并发症为穿刺血管相关并发症（11.8%），其次为心脏穿孔/压塞（4.1%）和术中及术后脑卒中（2.2%）。

（四）分析小结

总的来说，我国对于房颤的治疗总体质量良好，但仍存在以下几个应予以重点关注的问题和现象。

1. 数据上报有待进一步加强

全年院均上报房颤病例数不足15例，考虑到房颤为临床上最常见的持续性心律失常，各医院房颤实际住院患者数应该远远高于该数字。据此推算，单病种平台填报病例比例极低。近年来，随着临床医师对于房颤脑卒中风险的认识增高，房颤血栓栓塞风险评估的比例逐年上升。质控数据提示几乎全部上报病例都完善了该风险评估，但临床实际工作中仍然经常可见未记录血栓栓塞风险评估的病例。结合目前上报比例低的现况，不排除部分医疗机构存在挑选病例上报的可能。因此推断，尽管我国上报的左心耳封堵术并发症总体发生率与欧美数据相比较低，但尚不能据此认为我国左心耳封堵术安全性高于上述发达国家。未来还需进一步提高数据上报比例，优化数据代表性，减少数据偏倚。

2. 基层医疗单位医疗质量提升空间大

以县医院为代表的二级医院是我国广大人民群众医疗保健的主力军。相对于三级医院，二级医院收治的患者75岁以上高龄比例更高、长期持续性房颤/永久性房颤占比更大，且高报销比例的医疗支付方式相对较少，个人卫生负担更重，理应得到更为优质的医疗服务。然而，二级医院虽然近年来医疗质量已明显改善，血栓栓塞风险评估率和HAS-BLED出血风险评估率与三级医院基本持平，但最为重要的抗凝药物处方率这一指标仍明显劣于三级医院，提示二级医院医疗质量仍有更大的提升空间。未来我们医疗质量提升的工作重点应该着眼于二级医院，房颤工作组拟开展针对基层医院医疗质量改善的专项活动，努力提升基层医院医疗水平和医疗质量，让更为广大的人民群众获益。

3. 左心耳封堵与导管消融联合手术并发症亟待关注

该术式在欧美房颤诊疗指南中无推荐，我国房颤诊疗指南中对于特定患者有谨慎推荐。目前，我国左心耳封堵与导管消融联合手术并发症发生率偏高，考虑主要原因与手术操作难度较大、时间延长相关。尤其是心脏穿孔/压塞和围手术期脑卒中等严重并发症的发生率居高不下，对于医疗质量和医疗安全存在严重影响，需要尽快改善。考虑到该术式相对复杂且适应证较窄，严格把握适应证是提高该术式医疗质量的首要措施。未来国家心血管病质控中心房颤工作组在宣讲中计划对左心耳封堵以及左心耳封堵与导管消融联合手术的适应证开展宣讲，力求达到严格把握手术适应证，降低手术并发症发生率，最终达到提高手术安全性、为患者提供高质量医疗服务的目的。

主　　审：马长生

总负责人：姚　焰

执 笔 人：胡志成　郑黎晖

五、肺动脉高压

2021年，HQMS纳入肺动脉高压住院患者415 849例。其中，三级医院295 563例（71.1%），二级医院120 286例（28.9%）；东部地区171 100例（41.1%），中部地区81 919例（19.7%），西部地区162 830例（39.2%）。患者中位年龄71（61，80）岁，女性占比51.0%。

（一）整体质量

1. 院内结局

2021年肺动脉高压住院治疗的患者中，总体医嘱离院率为87.4%，非医嘱离院率为6.9%，院内死亡率为1.6%。三级医院非医嘱离院率、院内死亡率分别为6.9%和1.7%；二级医院这两个比例为6.9%和1.2%。各省（自治区、直辖市）之间院内死亡率和非医嘱离院率存在显著差异（图2-5-1）。在通过

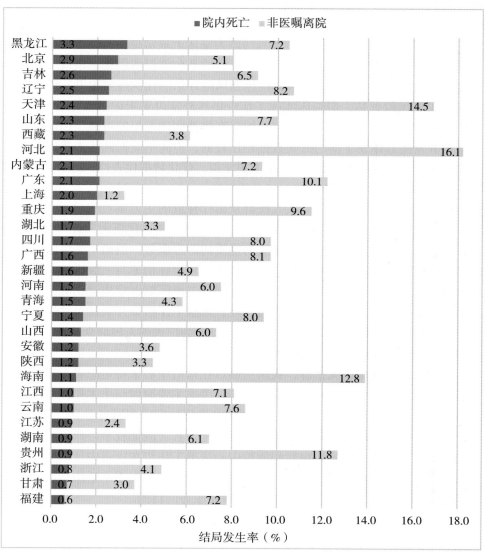

图2-5-1 2021年各省（自治区、直辖市）肺动脉高压患者住院结局

注：按"死亡率"排序。

多水平模型调整患者的年龄、性别、合并症等特征后，各省（自治区、直辖市）之间院内死亡率依然显著，从最低的福建（0.6%），到最高的黑龙江（3.3%），相差5倍。

2. 30天再入院率

2021年肺动脉高压住院治疗的患者中，30天再入院率为8.4%，其中，三级医院的30天再入院率为8.6%，二级医院为7.9%。各省（自治区、直辖市）之间30天再入院率存在显著差异（图2-5-2）。肺动脉高压是多系统疾病的终末期表现，大部分患者就诊时病情较重。北京和西藏差异的原因是北京能接诊重症患者的医院较多，接诊的患者病情较重，而西藏地区诊治的肺动脉高压例数很少（2021年西藏地区共诊治1358例）。

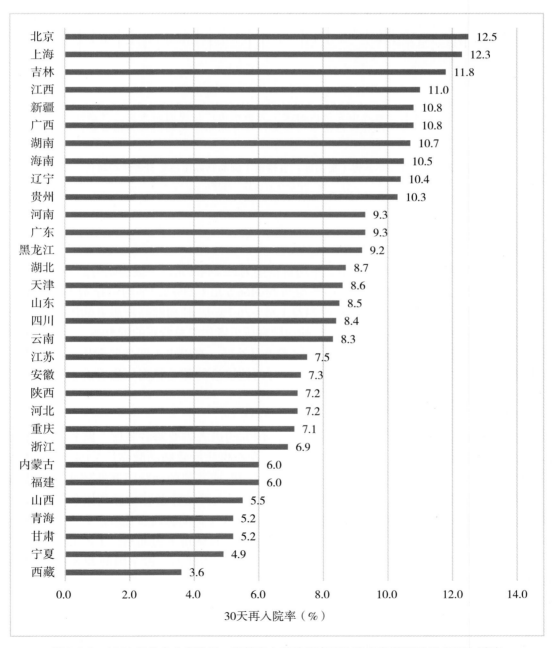

图2-5-2　2021年各省（自治区、直辖市）肺动脉高压住院患者出院后30天再入院率

3. 住院时长

2021年肺动脉高压住院治疗患者中，平均住院日为10.1天，中位住院日为8天。二级医院平均住院日（8.9天）短于三级医院（10.6天）。各省（自治区、直辖市）住院时长差异不明显，其中西藏的中位住院时长最长，为12（8，15）天（图2-5-3）。

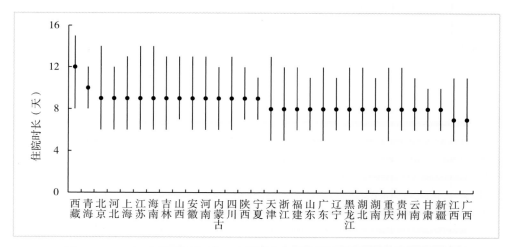

图2-5-3　2021年各省（自治区、直辖市）肺动脉高压住院患者住院时长
注：按"中位住院时长"排序。

4. 诊疗费用

2021年肺动脉高压住院治疗的患者中，平均总费用为22 244.2元，三级医院为27 962元，明显高于二级医院（8194.5元）。三级医院中2021年平均药费6466.5元（23%），平均治疗费2376.1元（8.5%），平均检查费5947.7元（21.3%），平均材料费7477.1元（26.7%）。肺动脉高压患者病因复杂，需要进行多种检查项目来确诊，导致检查费和材料费占肺动脉高压患者住院总费用的近50%，且有一些诊疗措施无相应的收费项目，所以仅能收取材料费。不同省（自治区、直辖市）间住院费用存在显著差异（图2-5-4），其中北京住院总费用最高，上海次之，这与两地接诊的肺动脉高压患者病情更严重、更复杂相关。

5. 跨省异地就医

在HQMS纳入的415 849例肺动脉高压患者中，4.1%的患者需要跨省就医。跨省异地就医率在五大类肺动脉高压中分别为：动脉型肺动脉高压13%，左心疾病所致肺动脉高压3.1%、肺部疾病和/或低氧所致肺动脉高压2.9%、慢性血栓栓塞性肺动脉高压和/或其他肺动脉阻塞性病变所致肺动脉高压10.8%，未明和/或多因素所致肺动脉高压3.4%。可见第一大类动脉型肺动脉高压和第四大类慢性血栓栓塞性肺动脉高压诊治能力不均衡的问题尤其突出。2021年肺动脉高压住院患者中，跨省异地就医的占4.1%。跨省异地就医流入患者最多的3个省（自治区、直辖市）为北京、上海和江苏，占全国的51.4%；流出最多的3个省（自治区、直辖市）为河北、安徽和江苏，占全国的28.8%（图2-5-5）。流入占当地收治患者比例最高的省（自治区、直辖市）为北京（46.0%）、上海（38.5%）和天津（14.2%）（图2-5-6）；流出占当地发病患者比例最高的省（自治区、直辖市）为安徽（13.5%）、河北（12.1%）和西藏（11.2%）（图2-5-7）。安徽、河北和、西藏这些省份开展动脉型肺动脉高压及慢性血栓栓塞性肺动脉高压诊治相对晚，诊疗能力相对薄弱，对这两类肺动脉高压诊治主要集中在北京、上海等经济较发达地区。

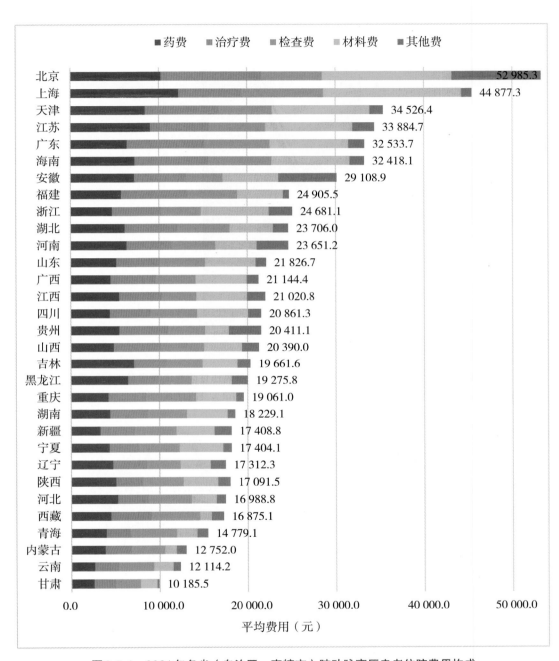

图2-5-4　2021年各省（自治区、直辖市）肺动脉高压患者住院费用构成

注：按"平均总费用"排序。

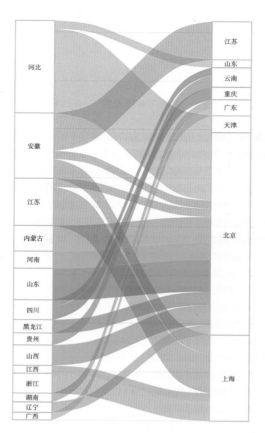

图2-5-5 2021年各省（自治区、直辖市）肺动脉高压住院患者跨省异地就医情况

注：显示人数大于150的流向。左边为流出省（自治区、直辖市），右边为流入省（自治区、直辖市）。

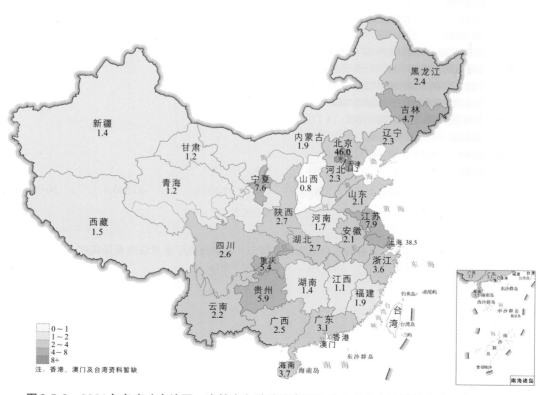

图2-5-6 2021年各省（自治区、直辖市）肺动脉高压住院患者跨省异地就医流入占比（%）

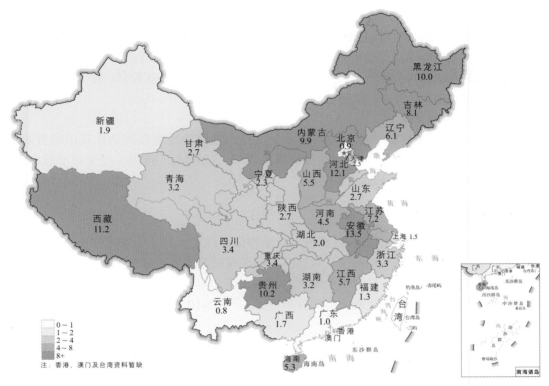

图 2-5-7　2021 年各省（自治区、直辖市）肺动脉高压住院患者跨省异地就医流出占比（%）

（二）过程质控指标

1. 肺动脉高压患者入院途径

2021 年，肺动脉高压患者，由急诊入院 125 788 例（30.2%），由门诊入院 278 763 例（67%），由其他医疗机构转入 3331 例（0.8%），其他入院方式 7967 例（1.9%）。该数据仍支持肺动脉高压是多系统疾病的末期事件，急、危重症患者居多。

2. 肺动脉高压相关诊断

1998 年第二届世界肺动脉高压大会上，第一次提出肺动脉高压五大类。其中动脉型肺动脉高压又分为两个亚类——原发性肺动脉高压和相关因素所致肺动脉高压。原发性肺动脉高压又进一步分为散发性和家族性肺动脉高压。2003 年第三届世界肺动脉高压大会上，摒弃了"原发性肺动脉高压"这一概念，更新为特发性肺动脉高压和家族性肺动脉高压。而在 2021 年 HQMS 纳入的 10 872 例特发性肺动脉高压的患者中，高达 79%（8589 例）的患者被错误地描述为"原发性肺动脉高压"，这体现了肺动脉高压相关医学名词术语使用不规范。另外，特发性肺动脉高压的诊断应除外所有已知可引起肺动脉高压的原因，而这 10 872 例患者中，89.8%（9764 例）存在明确可引起肺动脉高压的病因，如先天性心脏病、间质性肺疾病和结缔组织病等，而不应该诊断为"特发性肺动脉高压"，存在误诊。

3. 肺动脉高压诊断相关技术

心导管检查在肺动脉高压诊断和治疗中起着核心作用，尤其是动脉型肺动脉高压和慢性血栓栓塞性肺动脉高压。2021 年，接受血流动力学监测（包括右心导管置入、漂浮导管检查、肺动脉压监测、肺动脉楔压监测、心排血量监测中任意一项）的患者比例，在动脉型肺动脉高压、左心疾病所致肺动脉高压、肺部疾病和/或低氧所致肺动脉高压、慢性血栓栓塞性肺动脉高压和/或其他肺动脉阻塞性病变所致肺动脉高压和未明和/或多因素所致肺动脉高压患者中分别为 10.5%、0.7%、1.8%、8.4% 和 1.6%。接受肺动脉造影的患者比例，在前述五大类肺动脉高压患者中分别为 2.9%、0.1%、0.06%、13.9% 和 0.6%。这些数据显示在动脉型肺动脉高压患者和慢性血栓栓塞性肺动脉高压患者中，心导管检查的比例极低。相比之下，美国 RePHerral 研究显示，在转诊至专业肺动脉高压中心的患者中，有 76% 接受了右心导管检查（34% 在转诊前、42% 在转诊后接受右心导管检查）。

4. 肺动脉高压治疗相关技术

肺动脉内膜切除术和经皮肺动脉球囊扩张术是治疗慢性血栓栓塞性肺动脉高压的有效手段。在 HQMS 纳入的 17 200 例慢性血栓栓塞性肺动脉高压患者中，仅 0.5%（88 例）接受肺动脉内膜切除术，仅 8.1%（1400 例）接受经皮肺动脉球囊扩张术。

（三）结果质控指标

在 HQMS 数据中，通过患者年龄、性别等人口学特征，以及合并症等临床特征，建立医院水平风险标化院内死亡率，发现三级医院略高于二级医院，且医院间差异更明显（图 2-5-8）。此外，东部地区高于中部和西部地区（图 2-5-9），且在每个地区内部的医院之间，风险标化院内死亡率差异依然突出。风险标化院内死亡或非医嘱离院率呈现类似的分布特征（图 2-5-10、图 2-5-11）。

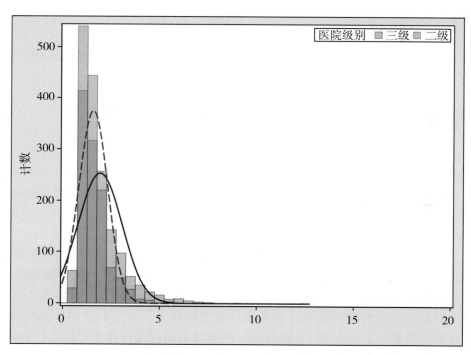

图 2-5-8　肺动脉高压住院患者不同级别医院风险标化院内死亡率

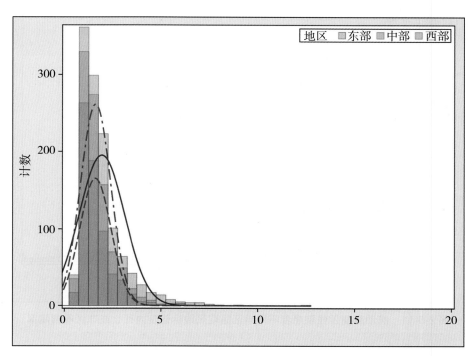

图2-5-9　肺动脉高压住院患者不同地区医院风险标化院内死亡率

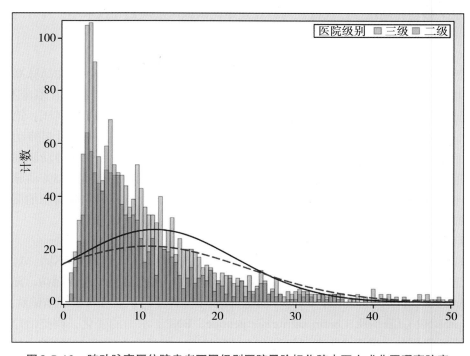

图2-5-10　肺动脉高压住院患者不同级别医院风险标化院内死亡或非医嘱离院率

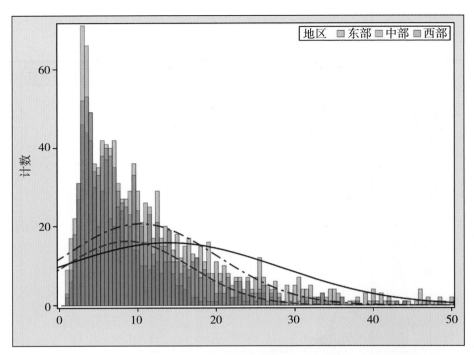

图2-5-11　肺动脉高压住院患者不同地区医院风险标化院内死亡或非医嘱离院率

（四）分析小结

我国与高水平肺动脉高压诊疗规范性尚存在差距，区域医疗质量和技术不平衡等问题突出，表现在以下方面。

1. 肺动脉高压诊断不规范现象普遍存在

我国临床医师对肺动脉高压认识不足，诊断水平亟需进一步提高。第一，肺动脉高压相关医学名词术语使用不规范。早在2003年就被弃用的"原发性肺动脉高压"术语，目前在临床上仍广泛使用。79%的特发性肺动脉高压患者仍在HQMS系统中被错误地描述为原发性肺动脉高压；第二，肺动脉高压诊断不规范，89.8%诊断为"特发性肺动脉高压"的患者，实际上存在明确引起肺动脉高压的原因而被误诊，导致不恰当的治疗策略，使部分患者病情加重；第三，右心导管在肺动脉高压的诊断、定性、分类和严重程度评估中起着核心作用，但在2021年HQMS数据中，仅有10.5%动脉型肺动脉高压和8.4%慢性血栓栓塞性肺动脉高压患者接受了右心导管检查，这会造成肺动脉高压的漏诊、误诊，也无法准确评估肺动脉高压的病情严重程度，直接影响治疗决策，从而影响预后。

2. 肺动脉高压管理水平亟待提高

肺动脉高压是恶性进展性疾病，预后差，不同类型的肺动脉高压治疗策略不同。对于动脉型肺动脉高压，指南建议根据患者的死亡风险制订治疗策略，且每3～6个月进行规律随访。随访时依据世界卫生组织（World Health Organization，WHO）功能分级、6分钟步行试验和N末端脑钠肽原（N-terminal pro-BNP，NT-proBNP）/脑钠肽（brain natriuretic peptide，BNP）水平的变化，调整治疗策略，使患者尽早达到并维持低危状态，病情恶化者建议行右心导管检查。但是在2021年NCIS纳入的11 813家医院中，只有3.7%（437家）可以开展BNP或NT-proBNP检查，3.1%（361家）可以开展6分钟步行试验，无法对患者进行准确的危险分层。慢性血栓栓塞性肺动脉高压的治疗包括手术、介入和药物，其中首选肺动脉内膜切除术，部分患者可以达到治愈。而不能手术或者术后残余肺动脉高压的患者可以接受经皮肺动脉球囊扩张术。但在2021年的HQMS数据中，仅0.5%患者接受了肺动脉内膜切除术，仅8.1%

接受了经皮肺动脉球囊扩张术，严重影响患者预后。分析原因，一方面，医师对该疾病缺乏认识，另一方面，我国目前能开展这两项技术的中心严重不足。另外，我国13%的动脉型肺动脉高压和10.8%的慢性血栓栓塞性肺动脉高压和/或其他肺动脉阻塞性病变所致肺动脉高压患者需要跨省异地就医，费时费力，也不利于患者的规律复诊。

为了让全国肺动脉高压患者就近享受规范化的诊疗，国家心血管病中心肺动脉高压专科联盟有必要推动建立全国肺动脉高压诊治协同网络，通过"分级培训、分层管理、分层诊治、分层建设"，提高国内肺动脉高压整体诊治水平。

主　　审：柳志红

总负责人：柳志红

执笔人：罗　勤　张　毅

六、心脏外科

心脏外科质控指标分析主要针对冠状动脉旁路移植术（CABG）和瓣膜手术，基于HQMS、单病种平台和CCSR（表2-6-1）。HQMS数据具有较好的地区和医院代表性，主要用于评价我国各类心血管外科手术的可及性和医疗结局；单病种平台中录入心脏外科相关手术的单位超过400家，能够较好地代表近两年我国心血管外科主体的医疗现况，主要用于当年过程指标评价；CCSR填报单位均为我国各地区较为知名的大型心血管外科中心，展现了较高的医疗水平，具有完整的围手术期评价指标体系和较高的数据质量，主要用于医疗过程指标和结局指标的评价。本次报告将根据上述数据源的自身特点，酌情选择具有代表性的医疗质量评价指标，就整体心脏外科、CABG、瓣膜手术等方面进行医疗能力和质量展示。

表2-6-1　心脏外科质控指标分析数据来源及系统概况

质控指标	HQMS（2021）	CCSR（2016—2021）	单病种平台（2020—2021）
医院（家）	595（CABG） 680（瓣膜手术）	96	455（CABG） 379（二尖瓣手术） 349（主动脉瓣手术）
CABG（例）	51 908	68 163	32 867
瓣膜手术（例）	61 293	34 362（二尖瓣手术） 22 910（主动脉瓣手术）	13 043（二尖瓣手术） 9375（主动脉瓣手术）

（一）冠状动脉旁路移植术

CCSR中共获取2016—2021年单纯CABG手术数据68 163例，患者的基线情况见表2-6-2。近6年来，左心室射血分数（left ventiricular ejection fraction，LVEF）＜30%的占比（2016年1.3%，2021年7.0%）呈现上升趋势，急诊手术病例占比有所下降（2016年1.8%，2021年1.0%）。

表2-6-2　CCSR中我国单纯CABG患者特征分布

特征	合计	东部	中部	西部	2016	2017	2018	2019	2020	2021
病例数	68 163	54 481	10 526	3156	13 793	12 911	13 372	12 997	8349	6735
年龄（岁）	62.6±8.8	62.9±8.8	61.9±8.7	60.8±8.7	62.4±8.9	62.4±8.8	62.7±8.7	62.9±8.7	63.0±8.8	62.5±8.9
男性占比（%）	75.4	75.9	71.7	79.1	75.9	75.3	75.4	75.1	74.5	76.3
BMI（kg/m²）	25.2±3.2	25.4±3.2	24.8±3.2	24.7±3.2	25.1±3.1	25.3±3.2	25.3±3.2	25.3±3.2	25.4±3.2	25.5±3.2
LVEF										
＜30%	2.1%	1.2%	7.4%	1.3%	1.3%	0.5%	1.3%	1.5%	4.6%	7.0%
30%～50%	16.3%	14.3%	23.9%	23.8%	16.0%	15.7%	17.2%	18.0%	15.6%	13.4%
＞50%	81.6%	84.5%	68.7%	74.9%	82.8%	83.8%	81.5%	80.6%	79.8%	79.6%
既往心肌梗死病例占比	22.8%	24.1%	18.5%	11.1%	19.9%	21.8%	22.1%	24.6%	27.7%	22.9%
急诊手术病例占比	1.2%	1.3%	0.8%	0.8%	1.8%	1.2%	1.0%	1.1%	1.1%	1.0%

注：BMI，body mass index，体重指数。

1. CABG术式选择

CABG手术要求充分的暴露以保证乳内动脉血管获取和高质量的血管吻合，对微创、小切口技术提出了更高的要求。CCSR中共有4.2%的单纯CABG采用了微创技术，东部地区（4.2%）和西部地区（5.2%）明显高于中部地区（2.3%），近3年微创CABG的使用率（5.0%、4.9%和4.8%）高于往年，整体呈上升趋势（图2-6-1）。

尽管高质量的随机对照临床试验结果表明，有经验的术者实施非体外循环下的CABG（off-pump CABG）或常规体外循环CABG（on-pump CABG），患者的围手术期和远期预后无明显差异，但非体外循环技术在我国推广度和使用率极高。CCSR中有64.8%的患者采用了off-pump CABG（图2-6-2）。东部（65.0%）和中部地区（68.6%）应用比例明显高于西部地区（48.8%），均远高于美国胸外科医师协会（STS）同期水平（12.6%）。我国非体外循环CABG的占比呈稳步下降趋势，2021年为46.4%，为历年最低水平。我们需要审慎评价该技术在我国流行的内在原因，以及它对医疗质量和患者预后的影响，进而指导非体外循环CABG在我国的发展。

2. CABG桥血管类型

动脉桥血管包括左乳内动脉、右乳内动脉、桡动脉、胃网膜右动脉等。既往研究表明，动脉桥血管与较高的远期通畅率和患者生存率相关。CCSR数据显示，仅82.3%的CABG患者接受了至少一支动脉桥，7.3%的CABG采用多支动脉桥，3.3%的CABG患者为全动脉化CABG（图2-6-3）。桥血管使用率在地区间具有显著的差异，东部和西部地区高于中部地区。2016—2020年，动脉桥的使用情况稳步好转，至少一支动脉桥（2016年80.9%，2021年87.6%）、多支动脉桥（2016年5.1%，2021年11.0%）、全动脉搭桥（2016年2.4%，2021年6.0%）使用率呈现上升趋势。

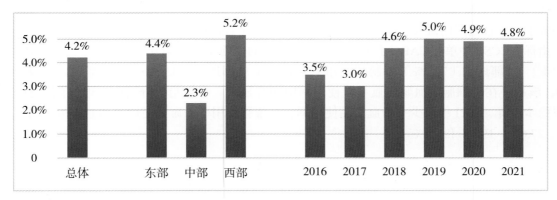

图2-6-1　微创CABG的使用率

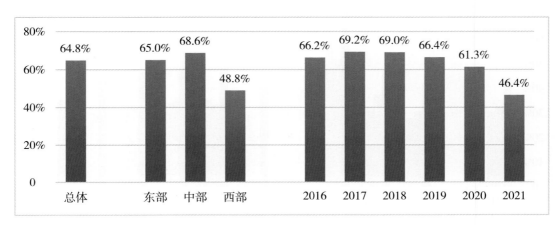

图2-6-2　我国off-pump CABG占比

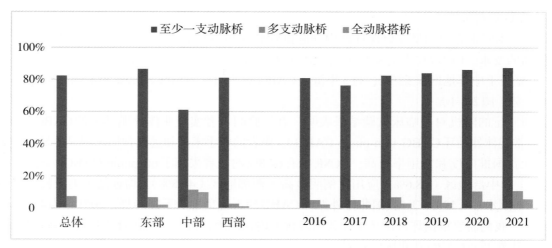

图2-6-3　我国CABG动脉桥血管的使用情况

　　我国的动脉桥使用率与欧美国家仍有明显差距。同年美国STS数据库中，至少一支乳内动脉桥的使用率超过99%，SWEDEHEART数据库为98.8%。根据国家卫生健康委办公厅发布的《2021年国家医疗质量安全改进目标》和国家卫生健康委医政医管局发布的《2021年质控工作改进目标》，我国目前单纯CABG乳内动脉桥的使用率约为80%。未来，我们将通过专项的质量控制工作，加深专业从业者对于动脉桥使用必要性的认识，培训动脉桥血管获取和使用技能，并建立完善质量评价和反馈机制，督促各单位努力提高动脉桥血管的使用率。

　　3. CABG血制品使用

　　心脏手术一直是"用血大户"，血制品的使用率反映了各地区、单位的血液保护水平，是重要的质量评价指标。CCSR中单纯CABG手术至少一种血制品的使用率约为44.6%，仍略高于美国STS同期水平（42%）。西部地区（73.7）血制品使用率明显高于东部地区（42.3%）和中部地区（47.4%）（图2-6-4），该趋势在红细胞、血浆、血小板使用率中亦有显现。年度趋势分析中，近3年各类血制品的使用率稳步下降，2021年至少一种血制品使用率、红细胞使用率、血浆使用率和血小板使用率分别为35.4%、27.6%、19.2%和1.9%。

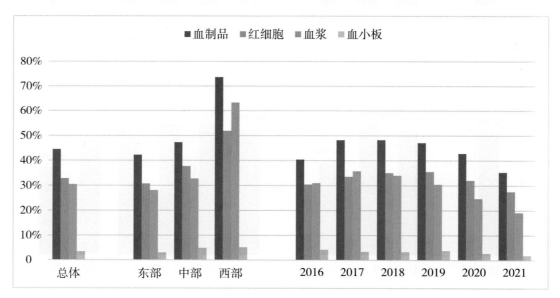

图2-6-4　CABG手术血制品使用情况

4. CABG二级预防药物的使用

国际指南对于CABG围手术期和院外长期使用二级预防药物有明确的推荐。循指南药物使用率也是重要的质量评价指标。CCSR数据显示，对于没有禁忌证的患者，单纯CABG出院二级预防药物中阿司匹林、β受体阻滞剂、他汀类降脂药的使用率分别为91.7%、89.1%、86.4%（图2-6-5）。CCSR近年来开展了一系列以二级预防用药教育、用药方案提醒、药物使用合理性评价和反馈为主要手段的医疗质量改善行动，取得长足成效。目前总体来看重点药物的出院带药率已达到较好水平。值得注意的是，目前我国心血管外科二级预防药物使用率仍明显低于美国Get With The Guidelines项目报道的水平（阿司匹林97.1%，β受体阻滞剂90.8%）。西部地区阿司匹林使用率（82.5%）仍明显低于东部（92.6%）和中部地区（89.8%）。未来，我中心将深入探究药物使用率的地区和单位差异的原因，进一步挖掘药物使用率改善潜力；还将通过质量控制手段推动《中国冠状动脉旁路移植术后二级预防专家共识（2020版）》向我国冠状动脉外科临床试验的转化，开展针对术后复查率、用药依从性、重点监测指标（如低密度脂蛋白、血压、戒烟、运动）达标率的质量干预行动，持续改善患者的远期预后和生活质量。

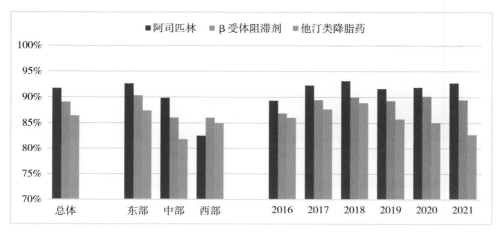

图2-6-5　出院带药中各类二级预防药物使用率

单病种平台纳入我国455家进行CABG手术的单位，共录入单纯CABG手术32 867例（表2-6-3），更能代表我国心血管外科普通单位的医疗质量。该数据还添加了以往数据来源暂未覆盖的质量评价指标，是CCSR数据的重要补充。

表2-6-3　单病种平台CABG患者特征分布

特征	合计	东部地区	中部地区	西部地区
病例数	32 867	24 577	5911	2370
平均年龄（岁）	63.1±8.8	63.4±8.8	62.9±8.6	61.1±8.8
男性占比（%）	73.7	74.3	69.1	79.1
BMI（kg/m²）	25.0±3.2	25.2±3.2	24.6±3.3	24.9±3.3
LVEF				
＜30%	1.0%	0.9%	0.8%	1.9%
30%～50%	21.0%	19.4%	26.2%	24.9%
＞50%	78.0%	79.6%	73.1%	73.2%
既往心肌梗死病例数占比（%）	2.9	2.9	2.6	3.5
急诊手术病例数占比（%）	1.2	1.2	0.7	1.4

5. CABG患者风险评估

国际指南均推荐对即将接受CABG的患者进行充分的术前评估，预测围手术期死亡风险，以指导治疗方式的选择和手术策略。目前较为公认的成人心脏外科手术风险评估模型有EuroSCORE、SinoSCORE、STS评分和它们的改良版本等。单病种平台数据中31.3%的患者采用SinoSCORE进行风险评估，EuroSCORE的使用率也仅为79.3%。风险评估工具的使用率在东部地区高于中部和西部地区（SinoSCORE：东部35.4%，中部17.3%，西部23.1%；EurouSCORE：东部85.2%，中部32.1%，西部75.3%）。SinoSCORE和EuroSCORE对于患者的手术风险分级存在较大差异（图2-6-6）。

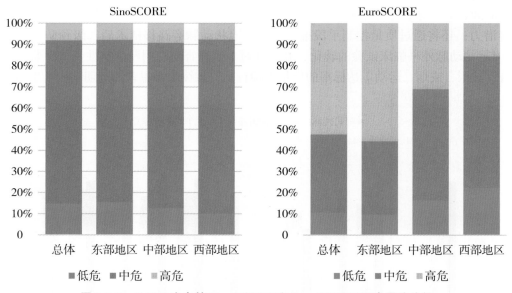

图2-6-6　CABG患者的SinoSCORE和EuroSCORE手术风险分级

6. CABG桥血管流量监测

术中桥血管流量监测对于CABG手术的桥血管质量评价具有重要的意义。既往研究表明，有1% ～ 2%的桥血管经术中流量评价后需要即刻处理。单病种平台显示，术中桥血管流量监测的使用率为42.2%，较去年的单病种平台数据有所提高（图2-6-7）。其中东部地区最高（52.3%），中部地区

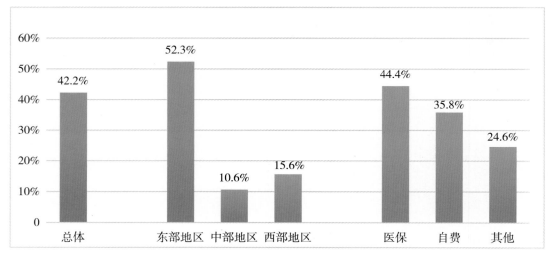

图2-6-7　单纯CABG术中桥血管流量监测的使用率

（10.6%）和西部地区（15.6%）偏低。

7. 院内死亡

HQMS系统2021年共录入单纯CABG手术42 048例，占所有CABG的81.0%，住院期间死亡率和死亡或非医嘱离院率分别为1.35%和2.77%，与美国STS数据库报告的术后死亡率（2.3%）相近。

HQMS数据中风险标化院内死亡率、死亡或非医嘱离院率在地区和单位间差异显著（图2-6-8），年度变化不明显（图2-6-9）。CCSR的数据显示，我国具有地区代表性的大型心脏中心，其单纯CABG的死亡率和死亡或非医嘱离院率明显低于HQMS数据，且呈现逐年稳步下降的趋势。其中，死亡率从2016年的0.9%下降至2021年的0.4%，死亡或非医嘱离院率从2016年的1.79%下降至2021年的0.9%。同期美国STS数据库中，单纯CABG患者观察死亡率为2.3%，而SWEDEHEART数据库中死亡率低于1%。

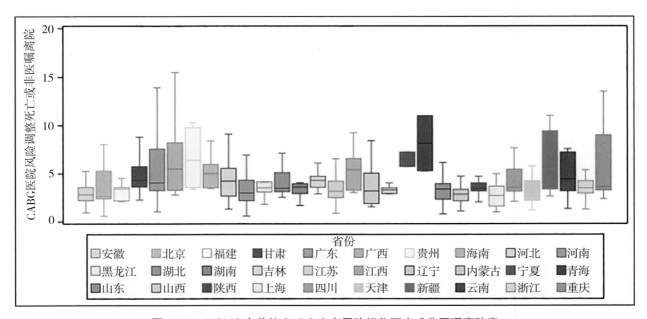

图2-6-8　HQMS中单纯CABG患者风险标化死亡或非医嘱离院率

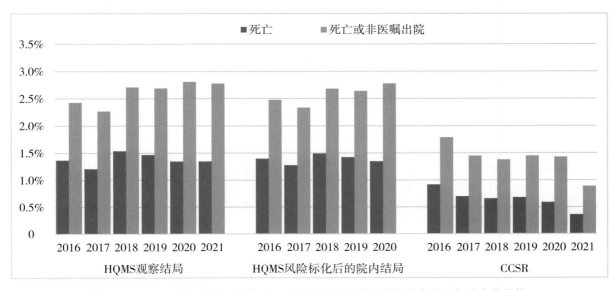

图2-6-9　HQMS和CCSR单纯CABG患者观察和风险标化院内结局年度变化趋势

8. 主要并发症

2016—2021年CCSR中单纯CABG的主要并发症（包括术后心肌梗死、脑卒中、术后肾衰竭和再次手术）的发生率稳定，2021年较前降低（图2-6-10），其中术后心肌梗死发生率为0.52%、术后脑卒中为0.39%、新发肾衰竭为0.55%、非计划二次手术为1.27%。同期美国STS报告的术后并发症水平为脑卒中1.4%、二次手术1.8%。

9. 住院时长

2021年HQMS数据中，单纯CABG患者的术后平均住院日为13（9～20）天，未见年度变化趋势。地区间差异显著，较低的省为北京、上海、湖南、内蒙古和广西（10天），较高的为广东（20天）、山西（18天）。

10. 住院费用

HQMS数据中，2021年单纯CABG患者的住院费用中位数为120 316元，从2016年持续上升（图2-6-11）。2021年的住院费用较2016年升高约2万元。

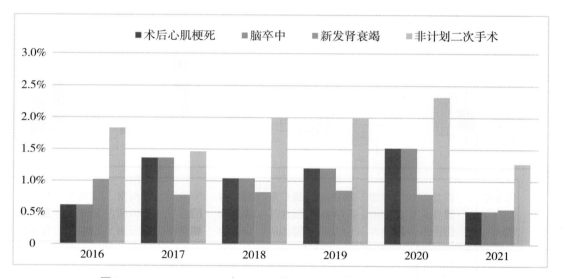

图2-6-10　2016—2021年CCSR单纯CABG患者主要并发症发生率

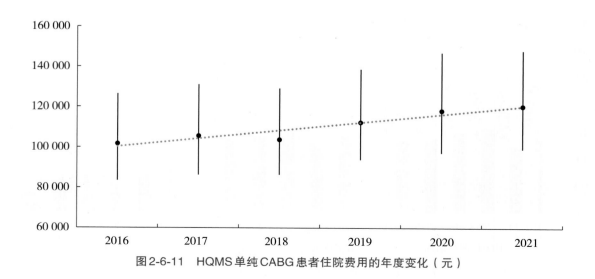

图2-6-11　HQMS单纯CABG患者住院费用的年度变化（元）

（二）二尖瓣手术

CCSR中共获取2016—2021年单纯二尖瓣手术数据34 362例，患者的基线情况见表2-6-4。东部地区患者平均年龄（56.3岁）高于中部（55.1岁）和西部地区（52.6岁），急诊手术更多（东部地区0.7%，中部地区0.5%，西部地区0.4%），但左心室射血分数（LVEF）低于50%的患者更少（东部地区10.6%，中部地区28.8%，西部地区20.2%）。2020年患者的平均年龄（55.8岁）相比于2016年（54.2岁）更高。

表2-6-4　CCSR中二尖瓣手术患者特征

特征	合计	东部	中部	西部	2016	2017	2018	2019	2020	2021
病例数	34 362	22 824	6060	5478	6772	6006	6868	6765	4970	2976
平均年龄（岁）	55.5±11.7	56.3±11.8	55.1±11.2	52.6±10.8	54.2±11.6	55.2±11.4	55.7±11.4	56.1±11.6	55.8±12.1	56.8±11.9
男性占比（%）	45.8	48.3	43.8	37.1	43.1	44.7	44.5	46.5	48.4	50.5
BMI（kg/m²）	23.3±3.5	23.6±3.5	22.7±3.5	22.8±3.2	23.0±3.3	23.2±3.5	23.2±3.5	23.4±3.5	23.4±3.6	23.8±3.5
LVEF										
<30%	1.4%	1.9%	0.4%	0.8%	0.6%	0.5%	1.0%	1.6%	2.4%	4.5%
30%～50%	13.9%	8.7%	28.4%	19.4%	14.2%	13.5%	16.2%	15.8%	10.9%	9.2%
>50%	84.7%	89.5%	71.2%	79.8%	85.2%	86.0%	82.9%	82.6%	86.7%	86.3%
急诊手术病例数占比（%）	0.7	0.7	0.5	0.4	1.0	0.6	0.5	0.5	0.6	0.8

1.　二尖瓣手术术式选择

适用于二尖瓣手术的微创技术包括腔镜、胸骨下段小切口等。CCSR中7.5%的单纯二尖瓣手术采用微创技术，西部地区（13.8%）高于东部地区（6.2%）和中部地区（6.0%），且呈现稳步增长的态势。2020年为历年最高，达到10.3%，但仍明显低于美国STS同期水平（27.5%）（图2-6-12）。

接受单纯二尖瓣手术的患者中，25%接受二尖瓣成形手术，75%接受二尖瓣置换手术（图2-6-13）。东部地区（30%）和中部地区（15.5%）瓣膜成形技术使用率高于西部地区（13.6%）。接受二尖瓣置换

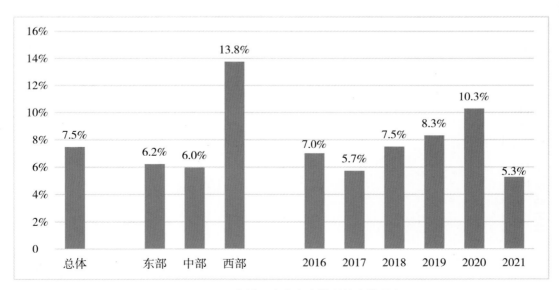

图2-6-12　二尖瓣手术患者中微创技术使用率

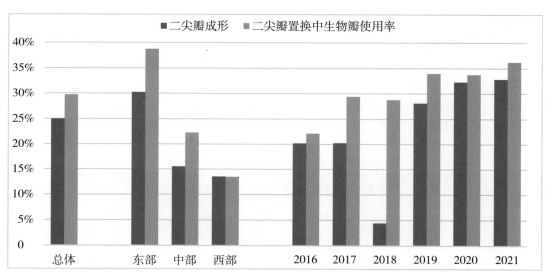

图2-6-13　二尖瓣手术类型和置换术瓣膜材料的选择

手术的患者，生物瓣的使用率为30.0%，亦呈现东部地区（38.7%）和中部地区（22.3%）高于西部地区（13.5%）的特点。2016—2021年，我国瓣膜成形技术使用率明显上升（2016年：20.2%；2020年：32.9%），二尖瓣置换术使用生物瓣的比例也从2016年的22.1%上升至2021年的36.2%。在二尖瓣手术策略和人工瓣膜类型上的差异可能是患者病因构成差异的体现。

2. 二尖瓣手术体外循环时间

二尖瓣手术的体外循环时间中位数为111分钟（图2-6-14），东部地区（111分钟）和西部地区（106分钟）略低于中部地区（116分钟）。年度趋势方面，体外循环时间从2016年的101（77～130）分钟上升到2021年的112（85～144）分钟，这可能与二尖瓣成形手术占比增加有关。

3. 二尖瓣手术血制品使用

单纯二尖瓣手术的血制品使用率为55.5%，其中红细胞使用率43.3%，血浆使用率41.9%，血小板使用率9.6%，西部地区的血制品使用率（74.9%）明显高于东部（49.8%）和中部地区（59.5%）（图2-6-15）。年度趋势上，血制品使用率从2018年开始下降，近两年受到疫情的影响，血制品供应越发紧张，至少一种血制品的使用率从2018年的60.7%下降至2021年的47.1%。这也提示围手术期血液保护的重要性。

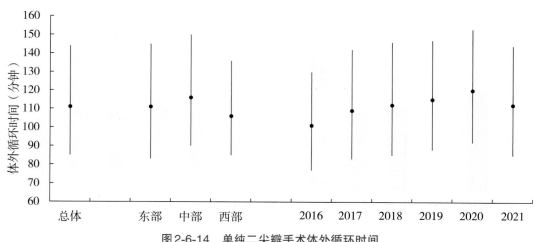

图2-6-14　单纯二尖瓣手术体外循环时间

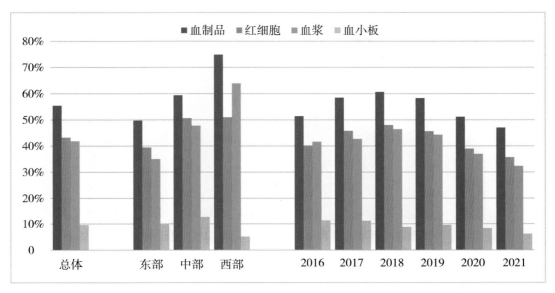

图2-6-15　二尖瓣手术的血制品使用率

单病种平台共录入我国379家单位的单纯二尖瓣手术13 042例（表2-6-5）。该数据纳入单位数量和总例数均较去年明显增加，并添加了以往数据来源暂未覆盖的质量评价指标，是CCSR的重要补充。

表2-6-5　单病种平台单纯二尖瓣手术患者特征分布

特征	合计	东部地区	中部地区	西部地区
病例数	13 042	7788	2467	2787
平均年龄（岁）	56.9±11.1	57.6±11.4	57.1±10.5	54.6±10.6
男性占比（%）	43.1	44.6	44.8	37.3
BMI（kg/m²）	23.1±3.6	23.0±3.6	23.3±3.4	23.0±3.7
LVEF				
＜30%	3.3%	2.5%	0.8%	7.7%
30%～50%	16.2%	14.3%	21.1%	17.9%
≥50%	80.5%	83.1%	78.1%	74.4%
左心房血栓病例数占比（%）	5.8	4.3	4.7	10.9
急诊手术病例数占比（%）	4.0	3.8	1.3	7.2

4. 二尖瓣手术术前风险评估

EuroSCORE、SinoSCORE、STS评分等亦可用于二尖瓣手术患者的术前风险评估。单病种平台中仅有23.5%的患者使用SinoSCORE或EuroSCORE进行术前风险评估，其中东部地区33.4%、中部地区8.3%、西部地区9.3%。具体的患者危险因素分层见图2-6-16。

5. 二尖瓣退行性变患者中二尖瓣成形手术占比

既往研究表明，对于非风湿性二尖瓣疾病患者，若瓣膜条件符合，二尖瓣成形技术可以避免远期生物瓣衰败和机械瓣抗凝药物并发症的问题，有助于改善患者远期预后。单病种平台二尖瓣退行性变患者亚组中，22.9%接受二尖瓣成形手术，瓣膜成形技术使用率明显低于美国STS同期水平（57.4%）。

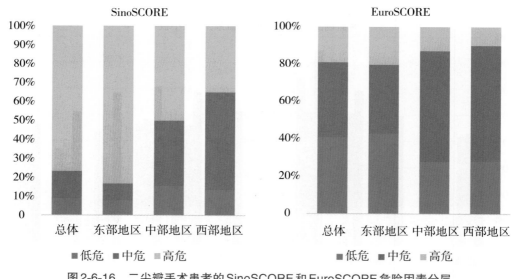

图2-6-16　二尖瓣手术患者的SinoSCORE和EuroSCORE危险因素分层

6. 二尖瓣手术术中经食管超声心动图检查使用率

术中经食管超声心动图检查可以帮助评价二尖瓣手术效果，筛查瓣周漏、植入物位置不良、二尖瓣残余反流等问题，以帮助术中再次处理。然而，单病种平台中，仅46.5%的患者接受术中经食管超声心动图检查，东部地区（51.2%）和中部地区（40.4%）明显高于西部地区（38.7%）。

7. 二尖瓣手术死亡和主要并发症

HQMS平台2021年共筛选单纯二尖瓣手术19 972例，住院期间死亡率和死亡或非医嘱离院率分别为0.98%和2.35%，与美国STS数据库报告的死亡率（2.9%）接近。风险标化院内死亡率、死亡或非医嘱离院率呈现显著的地区差异（图2-6-17）。

HQMS中二尖瓣手术的矫正后死亡率、死亡或非医嘱离院率并没有变化趋势。CCSR的数据显示，在我国具有地区代表性的大型心脏中心，单纯二尖瓣手术的死亡率和死亡或非医嘱离院率明显低于HQMS，且呈现院内结局稳步改善的趋势（图2-6-18）。

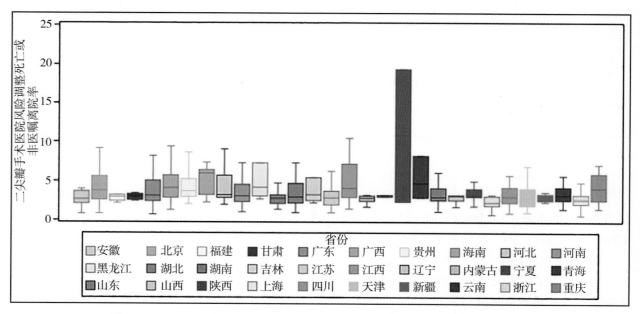

图2-6-17　HQMS中单纯二尖瓣手术患者风险标化的死亡或非医嘱离院率（%）

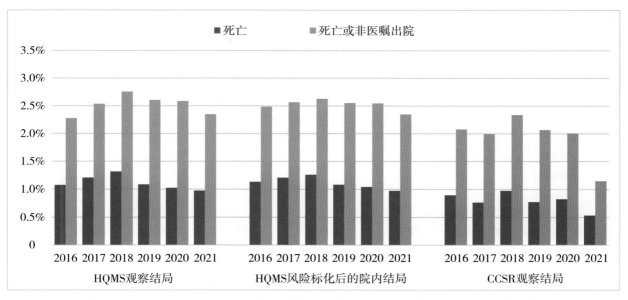

图2-6-18　HQMS和CCSR中单纯二尖瓣手术患者观察和风险标化院内结局变化趋势

2016—2021年CCSR中单纯二尖瓣手术主要并发症（包括术后心肌梗死、脑卒中、术后新发肾衰竭、非计划二次手术）的发生率有所增加（图2-6-19），其中，术后心肌梗死发生率的升高（2016年为0.03%，2021年为2.25%）占主要因素。

8. 二尖瓣手术住院时长

2021年HQMS数据中，单纯二尖瓣手术患者的术后住院时长为13（9～19）天，年度间呈稳定状态。地区间差异显著，较低的省（自治区、直辖市）为北京和上海（9天），较高的为湖北和山西（18天）。

9. 二尖瓣手术住院费用

HQMS数据中，2021年单纯二尖瓣手术的住院费用中位数为118 426元，2016—2021年持续上升（图2-6-20）。2021年的住院费用较2016年升高约1.5万元。

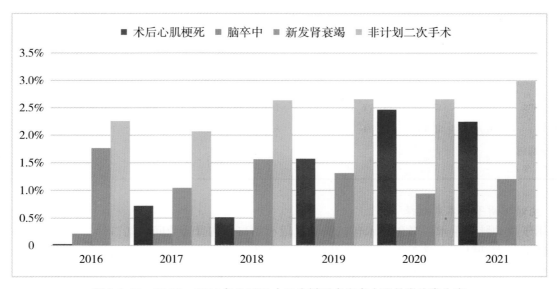

图2-6-19　2016—2021年CCSR中二尖瓣手术患者主要并发症发生率

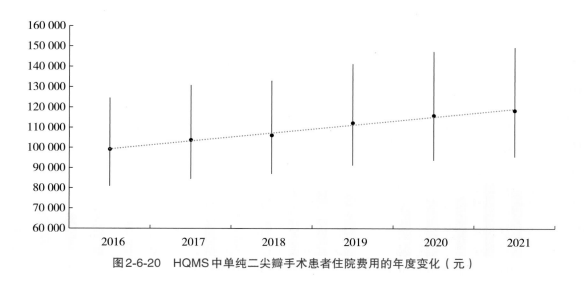

图2-6-20　HQMS中单纯二尖瓣手术患者住院费用的年度变化（元）

（三）主动脉瓣手术

本部分主要采用单病种平台数据和CCSR数据对我国单纯主动脉瓣手术的治疗过程质量指标进行评价。

CCSR数据中共获取2016—2021年单纯主动脉瓣手术数据22 910例。患者的基线情况见表2-6-6。总体来讲，患者年龄、性别和术前LVEF值在地区间可见显著差异。近6年来，患者的平均年龄（2016年54.4岁，2021年57.6岁）、急诊手术占比（2016年2.2%，2021年3.1%）和LVEF＜30%的占比（2016年1.0%，2021年3.8%）均呈现上升趋势。

表2-6-6　CCSR中2016—2021年单纯主动脉瓣手术患者特征

特征	合计	东部	中部	西部	2016	2017	2018	2019	2020	2021
病例数	22 910	14 611	3452	4847	4033	3507	4867	4931	3225	2343
平均年龄（岁）	56.1±13.0	57.2±12.8	55.5±13.4	53.1±12.7	54.4±13.4	55.7±13.1	56.0±12.9	56.6±12.7	56.9±13.2	57.6±12.5
男性占比（%）	70.1	69.6	69.5	72.0	70.2	69.4	70.4	69.1	71.1	71.2
BMI（kg/m²）	23.8±3.4	24.0±3.4	23.2±3.4	23.3±3.2	23.5±3.4	23.6±3.4	23.7±3.4	23.9±3.4	23.9±3.5	24.1±3.5
LVEF										
＜30%	1.8%	2.1%	1.0%	1.7%	1.0%	1.0%	1.2%	2.1%	2.8%	3.8%
30%～50%	17.5%	12.6%	31.3%	22.5%	16.8%	17.2%	18.4%	18.8%	16.9%	15.5%
≥50%	80.7%	85.3%	67.7%	75.8%	82.3%	81.8%	80.4%	79.1%	80.3%	80.6%
急诊手术病例数占比（%）	3.1	2.4	5.4	4.1	2.2	2.1	2.8	3.9	4.2	3.1

1. 主动脉瓣手术术式选择

适用于主动脉瓣手术的微创技术包括胸骨上段小切口、胸骨旁肋间小切口等，部分单位亦开展胸腔镜辅助下的主动脉瓣置换手术。CCSR数据中，7%的患者接受了非正中切口的主动脉瓣手术，东部地区（5.6%）低于中部地区（10.0%）和西部地区（9.7%）。2016—2021年，微创技术使用率呈现稳步增长的态势，在2021年，有11.3%的主动脉瓣手术采用了微创技术（图2-6-21）。

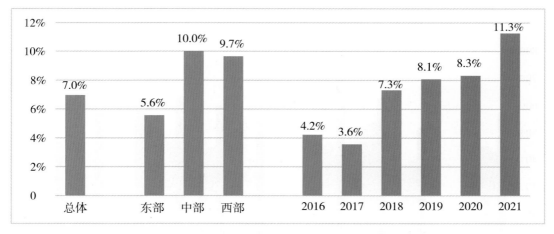

图2-6-21 主动脉瓣手术患者中非正中切口技术使用率

2. 主动脉瓣手术体外循环时间

CCSR中体外循环时间中位数为109（82，146）分钟（图2-6-22），东部地区（104分钟）低于中部（127.5分钟）和西部地区（115分钟）。近年来，由于主动脉瓣成形技术、复杂主动脉瓣病变占比增加，体外循环时间中位数有所延长（2016年102分钟，2021年108分钟）。

3. 主动脉瓣手术血制品使用

CCSR中单纯主动脉瓣手术的血制品使用率为57.6%，西部地区（70.8%）和中部地区（62.8%）明显高于东部（51.9%）（图2-6-23）。血制品以红细胞和血浆为主，使用率分别为43.2%和44.9%。年度趋势上，血制品使用率从2016年的54.1%稳步下降至2021年的46.7%。未来，国家医疗质量控制中心将着眼于围手术期血液保护策略的改进和输血指征的把控，进一步减少围手术期不必要的血制品使用。

单病种平台共录入我国346家单位的单纯主动脉瓣手术9375例（表2-6-7）。该数据纳入单位和病例数均较去年有了明显的增加，并添加了以往数据来源暂未覆盖的质量评价指标，是CCSR数据的重要补充。

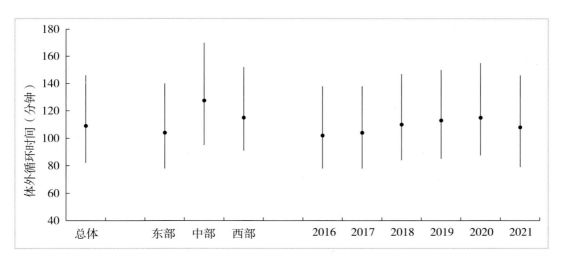

图2-6-22 主动脉瓣手术的体外循环时间

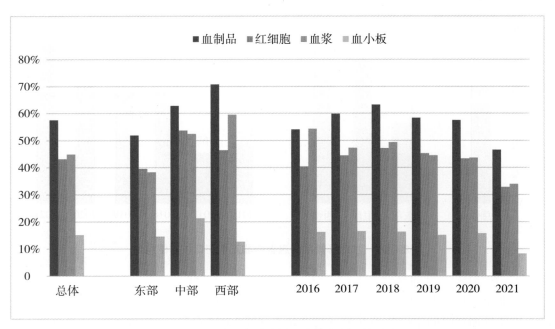

图2-6-23　单纯主动脉瓣手术的血制品使用率

表2-6-7　单病种平台单纯主动脉瓣手术患者特征分布

特征	合计	东部地区	中部地区	西部地区
病例数	9375	6169	1250	1956
平均年龄（岁）	57.5±11.7	58.6±11.6	57.2±11.9	54.3±11.4
男性占比（%）	62.8	63.0	65.8	60.2
BMI（kg/m²）	23.4±3.4	23.5±3.4	23.2±3.3	23.5±3.7
LVEF				
＜30%	1.9%	1.70%	1.20%	3.10%
30%～50%	20.3%	17.50%	26.70%	26.70%
＞50%	77.8%	80.80%	72.10%	70.20%
急诊手术病例数占比（%）	3.3	3.3	4.6	2.7

注：BMI，body mass index，体重指数；LVEF，left ventricular ejection fraction，左心室射血分数。

4．主动脉瓣手术术前风险评估

单病种平台中仅有23.4%的患者使用SinoSCORE或EuroSCORE进行术前风险评估，东部、中部和西部地区的使用率分别为30.1%、9.4%和11.2%，东部地区明显更高。图2-6-24展示了使用SinoSCORE和EuroSCORE评价的术前风险分层。

5．主动脉瓣手术术中经食管超声心动图检查

术中经食管超声心动图检查可以即刻发现人工瓣膜工作不良、瓣环狭窄、瓣周漏、冠状动脉遮挡等问题，以便于早期干预，避免围手术期并发症和不良预后，是重要的医疗质量评价指标，也反映了外科、超声科和麻醉科的专业人员和设备条件，以及科室间的配合情况。单病种平台首次报道了术中经食管超声心动图检查使用情况，结果显示仅32.6%的患者接受了术中经食管超声心动图检查。东部地区、中部地区和西部地区的使用率分别为34%、33.9%和27.5%。

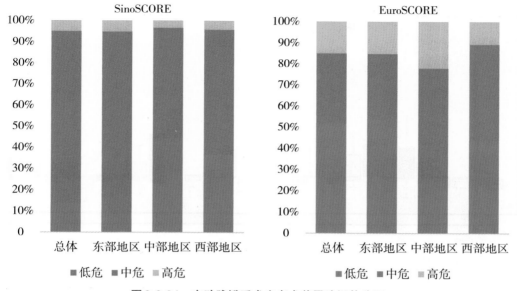

图2-6-24　主动脉瓣手术患者术前风险评估分层

6. 主动脉瓣手术有效瓣膜指数

既往研究显示，主动脉瓣置换手术中人工瓣有效瓣膜指数＜0.85cm²/m²可能影响主动脉瓣峰值流速和平均流速，影响远期预后。因此，国家心血管疾病医疗质量控制中心首次将其作为医疗质量评价指标纳入分析。单病种平台中主动脉瓣置换手术术中人工瓣有效瓣膜指数＜0.85cm²/m²发生率为35.4%，在地区和支付方式上也存在明显差异（图2-6-25）。

7. 主动脉瓣手术死亡和主要并发症

HQMS平台在2021年共录入单纯主动脉瓣手术10 096例，住院期间死亡率和死亡或非医嘱离院率分别为0.85%和2.02%。地区和单位间风险标化死亡率、死亡或非医嘱离院率差异显著（图2-6-26）。

CCSR的数据显示，我国具有地区代表性的大型心脏中心，单纯主动脉瓣手术的死亡率约为0.97%，死亡或非医嘱离院的发生率为2.0%，未见院内结局随年份变化的趋势。

2016—2021年CCSR中单纯主动脉瓣手术主要并发症（包括术后心肌梗死、脑卒中、术后新发肾衰竭、非计划二次手术）的发生率未见明显变化趋势（图2-6-27），其中发生率最高的是非计划二次手术（2016年为2.64%，2021年为1.91%）。

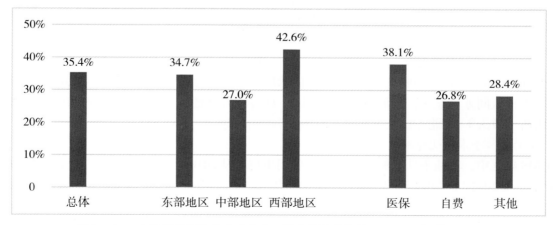

图2-6-25　主动脉瓣置换手术术中人工瓣有效瓣膜指数＜0.85cm²/m²发生率

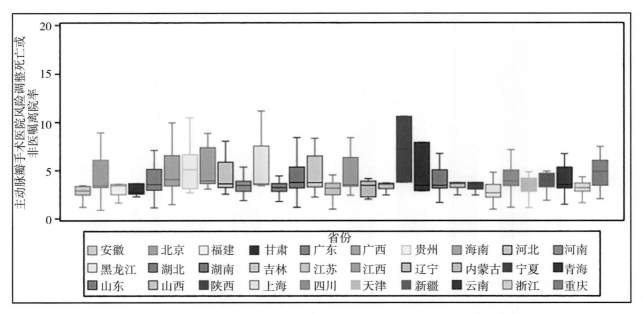

图2-6-26 HQMS中单纯主动脉瓣手术患者风险标化的死亡或非医嘱离院率

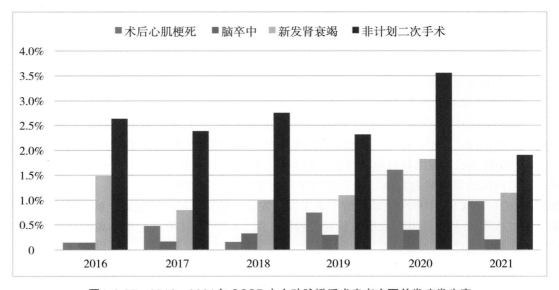

图2-6-27 2016—2021年CCSR中主动脉瓣手术患者主要并发症发生率

8. 主动脉瓣手术住院时长

2021年HQMS数据中，单纯主动脉瓣手术的术后住院时长为13（9～18）天，2016—2021年呈稳定状态。但地区间差异显著，较低的省（自治区、直辖市）为北京、湖南、内蒙古和广西（9天），较高的为山西（19天）、湖北（17天）和河北（16天）。

9. 主动脉瓣手术住院费用

HQMS数据中，单纯主动脉瓣手术的住院费用中位数从2016年的105 512元持续上升至2021年的118 267元（图2-6-28）。2021年的住院费用较2016年升高约1.3万元。

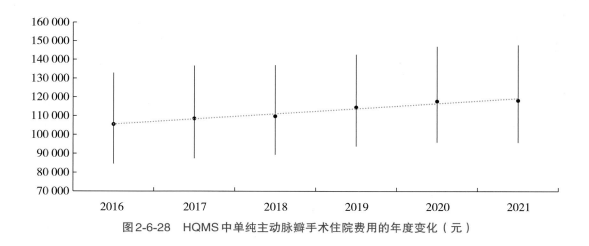

图2-6-28　HQMS中单纯主动脉瓣手术住院费用的年度变化（元）

（四）分析小结

1. 心脏外科医疗安全性良好，但过程质量重视程度不足

既往分析和本次医疗质量评价均发现既往重视的结局指标，如死亡率、死亡/非医嘱离院率等，均达到了较佳水平，部分指标甚至优于发达国家。另外，经典的医疗过程指标，如乳内动脉桥使用率、二级预防药物使用率、血制品使用率等均呈现整体落后于欧美国家、地区差异显著的问题。结局指标的较佳表现体现了近年来我国医疗质量控制的卓越成果，但过程指标的总体质量较差，地区和单位间差异显著的问题仍较突出。国际先进经验显示，过程指标与患者的近/远期预后和医疗资源负担息息相关。因此，有必要集中精力开展医疗过程指标的监察和改进，推进医疗服务有效性的持续改善，以实现整体医疗质量的稳步提高。

2. 医疗结局的地区和单位间差异显著

本次分析中，大部分指标都呈现出总体尚可，但地区和医院间差异显著的问题。差异代表了医疗质量可改善的空间。国家心血管病中心将开展新一轮有针对性的医疗质量改进工作，通过各地医疗机构医疗质量的反馈、提醒、教育、培训等措施，促进整体水平提升。同时，报告后续将重点关注终点指标表现较差的地区和单位，深入分析造成手术安全性问题的主要原因，并制订相应的准入、培训、质控策略，督促各单位重视患者的围手术期管理和并发症预防、早期处理。

3. 前期医疗质量控制工作效益显现

CCSR自2004年开始纳入我国具有地区代表性的大型心脏中心，开展多中心的医疗数据注册登记，并依此开展一系列医疗质量评价、反馈工作，并针对关键质量问题，如二级预防药物使用、动脉桥使用等开展有针对性的医疗质量改善项目。这类长期参与注册登记和质量改善项目的单位在多个医疗质量评价指标，如CABG动脉桥使用率、二级预防药物使用率、CABG和瓣膜手术院内结局等，都呈现出整体水平等同或超过国际先进水平、医疗质量持续改善的特点。这与CCSR的参与医院多年来共同开展的一系列质量评价和质量改善工作不无关系。未来，我们将总结和采纳CCSR的宝贵经验，依托国家和省级医疗质控中心网络，开展基于证据的医疗质量控制工作，推动全国心血管外科医疗质量的稳步提升。

主　　审：郑　哲

总负责人：郑　哲

执笔人：饶辰飞　胡　爽

苏小婷　顾大川

七、血管外科

2021年，HQMS纳入胸主动脉腔内修复手术（TEVAR）、腹主动脉腔内修复手术（EVAR）、Bentall手术和全弓置换术患者59 430例。其中，三级医院治疗58 728例（98.8%），二级医院治疗702例（1.2%）；东部地区30 971例（52.1%），中部地区15 313例（25.8%），西部地区13 146例（22.1%）。

（一）整体质量

1. 主动脉腔内手术

本节中主动脉腔内手术整体医疗质量的分析基于HQMS数据库中2021年TEVAR和EVAR两种手术的病例数据。因西藏、青海、海南2021年开展主动脉腔内手术不足200例，故在此节中不纳入比较。

（1）院内结局：2021年主动脉腔内手术患者中，全国总体医嘱离院率为93.8%，院内死亡率为1.3%，非医嘱离院率2.6%，较2018—2020年（2020年院内死亡率为1.6%，非医嘱离院率2.8%）略有下降。在年上报超过200例的省（自治区、直辖市）中，死亡率和非医嘱离院率存在显著差异（图2-7-1）。

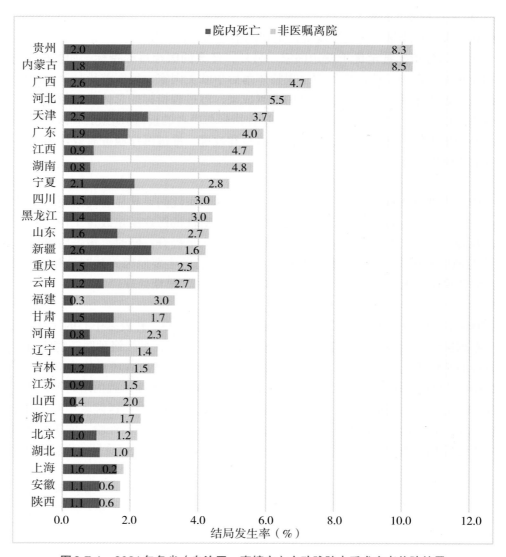

图2-7-1　2021年各省（自治区、直辖市）主动脉腔内手术患者住院结局

注：1. 按"死亡＋非医嘱离院率"排序。2. 西藏、青海、海南2021年开展主动脉腔内手术不足200例，故不纳入比较。

2017—2021年，HQMS纳入医院TEVAR手术院内死亡率从2%降至1.3%，院内死亡或非医嘱离院率从4.9%降至4%；EVAR手术院内死亡率从1.7%降至1.3%，院内死亡或非医嘱离院率为3.7%～3.9%（图2-7-2）。

（2）30天再入院率：2021年主动脉腔内手术患者中，全国30天再入院率平均为3.6%，较2018年（3.1%）、2019年（3.5%）和2020年（3.0%）有所上升。2018—2021年，四川、甘肃、贵州、山东、重庆、安徽、辽宁、江苏8个省（自治区、直辖市）的30天再入院率相对下降了10%以上；黑龙江、吉林、河南、江西、山西、陕西、北京、宁夏、广东、湖南、新疆、云南、广西、河北、浙江、湖北16个省（自治区、直辖市）的30天再入院率相对上升了10%以上（图2-7-3）。

（3）住院时长：2021年主动脉腔内手术患者中，全国平均住院日为14.5天，中位住院时长为12（9，18）天。2018—2021年，平均住院日由16天下降至14.5天，中位住院时长由14天下降至12天。各省（自治区、直辖市）住院时长存在显著差异，其中上海的中位住院时长最短，为10（7，15）天；安徽的中位住院时长最长，为16（12，21）天。中位住院时长低于全国平均水平的省（自治区、直辖市）包括上海、重庆、陕西、甘肃、北京、辽宁，高于全国平均水平的省（自治区、直辖市）包括安徽、海南、河南、山西、广西、贵州、青海、河北、江苏、浙江、山东、湖南、四川、云南、宁夏、新疆（图2-7-4）。

（4）诊疗费用：2021年主动脉腔内手术患者中，全国平均住院费用为175 683.3元；从2018年（163 652.3元）、2019年（166 504.5元）、2020年（169 083.6元）到2021年略有上升趋势。其中，平均药费14 951.7元（占8.5%），平均治疗费20 515.9元（占11.7%），平均检查费10 603.0元（占6.0%），平均材料费114 680.5元（占65.3%）。不同省（自治区、直辖市）间住院费用存在显著差异，最低为浙江、湖南、贵州，最高为上海、北京、广东（图2-7-5）。诊疗费用差异受诸多因素影响，包括患者病情、手术风险、技术难易程度、新技术开展和新器械应用等。

（5）跨省异地就医：2021年主动脉腔内手术患者中，全国范围内跨省异地就医的患者占9.3%，较2018年的11.1%、2019年的10.6%和2020年的9.6%有逐年下降的趋势。跨省异地就医流入患者最多的3个省（自治区、直辖市）包括北京、上海和江苏，占全国的52.9%，流出患者最多的3个省（自治区、直辖市）包括安徽、河北和江苏，占全国的33.6%（图2-7-6）。流入患者占当地收治患者比例最高的省（自治区、直辖市）为北京（49.6%）、上海（30.4%）和天津（25.4%）（图2-7-7）；流出患者占当地发病患者比例最高的省（自治区、直辖市）包括西藏（44.7%）、内蒙古（36.3%）和安徽（32.0%）（图2-7-8）。

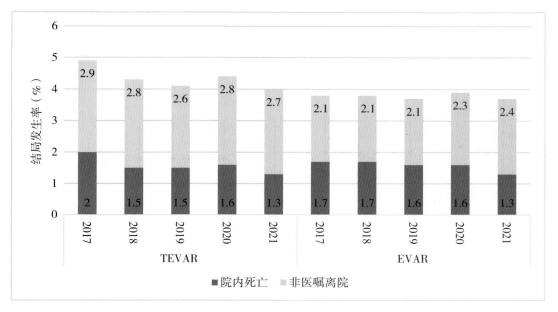

图2-7-2　2017—2021年TEVAR和EVAR手术患者住院结局

	2018	2019	2020	2021	趋势
广西	5.1	5.6	6.1	6.2	
江西	2.8	4.6	4.1	5.2	
新疆	3.8	4.7	5.8	5.1	
黑龙江	1.7	3.2	3.3	5.0	
广东	3.2	5.0	3.7	4.6	
湖北	3.9	4.4	3.8	4.5	
辽宁	4.9	3.5	2.3	4.4	
云南	3.5	4.3	3.7	4.4	
湖南	3.1	3.4	3.2	4.3	
内蒙古	4.0	3.1	4.0	4.0	
河南	1.9	3.8	2.6	4.0	
天津	4.0	3.9	2.2	3.9	
吉林	1.8	2.2	2.3	3.9	
山东	5.0	3.7	3.0	3.7	
重庆	4.7	4.1	2.7	3.5	
山西	2.0	2.5	1.9	3.4	
浙江	2.6	2.1	1.7	3.1	
福建	3.2	2.4	2.8	3.0	
河北	2.4	3.4	2.6	2.9	
陕西	1.7	2.1	2.7	2.8	
甘肃	3.9	2.4	3.9	2.8	
江苏	3.0	2.3	2.4	2.7	
四川	3.9	4.0	2.4	2.7	
上海	2.4	3.4	2.2	2.3	
安徽	2.6	3.8	3.3	2.2	
北京	1.4	2.3	1.4	2.1	
贵州	2.5	1.0	3.2	1.8	
宁夏	1.2	3.3	1.4	1.8	

图2-7-3　2018—2021年各省（自治区、直辖市）主动脉腔内手术患者30天再入院率

注：1. "趋势"中，红点代表最高点，绿点代表最低点。2. 按"2021年"排序。3. 西藏、青海、海南2021年开展主动脉腔内手术不足200例，故不纳入比较。

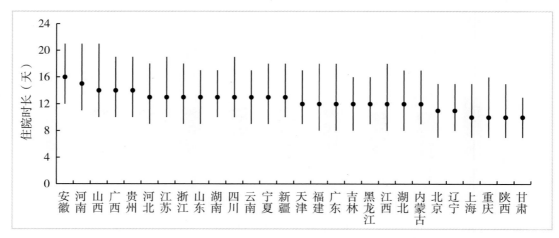

图2-7-4　2021年各省（自治区、直辖市）主动脉腔内手术患者住院时长

注：1. 按"中位住院时长"排序。2. 西藏、青海、海南2021年开展主动脉腔内手术不足200例，故不纳入比较。

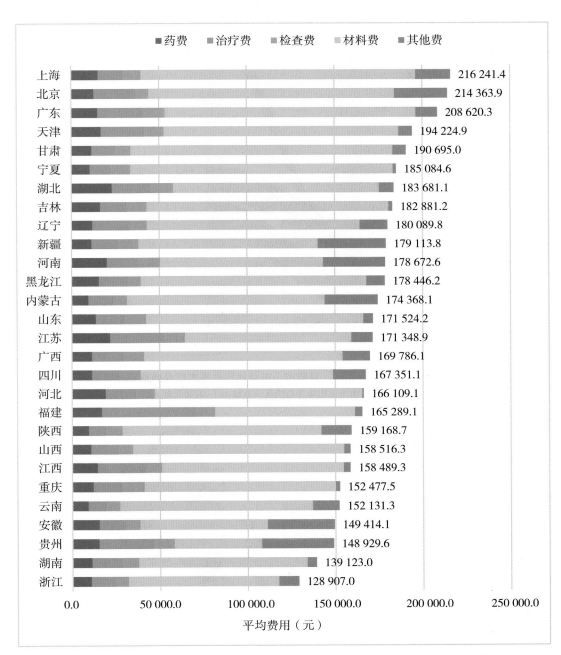

图2-7-5 2021年各省（自治区、直辖市）主动脉腔内手术患者住院费用构成

注：1. 按"平均总费用"排序。2. 西藏、青海、海南2021年开展主动脉腔内手术不足200例，故不纳入比较。

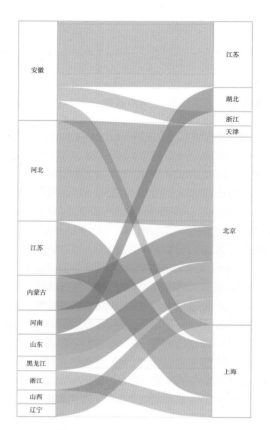

图2-7-6　2021年各省（自治区、直辖市）主动脉腔内手术患者跨省异地就医情况

注：仅显示人数大于50的流向。左边为流出省（自治区、直辖市），右边为流入省（自治区、直辖市）。

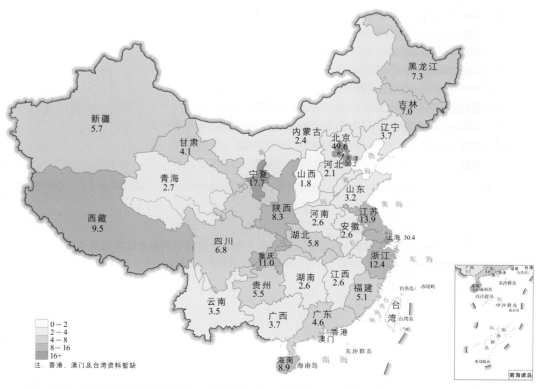

图2-7-7　2021年各省（自治区、直辖市）主动脉腔内手术患者跨省异地就医流入占比（%）

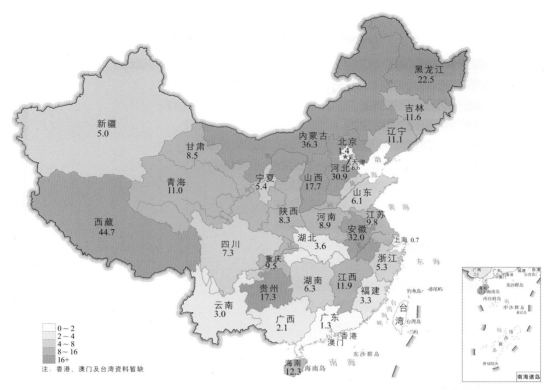

图 2-7-8　2021年各省（自治区、直辖市）主动脉腔内手术患者跨省异地就医流出占比（%）

流出比例超过1/5的省份包括西藏、内蒙古、安徽、河北、黑龙江。在跨省异地就医患者中，院内死亡率为1%，院内死亡或非医嘱离院率为2.7%，平均总费用188 643.5元，平均住院日13.6天；在非跨省异地就医患者中，院内死亡率1.3%，院内死亡或非医嘱离院率4%，平均总费用174 382.3元，平均住院日14.6天。跨省异地就医患者比例逐年下降，可能与医疗资源、医疗技术逐步普及，以及新冠肺炎疫情管控患者流动难度加大等因素有关；跨省异地就医患者院内结局较好，可能与该部分患者均从医疗水平相对较弱省份流入至较强省份有关；跨省异地就医患者总费用较高，可能与跨省异地就医患者病情相对复杂、治疗难度较大，因而采用新技术、新器械相对较多有关，如再加上差旅相关费用，成本可能更高。

2. 主动脉开放手术

本节中主动脉开放手术整体医疗质量的分析基于HQMS数据库中2021年全弓置换术和Bentall手术两种手术的病例数据。因西藏、青海、内蒙古、海南、重庆2021年上报主动脉开放手术不足100例，故在此节中不纳入比较。

（1）院内结局：2021年主动脉开放手术患者中，全国总体医嘱离院率为84.7%，院内死亡率为4.9%，非医嘱离院率6.2%。较2018年（死亡率5.6%，非医嘱离院率3.9%）、2019年（死亡率5.8%，非医嘱离院率4.9%）和2020年（死亡率6%，非医嘱离院率5.7%），院内死亡率下降、非医嘱离院率上升。在年上报例数超过100例的省（自治区、直辖市）中死亡率和非医嘱离院率存在显著差异（图2-7-9）。

2017—2021年，Bentall手术院内死亡率在1.5%～1.9%，院内死亡或非医嘱离院率从4.4%降至2.5%；全弓置换术院内死亡率在5.9%～7.4%，院内死亡或非医嘱离院率在11.2%～14.6%（图2-7-10）。以上数据仅针对单纯Bentall手术，即此次住院期间除Bentall手术外未行其他主动脉相关手术。

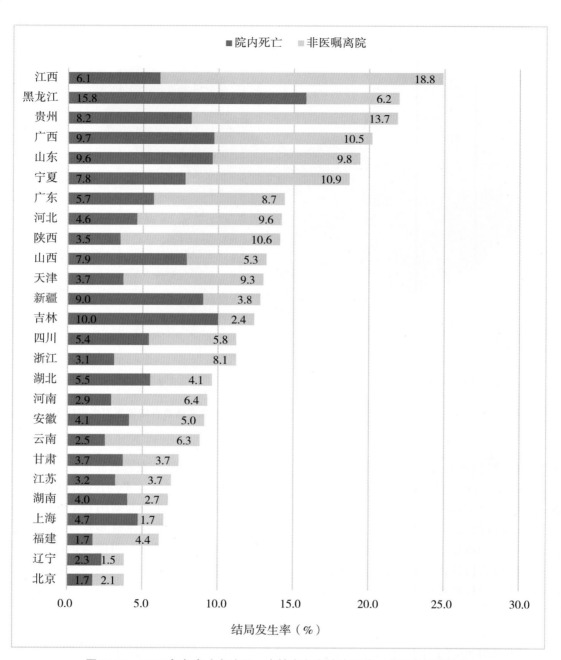

图2-7-9　2021年各省（自治区、直辖市）主动脉开放手术患者住院结局

注：1. 按"死亡＋非医嘱离院率"排序。2. 西藏、青海、内蒙古、海南、重庆2021年上报主动脉开放手术不足100例，故不纳入比较。

（2）30天再入院率：2021年主动脉开放手术患者中，全国30天再入院率平均为4.5%，较2018年（4.2%）、2019年（4.4%）和2020年（3.5%）有所上升。2018—2021年，吉林、天津、江苏、广西、河北、江西、贵州、浙江、黑龙江、山东、安徽11个省（自治区、直辖市）的30天再入院率相对下降了10%以上；宁夏、辽宁、甘肃、北京、河南、湖南、福建、陕西、四川、广东、新疆11个省（自治区、直辖市）的30天再入院率相对上升了10%以上（图2-7-11）。

（3）住院时长：2021年主动脉开放手术患者中，全国平均住院日21.8天，中位住院时长为19（14，27）天；平均住院日较2018年（23.1天）、2019年（22.5天）和2019年（23.1天）有所下降。各省（自治区、直辖市）住院时长存在显著差异，在年上报例数超过100例的省（自治区、直辖市）中，上海的中位住院时长最短，为14（10，21）天；贵州的中位住院时长最长，为24（16，34）天；中位住院

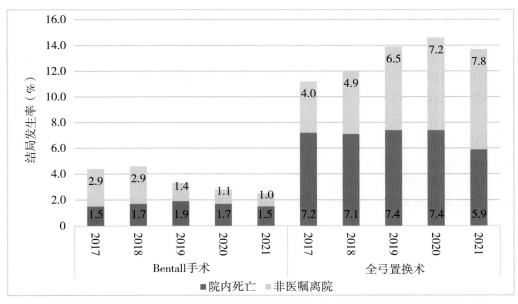

图 2-7-10 2017—2021 年 Bentall 手术和全弓置换术患者住院结局

	2018	2019	2020	2021	趋势
河北	17.4	11.8	6.6	10.8	
新疆	6.6	5.4	6.3	7.8	
辽宁	3.3	5.0	4.6	7.6	
湖南	4.1	3.0	4.8	6.8	
湖北	5.7	4.8	3.5	6.1	
四川	3.7	4.5	2.1	5.8	
安徽	6.8	5.9	5.6	5.5	
山东	6.7	5.0	4.7	5.3	
宁夏	2.1	4.9	4.6	5.1	
广西	8.2	7.8	4.9	4.8	
河南	2.6	4.3	3.2	4.6	
云南	4.1	4.7	3.8	4.5	
陕西	2.8	5.8	5.0	4.5	
浙江	5.0	2.5	4.0	3.9	
江西	5.6	—	5.3	3.9	
广东	3.0	4.3	3.5	3.9	
江苏	6.2	5.6	3.4	3.6	
山西	—	—	—	3.5	
福建	2.1	2.8	0.8	3.4	
甘肃	1.8	3.1	4.7	3.4	
黑龙江	4.2	8.9	4.5	3.3	
贵州	4.3	—	—	3.2	
天津	5.6	3.0	0.7	2.6	
吉林	12.2	3.6	3.4	2.6	
上海	2.7	2.9	2.4	2.5	
北京	0.9	0.9	0.7	1.6	

图 2-7-11 2018—2021 年各省（自治区、直辖市）主动脉开放手术患者 30 天再入院率

注：1. "趋势"中，红点代表最高点，绿点代表最低点。2. 按"2021 年"排序。3. 西藏、青海、内蒙古、海南、重庆 2021 年上报主动脉开放手术不足 100 例，故不纳入比较。

时长低于全国平均水平的省（自治区、直辖市）包括上海、黑龙江、北京、吉林、湖南、四川、陕西、江西、天津、福建、宁夏，高于全国平均水平的省（自治区、直辖市）包括新疆、贵州、甘肃、广东、安徽、山西、河南、山东、湖北、云南、河北、浙江、广西（图2-7-12）。住院时长与患者病情、各省（自治区、直辖市）医疗水平、医疗资源相对紧张度均有关系。

（4）诊疗费用：2021年主动脉开放手术患者中，全国平均住院费用为246 441.3元；从2018年（221 506.4元）、2019年（233 547.4元）、2020年（246 039.5元）到2021年略有上升趋势。其中，平均药费62 672.8（占25.4%），平均治疗费51 915.7（占21.1%），平均检查费27 308.2（占11.1%），平均材料费90 379.0（占36.7%）。不同省（自治区、直辖市）间平均总费用存在显著差异，在年上报例数超过100例的省（自治区、直辖市）中，最低为云南、甘肃、广西，最高为河北、湖北、广东（图2-7-13）。诊疗费用差异受诸多因素影响，包括患者病情、手术风险、技术难易程度、新技术开展和新器械应用等。

（5）跨省异地就医：2021年主动脉开放手术患者中，跨省异地就医的患者占18.3%，较2018年的25.5%、2019年的23.1%和2020年的19.1%有逐年下降的趋势。跨省异地就医流入患者最多的3个省（自治区、直辖市）包括北京、上海和江苏，占全国的65.6%，流出患者最多的3个省（自治区、直辖市）包括河北、安徽和内蒙古，占全国的38.9%（图2-7-14）。流入患者占当地收治患者比例最高的省（自治区、直辖市）为北京（75.5%）、上海（57.3%）和天津（37.9%）（图2-7-15）；流出患者占当地发病患者比例最高的省（自治区、直辖市）包括内蒙古（86.7%）、河北（59.8%）和青海（58.3%）（图2-7-16）。

在跨省异地就医患者中，院内死亡率2.5%，院内死亡或非医嘱离院率6.8%，平均总费用223 947.9元，平均住院日18.7天；在非跨省异地就医患者中，院内死亡率5.4%，院内死亡或非医嘱离院率12%，平均总费用251 331.0元，平均住院日22.5天；跨省异地就医患者院内结局显著较好，且平均总费用和住院日较低。跨省异地就医患者比例逐年下降，可能与医疗资源、医疗技术逐步普及，以及新冠肺炎疫情管控患者流动难度加大等因素有关。与腔内手术相同的是，主动脉开放手术跨省异地就医患者院内结局较好、住院日较短，与腔内手术不同的则是跨省异地就医患者总费用较低，显示出跨省异地就医对于开放手术患者具有更好的性价比，可能与该部分患者均从医疗水平相对较弱省（自治区、直辖市）流入至较强省（自治区、直辖市），且二者之间医疗水平差异较大有关，提示开放手术的医疗质量存在更大的省际差异。

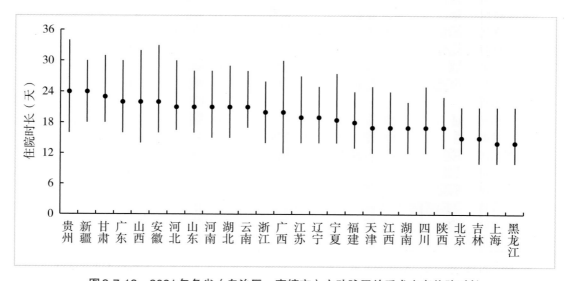

图2-7-12　2021年各省（自治区、直辖市）主动脉开放手术患者住院时长

注：1. 按"中位住院时长"排序。2. 西藏、青海、内蒙古、海南、重庆2021年上报主动脉开放手术不足100例，故不纳入比较。

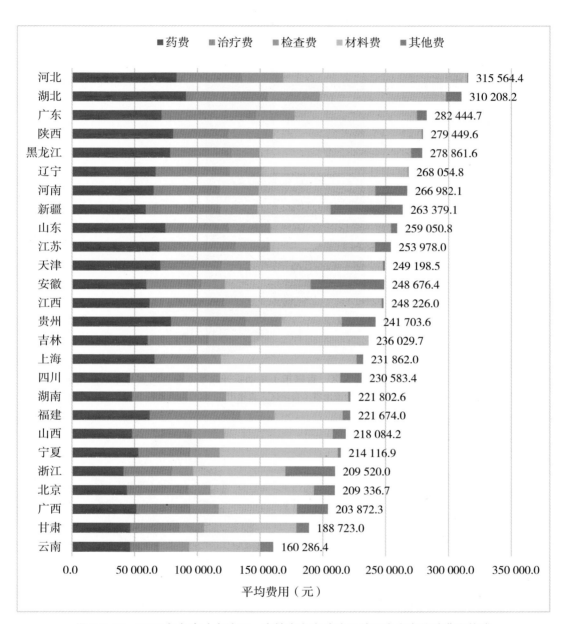

图2-7-13　2021年各省（自治区、直辖市）主动脉开放手术患者住院费用构成

注：1. 按"平均总费用"排序。2. 西藏、青海、内蒙古、海南、重庆2021年上报主动脉开放手术不足100例，故不纳入比较。

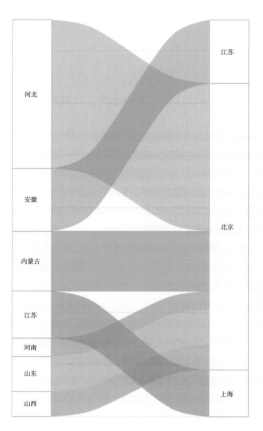

图2-7-14　2021年各省（自治区、直辖市）主动脉开放手术患者跨省异地就医情况

注：显示人数大于50的流向；左边为流出省（自治区、直辖市），右边为流入省（自治区、直辖市）。

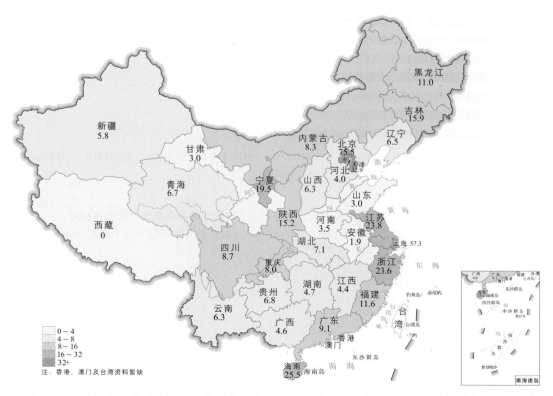

图2-7-15　2021年各省（自治区、直辖市）主动脉开放手术住院患者跨省异地就医流入占比（%）

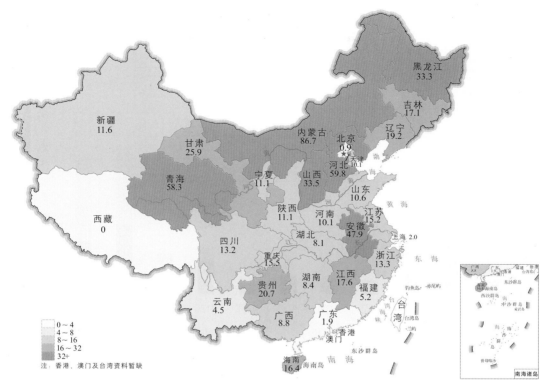

图 2-7-16 2021 年各省（自治区、直辖市）主动脉开放手术住院患者跨省异地就医流出占比（%）

（二）重点术式现状及差异分析

血管外科质控指标分析主要针对 TEVAR、EVAR、Bentall 手术、全弓置换术，基于 HQMS 数据。

2021 年，接受 TEVAR 手术的患者病因以主动脉夹层为主（70.2%），患者的平均年龄为 58.6 岁，男性比例（81.2%）明显高于女性，TEVAR 手术患者常见的合并症包括高血压（80.0%）、糖尿病（8.2%）、高脂血症（4.5%）。

2021 年，接受 EVAR 手术的患者病因以主动脉瘤为主（66.8%），患者的平均年龄为 68.7 岁，男性比例（84.3%）明显高于女性，EVAR 手术患者常见的合并症包括高血压（63.7%）、糖尿病（14.4%）、高脂血症（7.6%），相较于 TEVAR 手术患者，EVAR 手术患者平均年龄较高，合并高血压率相对较低，但合并糖尿病和高脂血症的比例较高。

2021 年，接受 Bentall 手术的患者平均年龄为 53.0 岁，男性比例（82.5%）明显高于女性，常见的合并症包括高血压（47.5%）、糖尿病（4.4%）、高脂血症（3.6%）。合并高血压的患者比例在 4 种术式中为最低，提示主动脉根部病变患者病因并非以高血压为唯一主要原因。

2021 年，接受全弓置换术的患者病因以主动脉夹层为主（92.4%），患者平均年龄为 52.2 岁，男性比例（76.1%）明显高于女性，常见的合并症包括高血压（72.8%）、糖尿病（4.1%）、高脂血症（1.9%）。

2021 年，4 种主动脉重点术式的院内死亡率、院内死亡或非医嘱离院率均存在地区差异，尤其主动脉开放手术更为明显。Bentall 手术，东部地区的院内死亡率、院内死亡或非医嘱离院率明显低于中部和西部地区；全弓置换术，西部地区的院内死亡率、院内死亡或非医嘱离院率高于东部和中部地区（图 2-7-17）。

针对 4 种主动脉重点术式，不同年手术量规模医院的医疗结局存在显著差异，院内死亡率、院内死亡或非医嘱离院率这两大不良结局指标都有随年手术量规模增长而下降的趋势（图 2-7-18）。

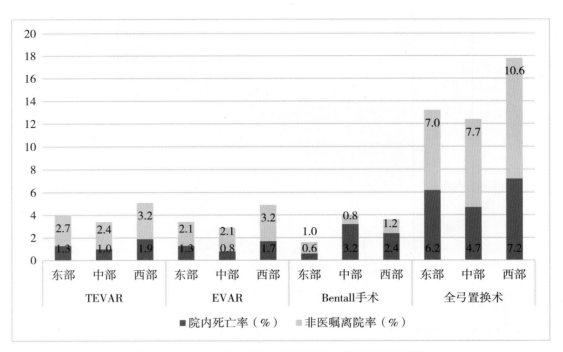

图2-7-17 2021年4种主动脉手术院内结局的地区差异

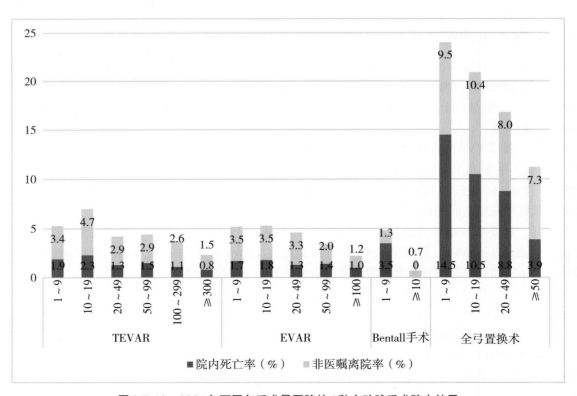

图2-7-18 2021年不同年手术量医院的4种主动脉手术院内结局

TEVAR手术的院内死亡率、院内死亡或非医嘱离院率在年手术例数小于20台的医院明显较高，在年手术例数大于100台的医院明显较低；EVAR手术的院内死亡率、院内死亡或非医嘱离院率在年手术例数小于50台的医院明显较高，在年手术例数大于100台的医院明显较低；Bentall手术的院内死亡率、院内死亡或非医嘱离院率在年手术量小于10例的医院显著较高；全弓置换术的院内死亡率、院内死亡或非医嘱离院率在年手术量超过50例的医院显著降低。

在HQMS数据库中，通过患者年龄、性别等人口学特征，以及合并症等临床特征，在2021年手术例数超过20例的医院中，建立医院水平风险标化院内死亡率，可见医院间差异依然非常明显。针对TEVAR手术（全国平均院内死亡率1.3%、院内死亡或非医嘱离院率4.0%），绝大多数医院的院内死亡率低于3%、院内死亡或非医嘱离院率低于6%，但仍有少部分医院的院内死亡率高于5%、院内死亡或非医嘱离院率高于10%（图2-7-19、图2-7-20）；针对EVAR手术（全国平均院内死亡率1.3%、院内死亡或非医嘱离院率3.7%），大多数医院的院内死亡率低于3%、院内死亡或非医嘱离院率低于6%，但仍有少部分医院的院内死亡率高于5%、院内死亡或非医嘱离院率高于10%（图2-7-21、图2-7-22）；针对全弓置换术（全国平均院内死亡率5.9%、院内死亡或非医嘱离院率13.7%），大多数医院的院内死亡率低于10%、院内死亡或非医嘱离院率低于20%，但仍有少部分医院的院内死亡率高于15%、院内死亡或非医嘱离院率高于30%（图2-7-23、图2-7-24）。对于部分医院开展主动脉手术的院内死亡率、院内死亡或非医嘱离院率明显高于全国平均水平的情况，是下一步质控工作需要重点关注的问题。

2021年，TEVAR手术的平均住院日15.5天，中位住院时长为13（9，19）天，平均总费用为170 563.5元；EVAR手术的平均住院日13.1天，中位住院时长为11（8，16）天，平均总费用为188 323.6元；Bentall手术的平均住院日19.6天，中位住院时长为18（13，25）天，平均总费用为147 493.0元；全弓置换术的平均住院日21.5天，中位住院时长为19（13，26）天，平均总费用为273 109.8元。

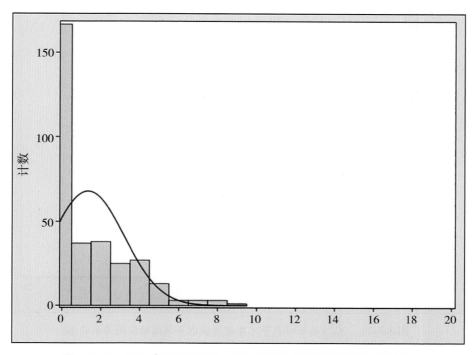

图2-7-19　2021年TEVAR手术患者医院水平风险标化院内死亡率

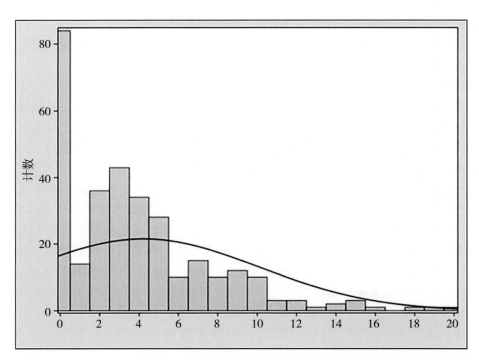

图2-7-20　2021年TEVAR手术患者医院水平风险标化院内死亡率或非医嘱离院率

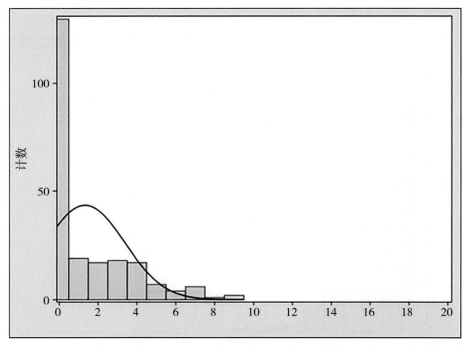

图2-7-21　2021年EVAR手术患者医院水平风险标化院内死亡率

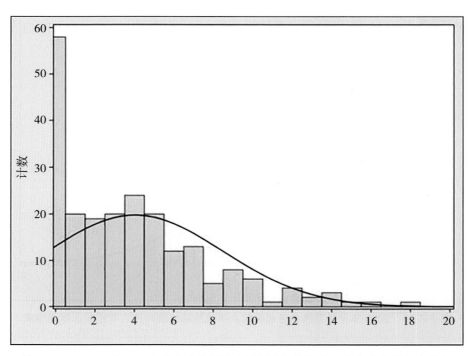

图2-7-22 2021年EVAR手术患者医院水平风险标化院内死亡率或非医嘱离院率

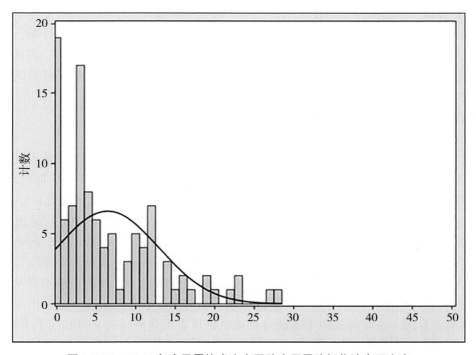

图2-7-23 2021年全弓置换术患者医院水平风险标化院内死亡率

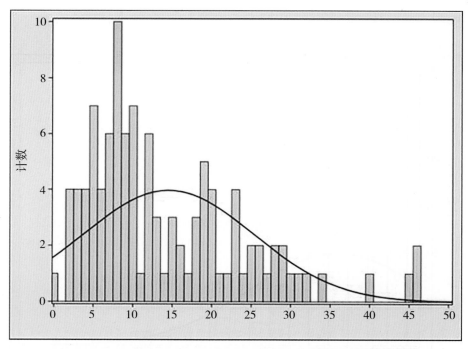

图2-7-24　2021年全弓置换术患者医院水平风险标化院内死亡率或非医嘱离院率

（三）分析小结

在国家政策引导、大型医疗中心技术培训加强、基层医院现代化学习手段可及性不断改善等多因素作用下，主动脉疾病诊疗体系从国家级、省级医疗中心向市级甚至少量县级医疗单位扩展。2017—2021年，我国主动脉疾病诊疗规模持续扩大，4种典型术式手术量均呈现增长态势，其中又以主动脉腔内修复术发展最为迅速。下一步工作重点将是继续稳步推进主动脉疾病诊疗技术普及的同时，更加关注如何实现更加优质、更加均质的医疗结局。

分析近年数据，我国主动脉疾病的诊疗现状有以下特点值得关注。

1. 技术推广迅速，跨省异地就医比例略有降低趋势

2017—2021年，我国开展主动脉手术的医疗单位数量明显上升，体现了相关技术的普及推广工作取得成效，并仍在不断推进。由于不同省（自治区、直辖市）医疗资源分配不均，医疗水平存在差异，跨省异地就医现象依然明显，其中主动脉开放手术患者中跨省异地就医的比例接近1/5，特别是在北京和上海，外地流入患者比例分别高达75.5%和57.3%；主动脉腔内手术患者中跨省异地就医的比例接近1/10，外地流入患者比例最高的也是北京（49.6%）和上海（30.4%）。但纵向看，跨省异地就医患者比例呈现出下降趋势，可能与技术普及以及近年新冠肺炎疫情管控患者流动存在难度等因素有关，疫情管控促使更多患者留在本地治疗，又给了基层医院很好的发展机会，加速了技术普及。跨省异地就医患者院内结局较好，可能与该部分患者均从医疗水平相对较弱省（自治区、直辖市）流入至较强省（自治区、直辖市）有关。主动脉腔内手术跨省异地就医患者总费用较高，与腔内手术技术普及较好、简单患者跨省异地就医必要性不大，因而跨省异地就医患者病情普遍较重、治疗难度普遍较大有关，也与复杂病变的腔内治疗需要的新器械有关。主动脉开放手术人群中，跨省异地就医患者院内结局显著较好，且平均总费用和住院日较低。

2. 与美国相比患者临床特征和手术预后存在差异

我国医院TEVAR诊疗经验较为丰富（2018年，我国739个中心16 760例 vs 美国550个中心2600

例）。我国接受TEVAR手术患者人群的平均年龄较美国TEVAR人群约小9岁（均值58.4 vs 67），男性所占比例也较高（80.2% vs 65%）。我国TEVAR手术人群病因以主动脉夹层为主（70.2%），而在美国以主动脉瘤（57%）为主。我国2017—2021年，TEVAR的院内死亡率为1.3%～2.0%，院内死亡或非医嘱离院率为4.0%～4.9%，而美国国家数据库2014—2019年TEVAR的院内死亡率为5.4%。我国TEVAR手术结局与美国数据不能简单直接比较，原因包括：两个国家TEVAR患者人群的平均年龄、病种有显著差异；我国有部分自动离院、出院后可能短期内死亡的患者未能在病案首页的院内死亡中体现，故院内死亡与非医嘱离院总和可能更能体现不良医疗结局的真实情况。但总体而言，上述数据显示我国TEVAR手术的治疗结局并不亚于美国的有关数据。因国际上未见其他3种术式的全国性数据发表，无法进行对比研究。

　　3. 主动脉手术预后与医院的手术量相关

　　TEVAR、EVAR、Bentall手术和全弓置换术的院内死亡率、院内死亡或非医嘱离院率有随着医院年手术量规模增长而下降的总体趋势。可能的原因包括在年手术量较少的医院中，缺乏成熟团队、诊疗经验欠丰富、专科医师培训欠完善等，对整体医疗质量指标有较大影响。值得注意的是，在开展主动脉开放手术的医院中，年手术50例以上的116家（占18.2%）医院，实施了20 543例手术（占80.5%）；在开展主动脉腔内手术的医院中，年手术50例以上的197家（占17.2%）医院，实施了27 328例手术（占73.5%）。上述数据提示在推进主动脉诊疗技术向基层医院普及的过程中，对新开展相关技术的医院、手术规模较小的医院进行更多帮扶和质量控制，对相关医院的术者进行科学的培训管理和考核，具有较大必要性，需在今后的质控工作中予以重点关注。

总负责人：舒　畅

执笔人：罗明尧　薛云飞

八、结构性心脏病介入治疗

（一）整体质量

2021年，HQMS纳入先心病（含先天性主动脉或肺动脉疾病）介入治疗住院患者78 651例。其中，三级医院77 866例（99.0%），二级医院785例（1%）；东部地区33 119例（42.1%），中部地区22 039例（28.0%），西部地区23 493例（29.9%）。患者中位年龄34（8，52）岁，女性占60.4%。同年，HQMS纳入瓣膜介入治疗住院患者9351例。其中，三级医院9302例（99.5%），二级医院49例（0.5%）；东部地区5055例（54.0%），中部地区1685例（18.0%），西部地区2611例（28.0%）。患者中位年龄71（65，76）岁，女性占44.8%。

1. 先心病介入治疗

（1）院内结局：2021年先心病介入治疗的患者中，总体医嘱离院率为97.4%，院内死亡率为0.2%，非医嘱离院率0.8%。其中医嘱离院率与2018年（97.7%）、2019年（97.3%）和2020年（97.1%）基本持平。各省（自治区、直辖市）之间院内死亡率和非医嘱离院率存在显著差异（图2-8-1）。

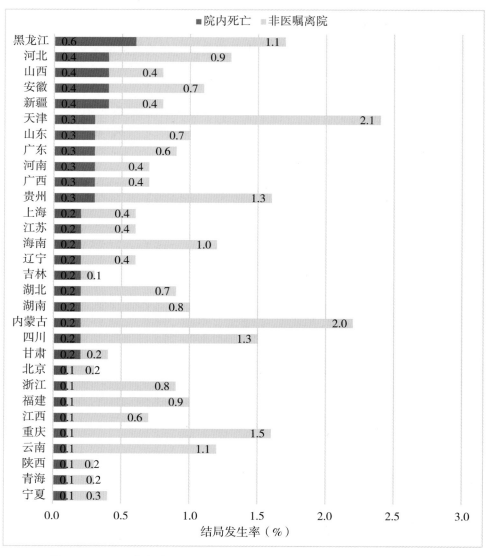

图2-8-1 2021年各省（自治区、直辖市）先心病介入治疗患者住院结局

注：1. 按死亡率排序。2. 西藏2021年上报先心病介入治疗病例不足100例，不纳入比较，下同。

（2）30天再入院率：2021年先心病介入治疗的患者中，30天再入院率为0.8%，从2018年（1.6%）、2019年（1.3%）、2020年（1.1%）到2021年有逐年下降的趋势。2018—2021年，重庆和浙江的30天再入院率连续3年均有所上升，宁夏连续3年均有所下降（图2-8-2）。

（3）住院时长：2021年先心病介入治疗的患者中，平均住院日7.2天，中位住院时长为6（4,9）天。较2018年（10.8天）、2019年（10.7天）和2020年（11.1天），平均住院日有所下降。各省（自治区、直辖市）住院时长存在显著差异，其中山西的中位住院时长最长，为8（6,12）天（图2-8-3）。

（4）诊疗费用：2021年先心病介入治疗的患者中，平均总费用为38 676.5元。三级医院2021年平均药费2433.9元（占9.2%，相比2018的11.7%有所下降），平均治疗费7877.5元（占20.4%，与2018的20.3%基本持平），平均检查费4804.1元（占12.4%，相比2018年10.8%略有上升），平均材料费20 507.3元（占52.9%，相比2018的53.5%略有下降）。不同省（自治区、直辖市）间住院费用存在显著差异（图2-8-4）。

	2018	2019	2020	2021	趋势
上海	1.4	1.7	1.3	3.0	
辽宁	5.1	2.5	3.1	2.4	
河南	1.0	1.3	1.0	2.2	
海南	—	1.9	1.0	2.0	
江西	1.6	1.5	1.5	2.0	
浙江	1.2	1.4	1.5	1.9	
广西	2.8	5.0	2.9	1.9	
内蒙古	—	—	—	1.7	
福建	0.6	1.3	1.0	1.6	
陕西	0.9	0.9	1.1	1.6	
天津	0.8	0.8	1.0	1.4	
新疆	0.6	1.0	0.9	1.4	
广东	0.7	1.7	1.3	1.3	
河北	1.4	2.3	1.5	0.9	
江苏	1.0	1.3	1.7	0.9	
黑龙江	0.9	1.3	0.9	0.9	
安徽	1.3	2.3	0.4	0.8	
湖北	1.7	0.8	1.4	0.8	
重庆	—	0.3	0.8	0.8	
贵州	1.7	1.0	1.1	0.8	
甘肃	0.7	1.4	1.1	0.8	
山西	0.6	0.5	0.4	0.7	
山东	1.4	1.3	1.5	0.5	
四川	0.9	1.0	1.1	0.5	
云南	0.7	0.7	0.6	0.5	
北京	0.7	0.4	0.7	0.4	
吉林	0.0	0.4	2.0	0.4	
湖南	0.9	0.7	0.7	0.4	
宁夏	1.0	0.8	0.4	0.3	
青海	—	0.0	0.0	0.2	

图2-8-2　2018—2021年各省（自治区、直辖市）先心病介入治疗患者30天再入院率

注：1."趋势"中，红点代表最高点，绿点代表最低点。2. 按"2021"排序。

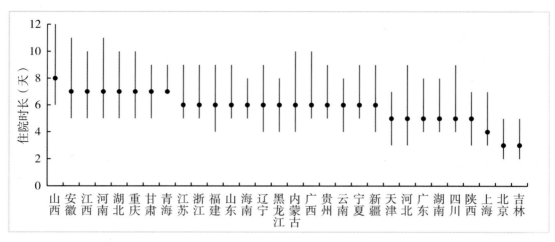

图2-8-3　2021年各省（自治区、直辖市）先心病介入治疗患者住院时长

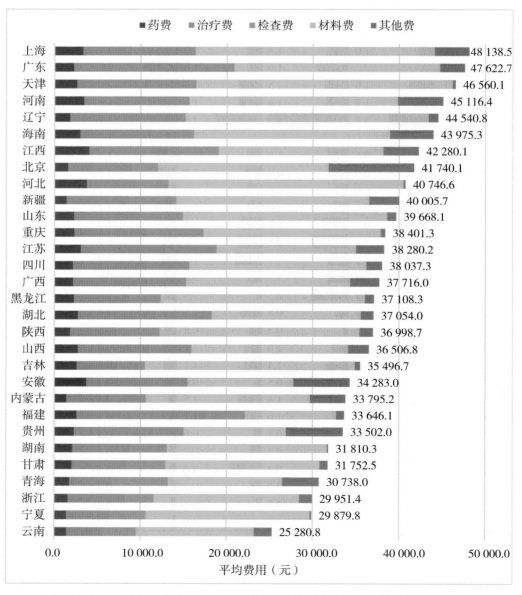

图2-8-4　2021年各省（自治区、直辖市）先心病介入治疗患者住院费用构成

（5）跨省异地就医：2021年先心病介入治疗住院患者中，跨省异地就医的占14.4%。其中跨省异地就医流入患者最多的3个省（自治区、直辖市）为北京、上海和重庆，占全国的68.4%；流出患者最多的3个省（自治区、直辖市）为河北、江苏和安徽，占全国的31.3%（图2-8-5）。流入患者占当地收治患者比例最高的省（自治区、直辖市）为北京（67.1%）、上海（64.7%）和天津（52.4%）（图2-8-6）；流出患者占当地发病患者比例最高的省（自治区、直辖市）包括西藏（91.5%）、内蒙古（56.2%）和安徽（45.7%）（图2-8-7）。

2. 心脏瓣膜病介入治疗

近年来，经导管主动脉瓣置换手术（transcatheter aortic valve replacement，TAVR）数量出现明显的稳步增长趋势，总手术量从2016年的199例上升到2021年的6437例，增幅高达32倍。2016—2021年，各省（自治区、直辖市）的TAVR手术量都显著上升，手术量上升最多的分别是北京695例（2016年51例，2021年746例）、四川679例（2016年73例，2021年752例）和广东614（2016年3例，2021年617例），但地区间差异仍然显著（图2-8-8）。

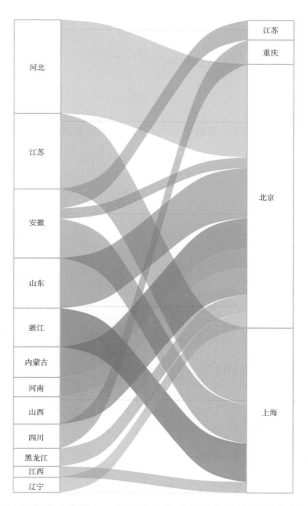

图2-8-5　2021年各省（自治区、直辖市）先心病介入治疗患者跨省异地就医情况
注：显示人数大于50的流向。左边为流出省（自治区、直辖市），右边为流入省（自治区、直辖市）。

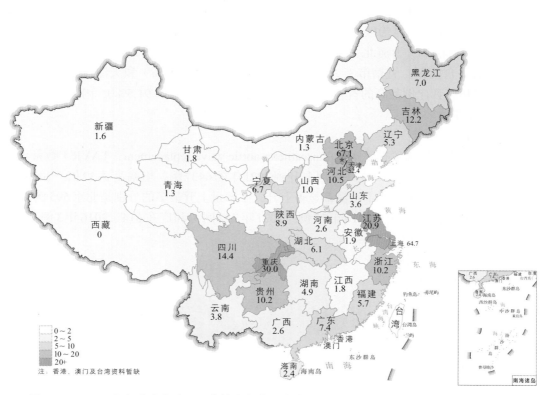

图2-8-6 2021年各省（自治区、直辖市）先心病介入治疗患者跨省异地就医流入占比（%）

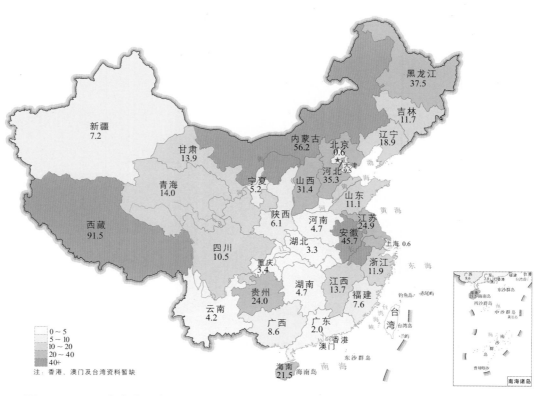

图2-8-7 2021年各省（自治区、直辖市）先心病介入治疗患者跨省异地就医流出占比（%）

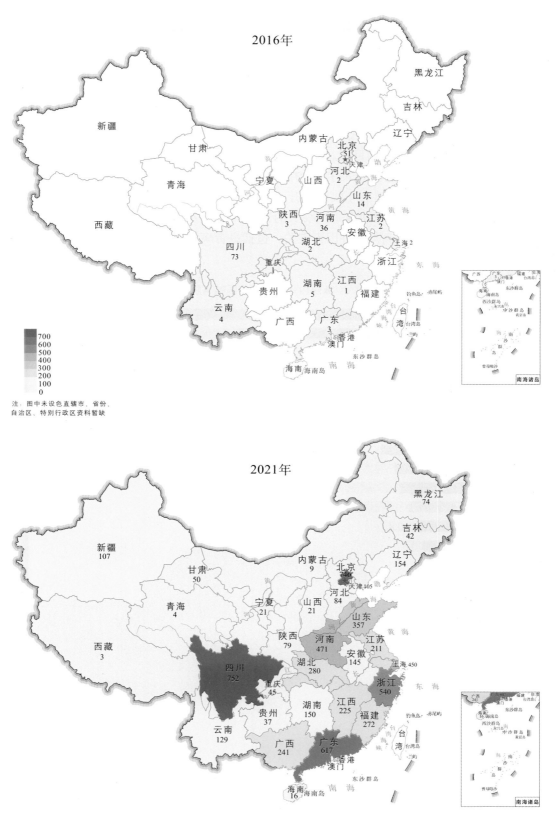

图2-8-8 2016年和2021年我国TAVR手术例数的地区分布

（1）院内结局：2021瓣膜介入治疗的患者中，总体医嘱离院率为95.0%，院内死亡率为1.6%，非医嘱离院率1.7%。2018年这3个比例分别为92.7%、3.5%和2.2%，2019年分别为93.4%、2.5%和1.5%，2020年为95%、2.0%和1.2%。各省（自治区、直辖市）之间院内死亡率和非医嘱离院率存在显著差异（图2-8-9）。我国以TAVR为主的瓣膜病介入手术开展较晚，各地区发展不均衡，大批医院处于起步阶段，因而介入技术水平参差不齐，这是导致各省（自治区、直辖市）间院内死亡和非医嘱离院率差异较大的重要原因。我中心针对此问题，将联合国内较有经验的中心制定介入技术操作规范和临床指南并向全国推广，同时通过多种培训方式带动技术水平相对落后的地区共同提高，加强质控督导，以培训促质控，以达到国内同质化发展的目标。

（2）30天再入院率：2021年瓣膜介入住院治疗的患者中，30天再入院率为4.5%，较2018年（4.4%）、2019年（4.3%）和2020年（4.1%）有小幅度上升。2018—2021年，福建的30天再入院率连续3年均有所下降。2021年，浙江（8.0%）和湖南（7.5%）的30天再入院率较2020年出现了大幅度增加的情况（图2-8-10）。30天再入院率的升高与多种因素有关，包括患者病情、手术风险、技术难易程度等，其中

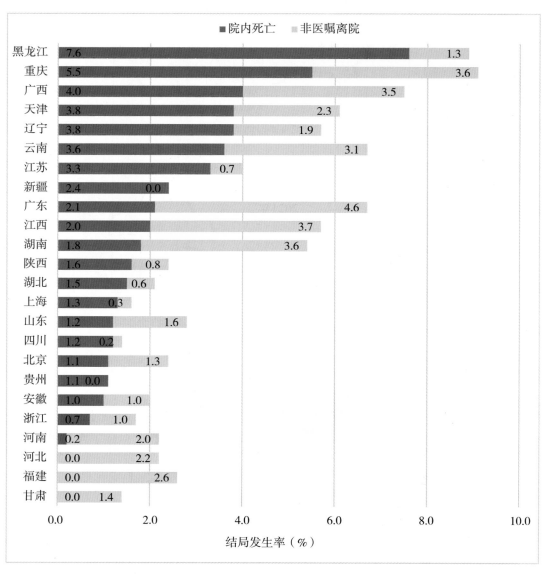

图2-8-9　2021年各省（自治区、直辖市）心脏瓣膜病介入治疗患者住院结局

注：1. 按"死亡率"排序。2. 宁夏、青海、西藏、内蒙古、山西、吉林、海南2021年上报瓣膜病介入治疗不足50例，不纳入比较。

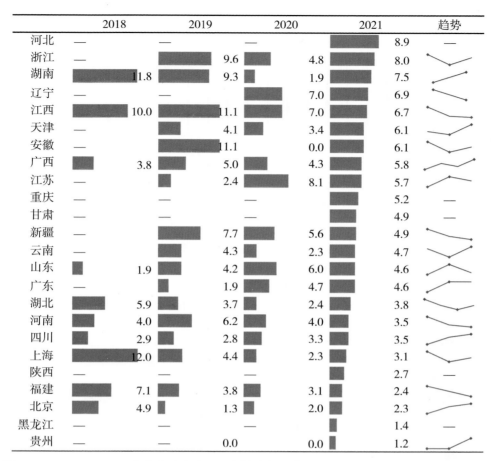

	2018	2019	2020	2021	趋势
河北	—	—	—	8.9	
浙江	—	9.6	4.8	8.0	
湖南	11.8	9.3	1.9	7.5	
辽宁	—	—	7.0	6.9	
江西	10.0	11.1	7.0	6.7	
天津	—	4.1	3.4	6.1	
安徽	—	11.1	0.0	6.1	
广西	3.8	5.0	4.3	5.8	
江苏	—	2.4	8.1	5.7	
重庆	—	—	—	5.2	
甘肃	—	—	—	4.9	
新疆	—	7.7	5.6	4.9	
云南	—	4.3	2.3	4.7	
山东	1.9	4.2	6.0	4.6	
广东	—	1.9	4.7	4.6	
湖北	5.9	3.7	2.4	3.8	
河南	4.0	6.2	4.0	3.5	
四川	2.9	2.8	3.3	3.5	
上海	12.0	4.4	2.3	3.1	
陕西	—	—	—	2.7	
福建	7.1	3.8	3.1	2.4	
北京	4.9	1.3	2.0	2.3	
黑龙江	—	—	—	1.4	
贵州	—	0.0	0.0	1.2	

图2-8-10 2018—2021年各省（自治区、直辖市）瓣膜病介入治疗患者30天再入院率（%）

患者年龄是影响30天再入院率的重要因素，通常年龄越大，患者的一般情况越差，合并症也越多，导致术后恢复越困难、术后并发症发生风险越高，再次入院治疗的风险增高。浙江和湖南2021年的瓣膜介入治疗患者平均年龄为71.4岁和73.1岁，相较2020年的65.6岁（浙江）和67.5（湖南）有较大幅度的上升。随着TAVR技术的推广和适应证的拓展，患者年龄的普遍上升可能是导致这两省2021年30天再入院率升高的重要原因之一。降低高龄患者的术后并发症发生率也将是我中心未来质控工作的重点。

（3）住院时长：2021年瓣膜介入住院治疗的患者中，平均住院日16.2天，中位住院时长为14（10，20）天。与2019年（21天）和2020年（18.1天）相比，平均住院日有缩短趋势。各省（自治区、直辖市）住院时长存在显著差异，其中安徽的中位住院时长最长，为19（15，28.5）天（图2-8-11）。住院时长差异受诸多因素影响，其中最主要的是患者病情和医疗资源。

（4）诊疗费用：2021年瓣膜介入治疗的患者中，平均总费用为246 373.3元，从2018年（282 911.5元）、2019年（315 848元）、2020年（294 979.2元）到2021年有下降趋势。三级医院2021年平均药费13 334.7元（占5.4%，相比2018年的8.3%有所下降），平均治疗费26 572.9元（占10.7%，相比2018年的9.5%有所上升），平均检查费15 298.7（占6.2%，相比2018年的6.7%有所下降），平均材料费161 391元（占65.2%，相比2018年的75.5%有所下降）。不同省（自治区、直辖市）间住院费用存在显著差异（图2-8-12）。平均总费用的降低得益于瓣膜介入技术和器械在我国的快速发展。我国开展瓣膜介入手术的医院由2020年的67家增长到2021年的91家，年治疗患者人数也由2654例增长到9351例，技术的快速发展和日趋成熟降低了治疗费用。同时，国内的多家公司瓣膜介入器械的上市，也大大降低了手术成本。

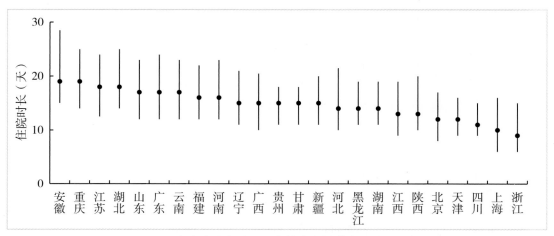

图2-8-11　2021年各省（自治区、直辖市）瓣膜介入治疗患者住院时长

注：1. 按"中位住院时长"排序。2. 宁夏、青海、西藏、内蒙古、山西、吉林、海南2021年上报瓣膜病介入治疗不足50例，不纳入比较。

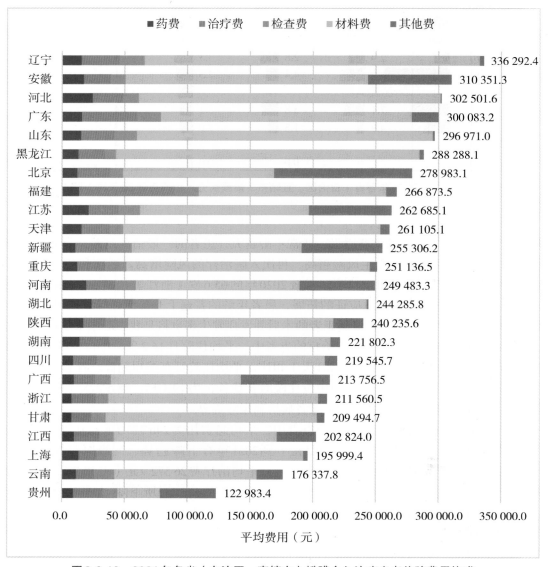

图2-8-12　2021年各省（自治区、直辖市）瓣膜介入治疗患者住院费用构成

注：1. 按"平均总费用"排序。2. 宁夏、青海、西藏、内蒙古、山西、吉林、海南2021年上报瓣膜病介入治疗不足50例，不纳入比较。

（5）跨省异地就医：2021年瓣膜介入治疗患者中，跨省异地就医的占14.7%。其中跨省异地就医流入患者最多的3个省（自治区、直辖市）为北京、上海和四川，占全国的75.2%，这种现象符合这3个地区是国内瓣膜介入技术领先者的现状；流出患者最多的3个省（自治区、直辖市）为河北、江苏和山东，占全国的35.0%（图2-8-13）。流入患者占当地收治患者比例最高的省（自治区、直辖市）为北京（55.0%）、上海（53.6%）和天津（20.5%）（图2-8-14）；流出患者占当地发病患者比例最高的省（自治区、直辖市）包括青海（72.7%）、内蒙古（67.1%）和河北（66.9%）（图2-8-15）。

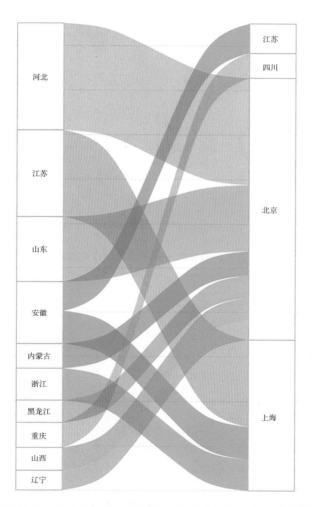

图2-8-13　2021年各省（自治区、直辖市）瓣膜介入治疗患者跨省异地就医情况
注：左边为流出省（自治区、直辖市），右边为流入省（自治区、直辖市）。

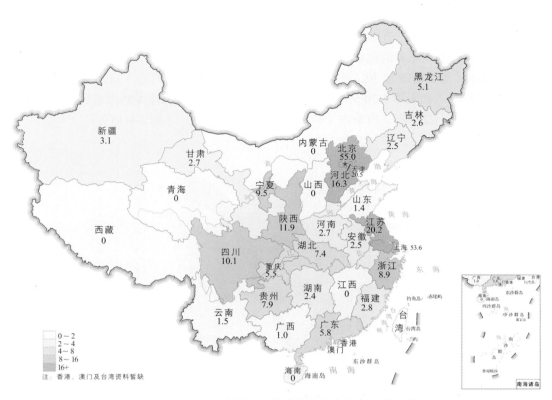

图2-8-14   2021年各省（自治区、直辖市）瓣膜介入治疗患者跨省异地就医流入占比（%）

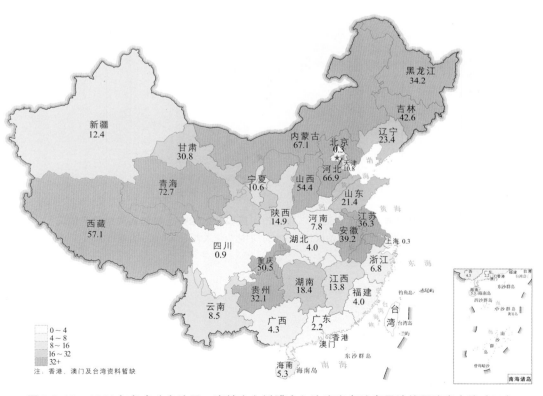

图2-8-15   2021年各省（自治区、直辖市）瓣膜介入治疗患者跨省异地就医流出占比（%）

（二）结构性心脏病介入治疗各病种分布

结构性心脏病介入治疗结果质控指标分析基于国家心血管病质控信息平台的数据。该系统纳入了2013年以来的结构性心脏病介入数据，登记的病例数总体呈现增加的趋势，截至2021年12月31日，该系统共纳入535家医院的282 063例结构性心脏病介入治疗患者。2021年新增达到最高值41 122例，其中先心病介入治疗40 261例（占比98.0%），瓣膜病介入治疗631例（占比1.0%），左心耳封堵介入治疗230例（占比1.0%）。

1. 先心病各类介入手术病例分布

2021年先心病各类介入手术病例数由高到低依次为：房间隔缺损（atrial septal defect，ASD）封堵术14 167例（占35.2%），卵圆孔未闭（patent foramen ovale，PFO）封堵术10 471例（占26%），动脉导管未闭（patent ductus arteriosus，PDA）封堵术5071例（占12.5%），室间隔缺损（ventricular septal defect，VSD）封堵术4173例（占10.4%），肺动脉瓣狭窄（pulmonary stenosis，PS）介入术690例（占1.7%）；其中，增长幅度最大的是卵圆孔未闭封堵术，其次是房间隔缺损封堵术，两者本身就是最常见的先天性心脏病，而且封堵术已经成为最常用的治疗方法。另外，其他介入手术5743例（占14.3%）（图2-8-16）。

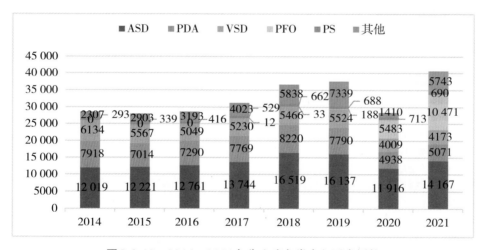

图2-8-16　2014—2021年先心病各类介入手术例数

上述病例来自国家心血管病质控信息平台纳入的535家医疗机构。其中，东部地区医院214家，累计登记病例123 947例；中部地区医院166家，累计登记病例95 727例；西部地区医院155家，累计登记病例59 059例。各省（自治区、直辖市）中，2021年登记的病例数差异显著。共有7个省（自治区、直辖市）（云南、广东、上海、湖北、北京、河南、四川）病例数超过2000例，共计21 802例，占总数的54.2%，同时有7个省（自治区、直辖市）（黑龙江、河北、辽宁、安徽、宁夏、海南、天津）的病例数不足500例（图2-8-17）。

2. 瓣膜病各介入手术病种例数分布

2021年瓣膜病各介入手术病种病例数由高到低为：单纯主动脉瓣关闭不全157例（25%），单纯主动脉瓣狭窄265例（42%），主动脉瓣狭窄合并关闭不全209例（33%），单纯主动脉瓣关闭不全157例（25%）。

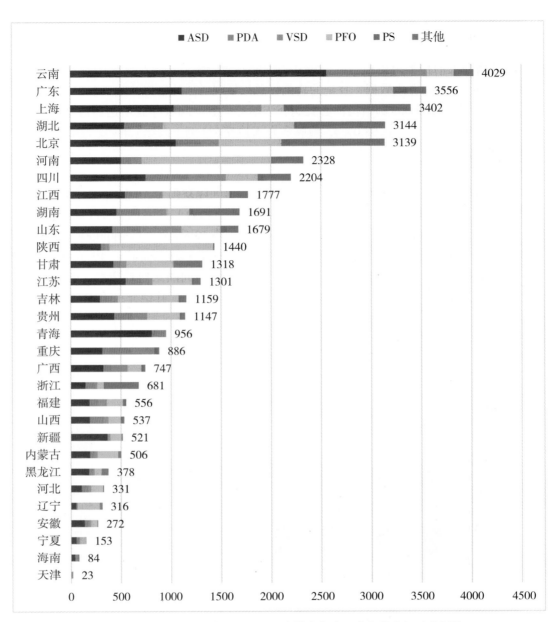

图2-8-17　2021年各省（自治区、直辖市）先心病各类介入手术例数

（三）结果质控指标

1. 先心病介入治疗结果质控指标

（1）治疗成功率：2021年国家心血管病质控信息平台纳入医院的先天性心脏病介入治疗总成功率为98.51%，与2020年总成功率（98.74%）基本持平。2013—2021年，总成功率总体呈现上升趋势（图2-8-18）。东部地区成功率整体保持较高水平，除去2015年有明显下降，其余年份均保持在98%以上；西部地区成功率上升稳定，无大幅度改变，2018年以后的成功率与东部地区基本持平；中部地区的成功率则相对较低，而且在2017年出现了大幅度下降，但是2020年和2021年的数据显示中部地区成功率有大幅度上升，与东部和西部地区趋于一致。

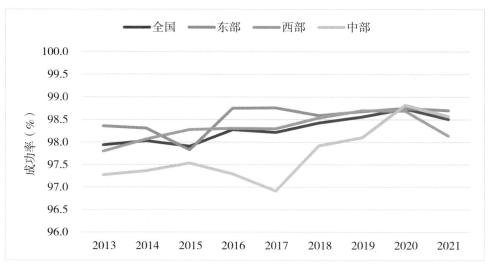

图2-8-18　2013—2021年各地区结构性心脏病介入治疗成功率

（2）先心病介入治疗院内并发症发生率：①封堵器移位或脱落。共计20例，发生率为0.05%，与2020年（占比0.05%）相同，为2014年以来最低。其中，房间隔缺损封堵术8例、动脉导管未闭封堵术6例、卵圆孔未闭封堵术2例、其他介入手术4例。②残余分流。共计13例，发生率为0.03%，较2020年的0.07%有小幅度下降，残余分流多发生在房间隔缺损封堵术（3例）、动脉导管未闭封堵术（2例）及室间隔缺损封堵术中（8例）。其中，房间隔缺损封堵术残余分流发生情况由2020年的9例下降至2021年的3例，下降明显。③心律失常。2021年先心病介入治疗没有心律失常病例上报，较2019年的0.09%（33例）有明显变化。④血管并发症。共计12例，发生率为0.03%，相较2020年的0.05%略有下降。其中，2020年有超过61.5%的血管并发症出现在房间隔缺损封堵术中，而2021年的这一比例下降到25%。⑤心脏压塞。共计8例，发生率为0.02%，与2020年病例数持平（8例），占比略有下降（0.03%）。2020年各类手术中发生心脏压塞的情况为：房间隔缺损封堵术3例，卵圆孔未闭封堵术4例，其他介入治疗1例。⑥溶血。共计10例，发生率为0.02%，比2020年（占比0.01%）略有上升。这10例溶血均发生在室间隔缺损封堵术。

表2-8-1　先心病各类介入手术的主要并发症（例）

手术类别	封堵器移位或脱落		溶血		心脏压塞		残余分流		心律失常		血管并发症	
	2020	2021	2020	2021	2020	2021	2020	2021	2020	2021	2020	2021
房间隔缺损封堵术	8	8	0	0	2	3	9	3	3	0	8	3
卵圆孔未闭封堵术	0	2	0	0	2	4	0	0	0	0	2	3
动脉导管未闭封堵术	4	6	1	0	0	0	1	2	1	0	1	2
室间隔缺损封堵术	1	0	2	10	2	0	9	8	3	0	2	4
肺动脉瓣狭窄介入术	1	0	0	0	0	0	0	0	0	0	0	0
其他	0	4	0	0	2	1	0	0	4	0	0	0

2. 瓣膜病介入治疗结果质控指标

由于国家心血管病质控信息平台关于TAVR的相关模块引入较晚，手术量与HQMS的数据存在较大差异，数据分析可能有较大偏倚。2021年瓣膜病介入治疗各种并发症发生数量由高到低为植入永久起搏器（25例，占比4%）、植入瓣中瓣（16例，占比2.5%）、住院死亡（5例，占比0.08%）、血管并发症（0.06%）。其中，相较2020年数据，植入永久起搏器、住院死亡、封堵器移位或脱落、血管并发症的发生例数均有不同程度的升高，而植入瓣中瓣例数则降低了42.9%。

2021年在瓣膜病各类介入治疗病种中，并发症发生例数最高的是单纯主动脉瓣狭窄，共计有20例并发症，占全部单纯主动脉瓣狭窄患者的7.5%，其中植入永久起搏器17例，占全部单纯主动脉瓣狭窄的6.4%。主动脉狭窄合并关闭不全共有18例并发症，占全部主动脉狭窄合并关闭不全患者的8.6%，植入永久起搏器和植入瓣中瓣例数最多，均是6例，共占全部主动脉狭窄合并关闭不全患者的5.7%。单纯主动脉瓣关闭不全并发症例数最少，为13例，占全部单纯主动脉瓣关闭不全患者的8.3%，其中植入瓣中瓣10例，占全部单纯主动脉瓣关闭不全患者的6.4%。

表2-8-2　瓣膜病介入治疗院内并发症发生率（%）

瓣膜病类别	住院死亡		瓣膜移位或脱落		植入永久起搏器		植入瓣中瓣		血管并发症	
	2020	2021	2020	2021	2020	2021	2020	2021	2020	2021
单纯主动脉瓣关闭不全	0	0	0	0	13	2	18	10	0	1
单纯主动脉瓣狭窄	0	2	0	0	0	17	9	0	0	1
主动脉瓣狭窄合并关闭不全	0	3	0	1	2	6	1	6	0	2
其他	0	0	0	0	0	0	0	0	0	0

（四）分析小结

总体上看，近年来全国各省（自治区、直辖市）结构性心脏病介入治疗手术例数都有不同幅度的增加，通过实施医疗质量控制评价和改进策略，结构性心脏病介入治疗的各项质控指标达到预期目标，但是不同病种的现状与国际先进水平的差距不尽相同。我国先心病介入技术水平目前与国际先进水平差距很小，在新技术、器械研发的某些方面甚至走在国际前列。我国原创的超声引导经皮介入技术在国内已经迅速推广，由技术衍生的可降解室间隔缺损封堵器已经在中国上市，走在世界的前列。而在瓣膜病介入治疗方面，以主要的TAVR手术为例，全球范围看TAVR超过心外科单纯开放主动脉瓣置换（surgical aortic valve replacement，SAVR），逐步成为主动脉瓣病变治疗的主要干预方式。以美国STS数据库统计数据为例，2018年TAVR略低于SAVR手术量（63 175 vs 68 818），2019年TAVR大幅超过SAVR（78 403 vs 62 462），2020年TAVR手术量呈现继续上升趋势，SAVR呈现明显下降趋势（82 075 vs 50 471）。我国开展TAVR手术较晚，2021年HQMS平台统计我国TAVR手术量（6437例）明显低于SAVR手术量（10 096例），而且地区差异显著。随着技术普及、患者的认知度提高和医保政策的更新，可能在不久的将来，我国的TAVR手术量终将超过SAVR，成为单纯主动脉瓣置换的主流技术，这也意味着质控工作任重而道远。

1. 医疗结果指标总体情况较好，但地区间整体质量差异显著

报告通过对国家心血管病质控信息平台结果指标进行分析发现，手术成功率、死亡率、并发症发生率的总体情况均较好。分析结果也显示出结果指标存在地区间有差异的问题。差异代表了医疗质量可改善的空间。报告后续将重点关注重点指标表现较差的地区和单位，深入分析造成手术安全性问题

的主要原因，并制定相应的准入、培训、质控策略，督促各单位重视并发症预防、早期处理。既往分析和本次医疗质量评价均发现结构性心脏病医疗质量的整体质量，如整体费用、30天再入院率、平均住院日等均呈现地区差异显著的问题。这些指标体现了合理的医疗技术使用不足、地区间差异显著的特点。国际先进经验显示，广泛、合理和有针对性的医疗质量干预措施可快速改善医疗质量指标水平。

2. 医疗过程质量控制与信息报告质量控制标准化，任重而道远

国家心血管病质控信息平台纳入了我国2013年以来的结构性心脏病介入治疗数据，国家心血管病中心结构性心脏病介入质控中心依此开展一系列医疗质量评价、反馈工作，并针对关键质量问题制订并实施了有针对性的质量改进措施，有效地提高了结构性心脏病介入治疗的各项质控指标。与此同时，国家心血管病质控信息平台也存在数据上报不及时、数据漏报、无效数据较多的问题。未来，国家心血管病中心结构性心脏病介入质控中心将在完善平台各项功能的基础上，依托省级医疗质控中心，通过信息反馈机制，开展基于证据的医疗质量控制工作，推动全国结构性心脏病医疗质量的稳步提升。未来质控中心将本着将质控关口前移的宗旨，主要从建立完善影像评估核心实验室、开展多样化技术培训、定期督导、及时总结反馈几个方面推进质控工作，从而降低地区间医疗质量差异，实现全国同质化的质控目标。

主　　审：潘湘斌
总负责人：谢涌泉
执 笔 人：温乃杰

九、心律失常介入治疗

2021年，HQMS纳入心律失常介入治疗患者305 368例。其中，三级医院295 343例（96.7%），二级医院10 025例（3.3%）；东部地区184 160例（60.3%），中部地区61 739例（20.2%），西部地区59 469例（19.5%）。患者中位年龄63（52，72）岁，女性占47.2%。

（一）整体质量

1．院内结局

2021年心律失常介入治疗患者，总体医嘱离院率为96.7%，院内死亡率为0.2%，非医嘱离院率0.6%。其中，医嘱离院率与2018年（97.0%）、2019年（97.5%）及2020年（96.9%）基本持平。各省（自治区、直辖市）之间院内死亡率和非医嘱离院率最高和最低值差距较大（2-9-1）。

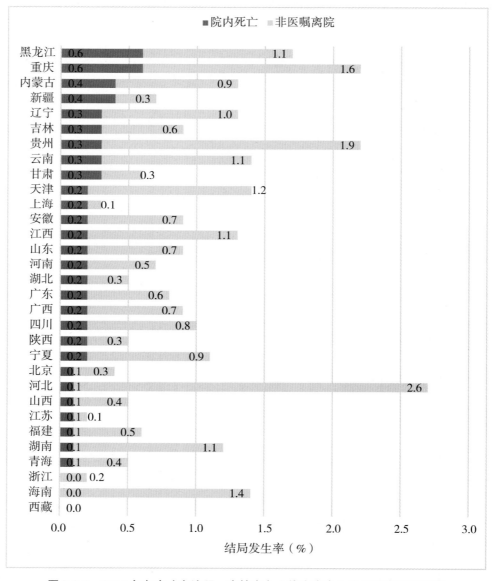

图2-9-1　2021年各省（自治区、直辖市）心律失常介入治疗患者住院结局
注：按"死亡率降序"排列。

2. 30天再入院率

2021年心律失常介入治疗的患者中，30天再入院率为2.3%，基本与2018年（2.3%）、2019年（2.4%）及2020年（2.0%）持平。2021年与2018年相比，北京、河北、江苏、山东、广东、辽宁、黑龙江、河南、湖北、内蒙古、重庆、陕西、青海的30天再入院率基本持平，天津、上海、浙江、吉林、安徽、云南、宁夏、新疆的30天再入院率相对下降了10%以上；福建、海南、山西、江西、湖南、广西、四川、贵州、西藏、甘肃的30天再入院率相对上升了10%以上（图2-9-2）。

3. 住院时长

2021年心律失常介入治疗的患者中，平均住院日为7.9天，住院时长中位数为7（4，10）天。2018到2021年，住院时长无明显变化。各省（自治区、直辖市）住院时长存在显著差异，其中西藏的住院时长中位数最大，为16（12，21）天（图2-9-3）。

4. 诊疗费用

2021年心律失常介入治疗的患者中，平均总费用为68 154元，从2018年（59 092.7元）、2019年（61 697.4元）、2020年（63 887元）到2021年有逐年上升的趋势。三级医院中2020年平均药费2513.1元（占3.7%），平均治疗费8361.4元（占12.2%），平均检查费4673.3元（占6.9%），平均材料费46 490.7元（占68.2%，相比2020的67.8%略有增加）。不同省（自治区、直辖市）间住院费用最高和最低值差距较大（图2-9-4）。

	2018	2019	2020	2021	趋势
内蒙古	3.2	2.4	2.1	3.3	
广西	2.7	3.0	3.1	3.2	
新疆	3.7	3.8	3.2	3.2	
辽宁	3.1	2.7	2.0	3.1	
贵州	2.3	2.5	2.3	3.0	
江西	1.8	2.8	2.7	2.9	
重庆	2.9	3.1	2.3	2.9	
吉林	4.2	3.2	2.9	2.7	
安徽	3.4	2.6	2.4	2.7	
山东	3.0	3.0	2.1	2.7	
海南	1.7	3.2	1.9	2.7	
湖北	2.7	2.6	2.1	2.6	
湖南	2.1	2.2	2.2	2.6	
河南	2.3	2.6	2.4	2.5	
陕西	2.4	2.6	2.3	2.4	
黑龙江	2.4	3.2	1.3	2.2	
江苏	2.3	2.3	1.8	2.2	
广东	2.4	2.1	2.1	2.2	
云南	2.5	2.2	1.7	2.2	
西藏	—	2.2	—	2.2	
河北	2.3	2.4	1.7	2.1	
上海	2.5	2.6	2.1	2.1	
四川	1.8	2.3	1.9	2.1	
天津	2.9	2.8	2.0	2.0	
浙江	2.5	2.2	1.9	2.0	
山西	1.5	1.1	1.6	1.9	
青海	1.9	2.2	1.3	1.9	
宁夏	2.7	1.0	2.5	1.9	
甘肃	1.4	1.7	1.8	1.6	
北京	1.3	1.5	1.0	1.4	
福建	1.2	1.6	1.4	1.4	

图2-9-2　2018—2021年各省（自治区、直辖市）心律失常介入治疗患者30天再入院率
注：1."趋势"中，红点代表最高点，绿点代表最低点。2. 按"2021"排序。

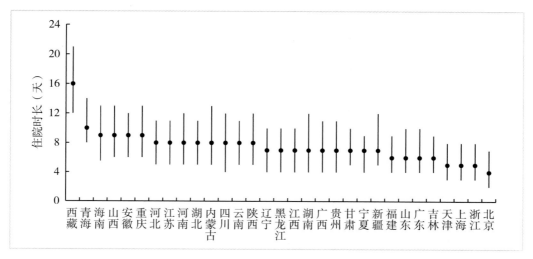

图2-9-3　2021年各省（自治区、直辖市）心律失常介入治疗患者住院时长

注：按"住院时长中位数"排序。

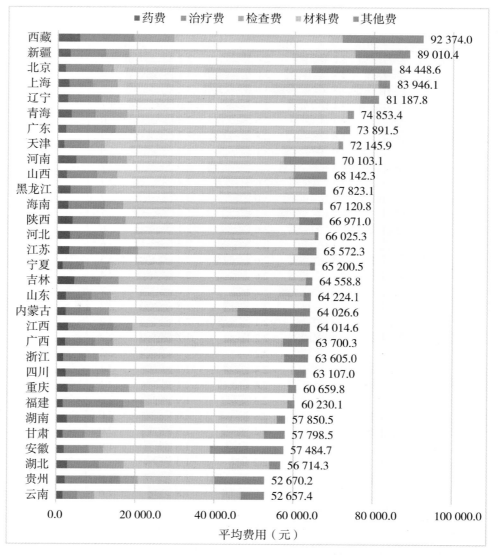

图2-9-4　2021年各省（自治区、直辖市）心律失常介入治疗患者住院费用构成

注：按"平均总费用"降序排列。

5. 跨省异地就医

2021年心律失常介入治疗患者中，跨省异地就医的占9.9%。其中跨省异地就医流入患者最多的3个省（自治区、直辖市）为北京、上海和江苏，占全国的69.4%；流出患者最多的3个省（自治区、直辖市）为河北、安徽和江苏，占全国的36.9%（图2-9-5）。流入占当地收治患者比例最高的省（自治区、直辖市）为北京（47.6%）、上海（31.6%）和天津（18.4%）（图2-9-6）；流出占当地发病患者比例最高的省（自治区、直辖市）包括西藏（71.7%）、内蒙古（48.4%）和河北（34.9%）（图2-9-7）。

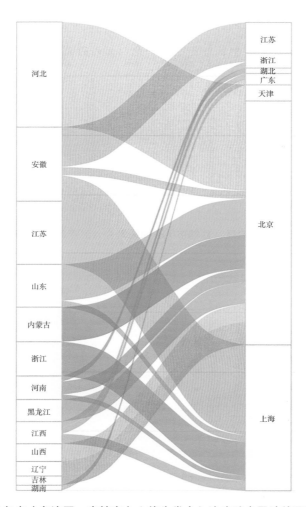

图2-9-5　2021年各省（自治区、直辖市）心律失常介入治疗跨省异地就医患者流出流入情况

注：左为流出省（自治区、直辖市），右为流入省（自治区、直辖市）。

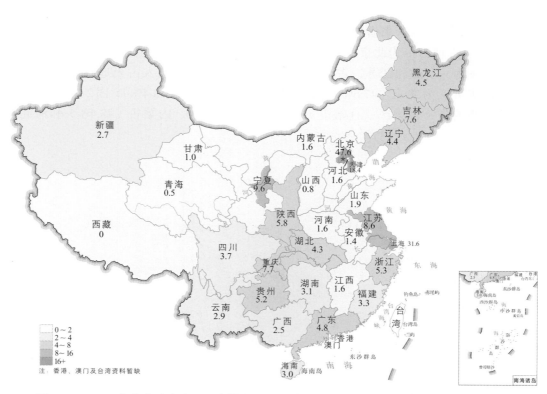

图2-9-6　2021年各省（自治区、直辖市）心律失常介入治疗跨省异地就医患者占比（％）

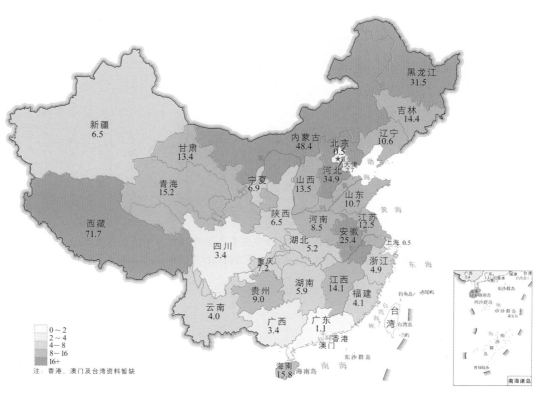

图2-9-7　2021年各省（自治区、直辖市）心律失常介入治疗跨省异地就医流出患者占比（％）

（二）治疗类型

本部分数据来源于国家心血管病质控信息平台心律失常介入治疗直报系统，包括以下常见的心律失常介入治疗类型。

1. 起搏器植入

2021年心律失常介入治疗直报系统纳入的植入心脏起搏器患者99 306例，较2020年增加15.2%，百万人口植入量为71例。其中双腔起搏器72 891例，占73%，略高于国际水平（70%）（图2-9-8）。同期亚太地区的日本和新西兰心脏起搏器百万人口植入量均超过500例，中国香港和中国台湾心脏起搏器百万人口植入量均超过200例。

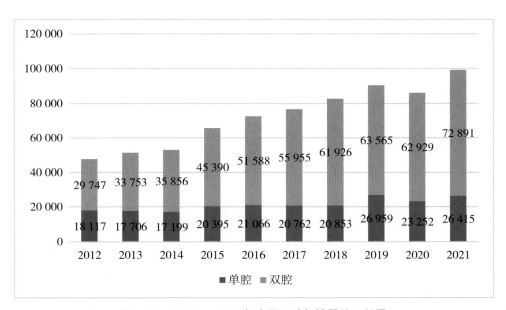

图2-9-8　2012—2021年我国心脏起搏器植入数量

2. ICD植入

2021年心律失常介入治疗直报系统植入ICD的患者为6547例，较2020年增加36%。百万人口植入量为4例。其中双腔ICD2876例，占44%（图2-9-9）。亚太地区新西兰百万人口ICD植入量达90例，日本超40例。

3. CRT植入

2021年心律失常介入治疗直报系统纳入的植入CRT患者5333例，较2020年增加37%，百万人口植入量为3.6例，其中CRT-D3508例，占66%（图2-9-10）。而在美国、欧洲和亚太地区发达国家，CRT的百万人口植入量分别可达50例、70例和40例。

4. 导管消融

2021年心律失常介入治疗直报系统纳入的导管消融患者210 609例，较2020年增加34%，百万人口导管消融治疗量154例，其中心房颤动导管消融87 994例（41.78%），较2020年增加57%。导管消融治疗主要适应证：阵发性室上性心动过速69 386例，室性心律失常32 226例，心房颤动87 994例。

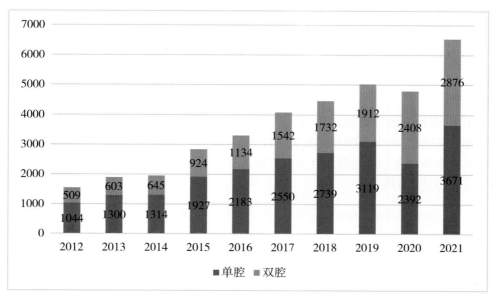

图2-9-9   2012—2021年我国ICD植入数量

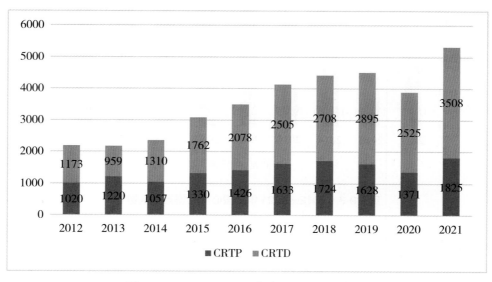

图2-9-10   2012—2021年我国CRT植入数量

（三）过程质控指标

1. 器械治疗围手术期抗菌药物使用

抽查数据显示，在提供器械治疗围手术期抗菌药物使用情况的353家三级医院和116家二级医院中，90%的患者在器械植入术前0.5～2.0小时预防性使用抗菌药物。达到100%的医院有419家，占89.3%；90.0%～99.9%的医院有27家，占5.8%；60.0%～89.9%的医院有17家，占3.6%。同时，也有6家医院（占1.3%）符合预防性使用抗菌药物要求的患者比例低于60.0%，其中有2家医院患者术前均未使用抗生素（图2-9-11）。

2. 起搏器植入适应证

在起搏器植入手术中，主要的适应证包括病态窦房结综合征52 135例（52.5%），传导阻滞44 191例（44.5%），比例近年来保持稳定（图2-9-12）。

3．ICD 植入适应证

在 ICD 植入手术中，一级预防2618例（40%），二级预防3929（60%），一级预防的比例较2020年有所降低（图2-9-13）。

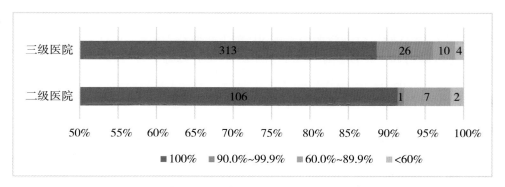

图2-9-11　二级、三级医院的起搏器植入围手术期抗菌药物规范使用比例

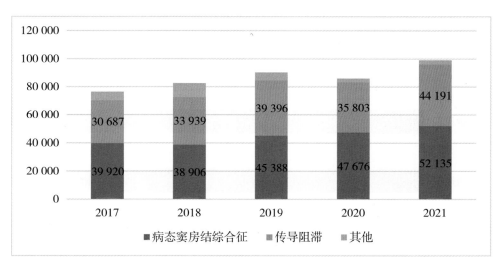

图2-9-12　2017—2021年我国心脏起搏器植入适应证分布情况

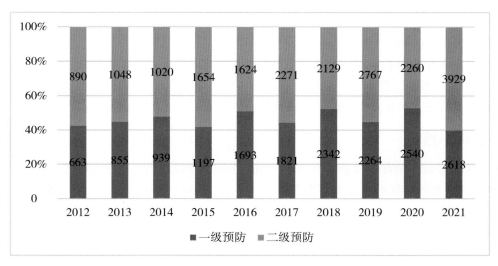

图2-9-13　2011—2020年我国ICD植入适应证分布情况

（四）结果质控指标

1. 器械植入患者住院期间严重并发症

抽查数据显示，器械植入患者整体住院期间严重并发症发生率为0.7%。在428家三级医院的45 748例起搏器植入、3583例ICD植入、2989例CRT植入中，住院期间心脏压塞并发症33例（起搏器29例、ICD 2例、CRT 2例），导线脱位行导线调整手术307例（起搏器279例、ICD 15例、CRT 13例），住院期间死亡15例（起搏器11例、ICD 2例、CRT 2例）。严重并发症总体发生率0.68%。同期，在154家二级医院的2396例起搏器植入、95例ICD植入、67例CRT植入中，住院期间心脏压塞（行心包穿刺或者外科手术治疗干预）12例（起搏器10例，CRT 1例），导线脱位行导线调整手术15例（起搏器13例、CRT 2例），住院期间死亡3例（起搏器1例、ICD 1例、CRT 1例）。严重并发症总体发生率1.2%。

2. 阵发性室上性心动过速导管消融治疗的即刻成功率及并发症

358家三级医院和100家二级医院提供了35 916例阵发性室上性心动过速导管消融情况的数据。总体阵发性室上性心动过速导管消融治疗的即刻成功率97.3%。即刻成功率为100%的医院有313家（68.3%）、90.0%～99.9%的医院有106家（23.1%），低于90%的医院有39家（8.5%）（图2-9-14）。阵发性室上性心动过速导管消融严重并发症发生率约0.17%，在二级医院和三级医院中发生率均较低，其中包括二度Ⅱ型、高度和三度房室传导阻滞24例（0.06%），心脏压塞33例（0.09%），死亡病例4例（0.01%）。

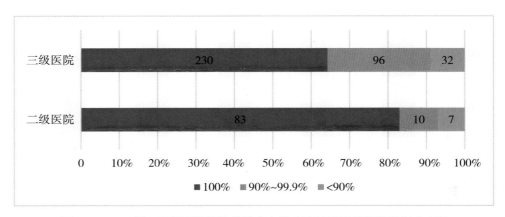

图2-9-14 二级、三级医院的阵发性室上性心动过速导管消融即刻成功率

3. 房颤导管消融治疗的严重并发症

房颤导管消融治疗患者住院期间整体严重并发症发生率0.38%（脑卒中57例，心脏压塞126例，住院期间死亡7例）。二级医院严重并发症发生率1.0%（脑卒中4例，心脏压塞4例，住院期间死亡0例），三级医院严重并发症发生率0.37%（脑卒中53例，心脏压塞122例，住院期间死亡7例）。

（五）分析小结

2021年心律失常介入治疗总体来看有以下一些突出的特点以及需要关注的问题。

1. 心律失常介入治疗技术正处在发展阶段

受新冠肺炎疫情影响，2020年心律失常介入治疗量有所下降。而2021年心脏起搏器、ICD、CRT、导管消融治疗数量均较前增加，增幅达15%～37%。心脏起搏器、ICD和CRT适应证基本符合我国现行的心脏植入型器械指南中植入适应证的要求。而在导管消融介入治疗中，房颤的导管消融处于快速增长阶段，2021年增幅高达57%。虽然我国心律失常介入治疗处于增长阶段，但是心脏起搏器、ICD和CRT的百万人口植入量远低于欧美、亚太经济发达地区，有适应证的患者能够进行器械植入治疗的比例仍然很低。一方面与临床医师和患者对心脏植入器械适应证的认识不足有关，另一方面与心脏植入器械治疗的费用偏高有关，并且在全国多数地区心脏植入器械治疗医保报销的比例并不高。高费用限制了患者采纳该疗法的意愿，同时也增加了植入医师的顾虑。因此，对持续增长的心律失常介入治疗进行质控，重点主要集中在适应证的掌握情况、治疗流程的合理性以及严重并发症的发生情况等方面。同时，心律失常介入治疗当中的一些新技术，如无导线起搏器、全皮下ICD、希氏-浦肯野系统（希-浦系统）起搏技术、脉冲电场消融等，目前正处于蓬勃发展的阶段，为新技术建立适宜的质控标准，将有利于技术的规范性推广普及。

2. 新开展心律失常介入治疗机构的技术规范化有待加强

围手术期严重并发症的发生率在三级医院显著低于二级医院，无论是心律失常器械植入（三级医院0.68%，二级医院1.2%），还是导管消融（三级医院0.37%，二级医院1.0%）。分析其原因如下：第一，三级医院的心律失常介入治疗量远大于二级医院，器械植入量是二级医院的22倍，导管消融量是二级医院的47倍，机构发展不均衡的现象较为突出。二级医院介入水平相对薄弱，在逐步开展心律失常介入治疗过程中，可能面临较多质量问题，这也是后续质控的难点。第二，医疗资源的不均衡性是目前各个医疗领域的共性问题，在国际上亦是如此。那么，如何使二级医院的医师和技术人员在临床诊疗行为规范化、医疗服务标准化、同质化方面向三级医院看齐，逐步实现心律失常介入治疗医疗质量达到一致水平，仍然是质控工作的重点。应继续开展心律失常介入机构及人员的培训与管理，对于有需求的机构或有一定能力的机构要大力帮扶与支持。

3. 心律失常介入治疗并发症总体发生率较低，但仍需要密切关注

随着我国心律失常介入治疗数量的增长，上报的并发症、死亡人数增加。然而相比国际上大规模临床资料显示的器械植入相关并发症发生率2%～5%、围手术期死亡并发症的发生率为0.1%～0.9%，国内并发症总体发生率较低。这一方面与我国对心律失常介入诊疗质量的重视有关，国家级心律失常介入质控中心开展了大量的诊疗技术规范化培训工作，各省市级质控中心每年均开展多次死亡病例讨论与分析会议；同时国家级和省市级质控中心不断坚持开展技术教育、安全教育，尽最大可能降低并发症发生率与死亡率。另一方面也可能与我国的网络直报系统数据不够全面有关，大型医院治疗的病例有可能存在漏报，基层医院开展的治疗可能没有纳入网络直报。因此，后续目标除了进一步降低常规心律失常介入技术的严重并发症发生率，也将着眼于加强对疑难重症患者的心律失常介入治疗的质控。

主　审：张　澍

总负责人：张　澍

执笔人：宁小晖　林　娜　李　萍

十、体外生命支持

基于HQMS手术操作包括ECMO的数据，2021年，HQMS纳入实施ECMO的住院患者5897例。其中，三级医院5822例（98.7%），二级医院75例（1.3%）；东部地区2862例（48.5%），中部地区1962例（33.3%），西部地区1073例（18.2%）。患者中位年龄57（44，66）岁，女性占30.1%。

（一）整体质量

1. 院内结局

2021年实施ECMO治疗的住院患者中，总体医嘱离院率为41.5%，2020年为44.4%，2019年为43.4%。院内死亡率在2021年为28.7%，2020年为29.1%，2019年为31.2%。非医嘱离院率在2021年为22.9%，2020年为20.6%，2019年为19.0%。医嘱离院率最高的5个省（自治区、直辖市）为青海（87.5%）、湖南（68.4%）、陕西（58.6%）、内蒙古（57.1%）及甘肃（56.6%），这5个省（自治区、直辖市）平均医嘱离院率为64.1%；医嘱离院率最低的5个省（自治区、直辖市）为海南（12.5%）、河北（20.9%）、贵州（27.3%）、宁夏（30.0%）、广西（30.4%），这五个省（自治区、直辖市）平均医嘱离院率为28.5%（图2-10-1）。

2. 住院时长

2021年实施ECMO治疗的住院患者中，平均住院日（17.1±0.25）天，住院时长中位数为12（3，23）天。2019年的平均住院日为20.4天，2020年的平均住院日为20天。各省（自治区、直辖市）住院时长存在显著差异，其中天津市的住院时长中位数最长，为23天（图2-10-2）。

3. 诊疗费用

2021年实施ECMO治疗的住院患者中，平均总费用为258 575.7元，相比2019年（280 976.9元）和2020年（288 501.7元）有下降趋势。三级医院中2021年平均药费62 441.5元（占24.1%），平均治疗费50 099.3元（占19.4%），平均检查费33 019.0元（占12.8%），平均材料费80 457.4元（占31.1%）（图2-10-3）。平均总费用最高的5个省（自治区、直辖市）为海南（402 788.6元）、辽宁（387 552.6元）、北京（384 291.7元）、天津（356 483.6元）、贵州（354 225.0元）；平均总费用最低的5个省（自治区、直辖市）为青海（171 399.9元）、湖南（179 110.9元）、甘肃（183 970.8元）、云南（195 723.6元）、浙江（203 580.7元）。

4. 跨省异地就医

2021年体外生命支持住院患者中，跨省异地就医的占10.3%。其中跨省异地就医流入患者最多的3个省（自治区、直辖市）为北京、上海和浙江，占全国的46.9%；流出患者最多的3个省（自治区、直辖市）为河北、安徽和河南，占全国的32.5%（图2-10-4）。流入患者占当地收治患者比例最高的省（自治区、直辖市）为北京（56.8%）、上海（56.0%）和海南（37.5%）（图2-10-5）；流出患者占当地发病患者比例最高的省（自治区、直辖市）包括内蒙古（82.5%）、海南（55.6%）和河北（49.7%）（图2-10-6）。

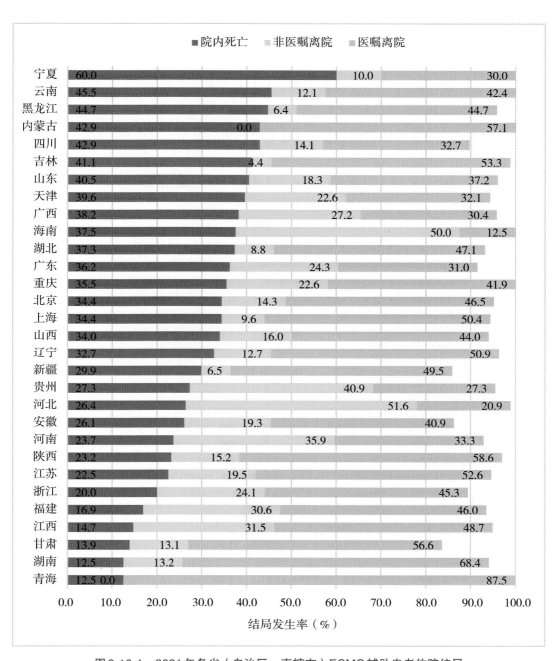

图2-10-1　2021年各省（自治区、直辖市）ECMO辅助患者住院结局

注：按"死亡率"排序。

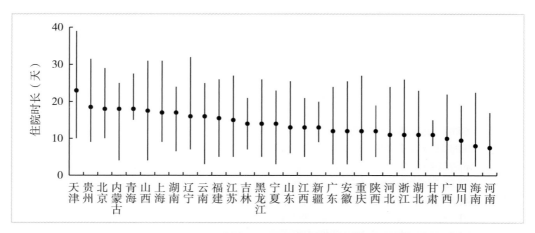

图2-10-2 2021年各省（自治区、直辖市）ECMO辅助患者住院时长
注：按"住院时长中位数"排序。

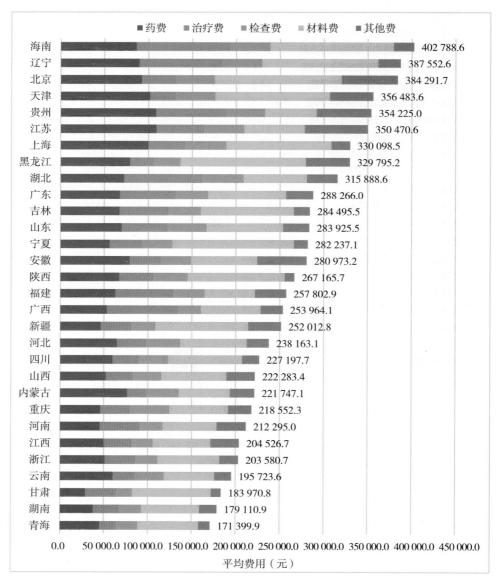

图2-10-3 2021年各省（自治区、直辖市）ECMO辅助患者住院费用构成
注：按"平均总费用"降序排序。

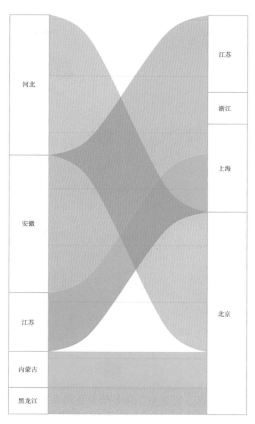

图2-10-4　2021年各省（自治区、直辖市）体外生命支持住院患者跨省异地就医情况
注：左为流出省（自治区、直辖市），右为流入省（自治区、直辖市）。

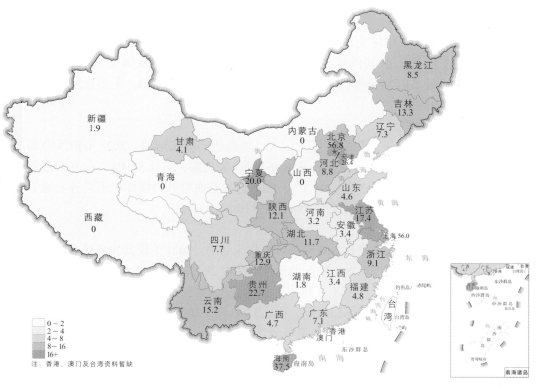

图2-10-5　2021年各省（自治区、直辖市）体外生命支持住院患者跨省异地就医占比（%）

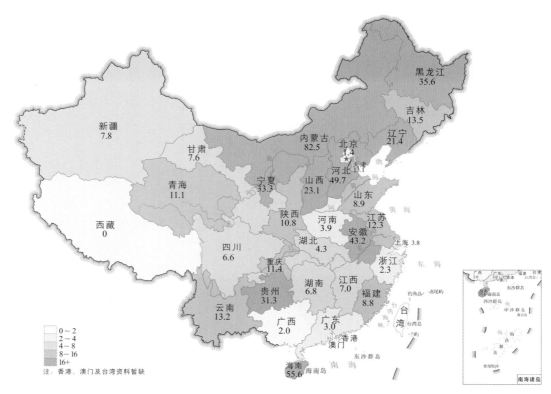

图2-10-6　2021年各省（自治区、直辖市）体外生命支持跨省异地就医流出患者占比（%）

（二）患者特征与诊疗结果

1. 主要诊断

基于HQMS数据，对近5年接受ECMO辅助治疗患者的主要诊断情况进行分析，发现2017—2020年辅助例数逐年快速增长（由2017年的1282例增长至2020年的5318例），但2021年相较2020年，ECMO辅助例数增长减缓（由2020年的5318例增长至2021年的5897例），主要诊断组成比例基本保持一致（图2-10-7）。

2. 合并心血管相关操作

患者是否合并心血管相关操作影响了接受ECMO辅助后的临床结局。2021年ECMO辅助住院患者中，合并心血管外科操作的患者共1682例，其中864例医嘱离院，占比51.4%；合并心血管介入操作的患者1708例，其中771例医嘱离院，占比45.1%；既不合并心血管外科操作也不合并心血管介入操作的患者2520例，其中928例医嘱离院，占比33.8%（图2-10-8）。

3. 年龄

患者年龄极大程度上决定了接受ECMO辅助后的临床结局。2021年较2020年接受ECMO辅助的患者年龄构成变化不明显。2021年接受ECMO辅助的新生儿（≤28日龄）共75例（较2020年的192例有所减少），医嘱离院41例，占比54.7%；儿童（＜18岁）共341例，医嘱离院180例，占比52.8%；年龄＞70岁接受ECMO辅助患者共890例，医嘱离院329例，占比37%（图2-10-9）。据全球体外生命支持组织（ELSO）注册数据统计，儿童患者占比19.1%，医嘱离院率65.2%；新生儿患者占比27%，医嘱离院率65.2%。全球统计数据中，儿童及新生儿接受ECMO辅助的比例均高于我国，医嘱离院率也较高（表2-10-1）。

4. 中心诊疗规模

2021年，HQMS共纳入584家中心开展ECMO辅助治疗，开展例数最多的中心为165例，最少的为1例。共20个省（自治区、直辖市）开展ECMO的中心超过10家。根据全球体外生命支持组织对实施ECMO的中心要求，每年应用ECMO的患者数量不低于6人。根据2021年HQMS数据库，ECMO辅助例数不少于6例的中心有219家（占37.5%），共完成5131例（87.0%）ECMO辅助，总医嘱离院率为42.5%；ECMO辅助例数少于6例的中心有365家（占62.5%），共完成766例（13.0%），总医嘱离院率为34.5%。其中，宁夏、甘肃、天津、北京、黑龙江、湖南、吉林开展ECMO规模不少于6例的中心超过50%（图2-10-10）。《体外膜肺氧合（ECMO）技术临床应用管理规范》对开展ECMO培训机构制订了"每年完成ECMO技术临床应用不少于20例，ECMO技术成功撤除率达到40%以上"的要求。2021年HQMS共纳入74（12.7%）家中心开展ECMO辅助治疗不少于20例，医嘱离院率大于40%的中心有38家，有培训机构资质的中心占全部中心的6.5%。

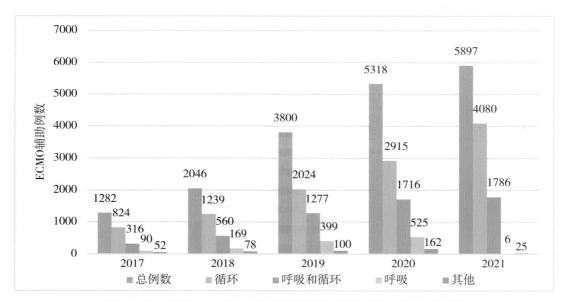

图2-10-7　2017—2021年各类主要诊断的ECMO辅助例数变化趋势

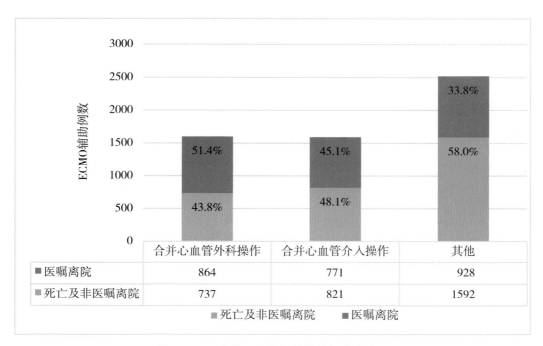

图2-10-8　合并心血管相关操作与诊疗结局

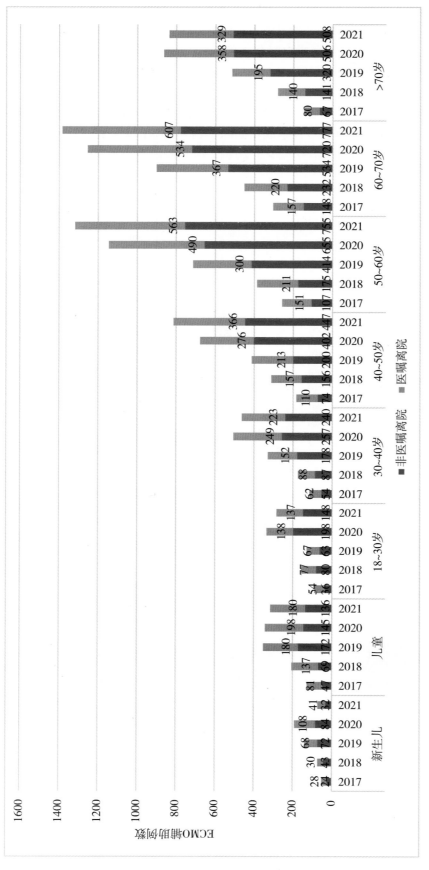

图 2-10-9　2017—2021 年各年龄组 ECMO 医嘱离院情况

表2-10-1 2017—2021年各类人群ECMO辅助例数及医嘱离院率情况

人群	ECMO例数及医嘱离院率	HQMS数据库					ELSO全球注册数据
		2017	2018	2019	2020	2021	（统计至2021年）
成人	例数	1102	1767	3308	4783	5481	93 073
	占比（%）	86.0	86.4	87.1	89.9	92.9	53.9
	医嘱离院率（%）	55.8	50.6	43.1	42.7	40.6	49.5
儿童	例数	128	206	352	343	341	33 064
	占比（%）	10.0	10.1	9.3	6.4	5.8	19.1
	医嘱离院率（%）	66.3	66.5	51.1	57.7	52.8	65.2
新生儿	例数	52	73	140	192	75	46 698
	占比（%）	4.0	3.6	3.7	3.6	1.3	27.0
	医嘱离院率（%）	53.9	41.1	48.6	56.3	54.7	65.2

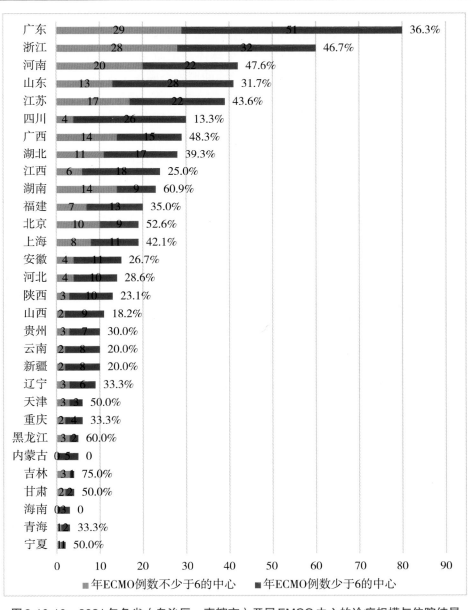

图2-10-10 2021年各省（自治区、直辖市）开展EMCO中心的诊疗规模与住院结局

（三）分析小结

1. ECMO辅助数量增长速度逐步放缓

ECMO在国内应用时间已近20年，近几年发展尤为迅速。但HQMS统计数据显示，相较于2020年28.5%的增长速度，2021年度辅助数量增长速度已逐步放缓（仅由5318例增长至5897例，增长速度9.8%）。这需要考虑到新冠肺炎疫情和相关防控措施的影响，可能限制了很多中心的医疗活动，导致ECMO辅助数量增长速度放缓。

2. 适用人群的选择与医疗进步联系紧密，机遇与挑战并存

ECMO辅助例数相比往年稳中有升，但不容忽视的是，ECMO在新生儿及儿童患者中的应用持续处于较低水平，与国际水平尚有一定差距。ECMO作为一项临床新技术，在国内大部分中心首先在成人中开展，在儿科起步较晚；其次，ECMO技术操作在儿科中更为复杂，管理难度更大，针对儿科的ECMO设备及耗材较为紧缺，进一步限制了ECMO在新生儿及儿童患者中的应用。因此，加强医疗人员技术培训，规范ECMO管理，提高医疗团队合作，加强ECMO学术交流，对促进ECMO发展具有重要意义。

3. 数量与质量发展不平衡，医疗过程质量控制任重而道远

2021年，37.5%的中心年ECMO辅助例数满足全球体外生命支持组织要求（不少于6例），共计完成了全国87%的ECMO辅助；62.5%的中心年ECMO辅助例数不满足全球体外生命支持组织要求（少于6例），仅完成全国39.1%的ECMO辅助。就总体医嘱离院率而言，规模较大的中心（42.5%）仍优于规模较小的中心（34.5%）。但同时，医嘱离院率并没有随着ECMO辅助例数的增加而提高，仍存在容量超过80例的大规模中心医嘱离院率不足30%的情况（图2-10-11）。这反映出目前大部分中心对ECMO辅助适应证仍把握不当，超适应证应用较为常见。医疗过程质量提高仍需通过定期规范化培训，不断标准化诊断、操作与围手术期管理流程。此外，我国目前尚无全国性的ECMO辅助医疗质量管理与控制平台，现有数据管理平台无法支持对ECMO模式（静脉-静脉或静脉-动脉）、置管位置（中心置管或外周置管）及辅助时间等ECMO关键指标的分析。作为高风险、高花费的限制性医疗技术，亟需建立完善的ECMO临床质控上报系统。

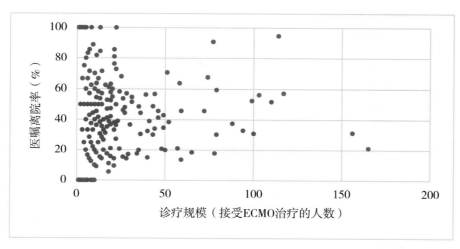

图2-10-11　2021年医院ECMO诊疗规模与医嘱离院率

主　　审：吉冰洋　刘晋萍　周成斌

总负责人：吉冰洋

执 笔 人：赵明霞　高思哲　王　靖　金泽健

十一、心血管影像

心血管影像质控指标分析主要针对冠状动脉CT血管造影（coronary computed tomography angiogram，CCTA），基于全国范围内抽样的CCTA影像技术应用现状调查数据。该调查根据2019年国家统计局发布的全国医疗卫生机构统计年鉴，将各省（自治区、直辖市）3%的医院作为调研数目，并按照该省三级医院和二级医院的比例进行抽取，所选择的医院需分布在该省至少30%的地级市（区）内。最终共抽出了开展CCTA的196家医院，其中包括三级医院82家、二级医院114家。本次调查基于心血管影像质量控制填报平台，并采用随机抽样的方法，对各个医院进行随机时间点的影像数据抽查，每家医院分别收集2021年度10～30例影像数据资料，对于开展例数小于10例的单位，上报2021年度的开展例数，共收集病例1630例，其中包括三级医院1302例、二级医院328例；东部地区655例、中部地区547例、西部地区428例。患者平均年龄（58.2±11.8）岁，男性占56.8%（915/1630），体重指数（BMI）均值为（24.3±4.7）kg/m²。

（一）检查前准备情况

调研数据显示，1535例（95.3%）患者为窦性心律，心率在44～140次/分。检查前服用β受体阻滞剂的患者449例（27.9%），其中三级医院344例（26.8%），二级医院105例（32.01%）。360例（22.4%）患者检查前服用硝酸甘油，其中三级医院282例（22.0%），二级医院78例（23.8%）。1557例（96.7%）患者检查前行屏气练习，其中三级医院1238例（96.6%），二级医院319例（97.2%）。

（二）CCTA扫描参数及辐射剂量

调研结果中将CT设备分为64排CT、128排及以上CT和双源CT共3类（因双源CT具有双球管、双探测器设备，且采集方式与传统螺旋CT不同，故单独成组）。不同等级、不同地区医院CCTA检查的设备、图像采集模式、参数情况及辐射剂量详见表2-11-1、表2-11-2。

表2-11-1　医院设备及扫描参数的差异

扫描参数	总体（n=1630）	二级医院（n=328）	三级医院（n=1302）	东部（n=655）	中部（n=547）	西部（n=428）
CT扫描设备						
64排CT	784（49.9%）	259（80.4%）	525（42.1%）	365（58.4%）	274（51.7%）	145（34.9%）
128排及以上CT	388（23.8%）	26（7.9%）	362（27.8%）	178（27.1%）	123（22.5%）	87（20.3%）
双源CT	458（29.5%）	43（13.4%）	415（33.7%）	112（18.2%）	150（28.5%）	196（47.2%）
管电压（kV）						
140	15（0.9%）	0（0.0）	15（1.2%）	13（2.0%）	2（0.4%）	0（0.0）
130	66（4.1%）	20（6.1%）	46（3.5%）	0（0.0）	50（9.1%）	16（3.7%）
120	1069（65.6%）	224（68.3%）	84.5（64.9%）	485（74.1%）	318（58.1%）	266（62.2%）
110	46（2.8%）	4（1.2%）	42（3.2%）	14（2.1%）	12（2.2%）	20（4.7%）
100	320（19.6%）	31（9.5%）	289（22.1%）	76（11.3%）	145（26.3%）	99（22.9%）
90	17（1.0%）	11（3.4%）	6（0.5%）	14（2.1%）	2（0.4%）	1（0.2%）
80	49（3.0%）	26（7.9%）	23（1.7%）	24（3.7%）	11（2.0%）	14（3.3%）

续　表

扫描参数	总体 （n=1630）	二级医院 （n=328）	三级医院 （n=1302）	东部 （n=655）	中部 （n=547）	西部 （n=428）
70	48（2.9%）	10（3.1%）	38（2.9%）	30（4.6%）	8（1.5%）	10（2.3%）
采集模式						
前瞻性心电门控	785（48.2%）	148（45.1%）	637（48.9%）	242（36.9%）	311（56.9%）	232（54.2%）
回顾性心电门控	845（51.8%）	180（54.8%）	665（51.1%）	413（63.1%）	236（43.1%）	196（45.8%）

表2-11-2　CCTA辐射剂量差异

辐射剂量（mSv） M（Q1, Q3）	总体 （n=1630）	二级医院 （n=328）	三级医院 （n=1302）	东部 （n=655）	中部 （n=547）	西部 （n=428）
64排CT	9.6（5.0, 14.2）	9.9（5.2, 14.8）	8.5（4.3, 12.9）	9.8（5.1, 15.1）	8.6（4.4, 14.7）	9.6（6.7, 13.5）
128排及以上CT	5.7（3.9, 8.4）	5.9（4.1, 8.6）	4.7（3.2, 6.6）	6.2（3.6, 10.7）	5.4（3.8, 7.9）	5.3（4.2, 8.0）
双源CT	6.3（4.5, 8.3）	6.6（4.5, 8.3）	5.8（4.3, 7.2）	7.8（6.2, 16.3）	6.5（4.5, 8.3）	5.3（4.4, 7.4）
总体	7.4（4.1, 10.2）	7.9（4.2, 9.1）	6.5（4.0, 7.8）	8.8（4.9, 12.1）	7.8（4.4, 8.9）	8.2（4.4, 9.7）

1. 设备

本次调研结果显示三级医院的CT设备比二级医院的设备相对先进，CCTA检查时二级医院以64排CT为主，三级医院64排、128排及以上CT和双源CT应用比例相对均衡，调研患者有一半都应用64排CT进行检查。设备的提升可以减少患者的扫描时间，从而减少辐射剂量，但设备并不是改善辐射剂量的主要因素。

2. 扫描模式

临床指南提示使用前瞻性心电门控轴扫模式，选取合理的R-R间期采集数据，扫描时间大幅度缩短，辐射剂量可以下降50%。回顾性心电门控螺旋扫描模式，并不能提高CCTA检查的成功率，且辐射剂量高，建议摒弃该模式，或推荐仅在心率超过90次/分的患者中做尝试性使用。此次调查显示51.8%（845/1630）的患者采用回顾性心电门控螺旋扫描模式，对比2020年，应用比例减低了15.4%（2021年质控报告调研结果显示67.2%的患者应用回顾性心电门控螺旋扫描模式）。

3. 管电压

个体化应用管电压技术是减少患者辐射剂量的另一重要举措，研究显示管电压与辐射剂量的平方成正比，在管电流不变的情况下，管电压从120kV降至100kV时，辐射剂量可减少约40%。目前指南推荐根据患者的体重调节管电压，体重<60kg的患者应用70kV或80kV的管电压即可获得良好的图像质量；在后处理设备具有迭代重建功能时，体重≤90kg的患者均可使用100kV的管电压进行扫描。此次调查显示，65.6%（1069/1630）的患者无论身高体重均采用120kV的管电压，对比2021年心血管影像质控报告（应用120kV管电压的比例为57.4%），该比例并无下降，反而有所上升。这些结果提示，目前我国的大部分医院行CCTA检查时给予固定管电压，个性化扫描方案没有得到充分的应用，这可能与基层医院理念传递不够深入，扫描技术人员扫描固定化、模式化有关。

4. 辐射剂量

理想状态下按照指南推荐的扫描方案，CCTA辐射剂量应该控制在2～5mSv，研究显示高端CT设备推荐采用前瞻性心电门控大螺距或单心跳轴扫模式，辐射剂量能够控制在1～2mSv，甚至更低水平。但现实情况同指南仍有较大差距，2020年调研结果显示CCTA辐射剂量为7.9mSv，2021年的调研结果所示CCTA辐射剂量较前略有降低，中位数为7.4mSv，辐射剂量＜5mSv的541例（33.2%），5～8mSv的360例（22.1%），＞8mSv的729例（44.7%），这优于日本2013年的水平（11mSv），但与德国2014年（2.511mSv）和欧美亚多国2017年的调查结果（1.9～5.7mSv）相比，仍有一定差距。其中三级医院的辐射剂量低于二级医院，这可能与三级医院设备更好、前瞻性心电门控扫描模式应用比例更高有关。

（三）CCTA图像质量

图像质量的评价是由中国医学科学院阜外医院放射影像科牵头，由各省级质控中心人员组成的中心阅片室，对图像质量的多维指标体系进行定量及定性的评估。图像质量评价指标为主观评价，采用计分的形式，将图像分为优秀（图像无伪影，冠状动脉主干及较大分支均可进行诊断）、良好（有细微伪影或无伪影，冠状动脉主干及较大分支80%及以上节段可进行诊断）、中等（有少量图像伪影，冠状动脉及较大分支60%～80%的节段可进行诊断）、较差（有明显图像伪影，冠状动脉及较大分支可进行诊断的节段小于60%）4个等级。图像评级为"较差"，最终定义为检查失败。

中心阅片室对收集的1630例图像进行了图像质量的评价，其中三级医院病例为1302例，二级医院病例为328例。图像质量为优秀的为1047例，占64.2%；良好的为467例，占28.6%；中等的为93例，占5.7%；失败的为23例，占1.4%。其中，三级医院图像优秀率为66.6%（867/1302），良好率为28.5%（371/1302），中等率为4.2%（55/1302），失败率为0.9%（9/1032）；二级医院图像优秀率为54.9%（180/328），良好率为29.3%（96/328），中等率为11.6%（38/328），失败率为4.3%（14/328）。对比2020年，图像质量较前持平，图像质量的优秀率升高了1.0%，其中三级医院的优秀率升高了0.6%，二级医院的优秀率升高了0.1%。检查的失败率较前降低了2.3%。

（四）分析小结

总的来看，CCTA等心血管影像在我国逐渐普及，CCTA的辐射剂量及图像质量较前有所改善，但仍需要推广规范化的操作技术。

1. CCTA检查前心率管理不规范、辐射剂量高是当前的突出问题

前瞻性心电门控扫描模式、个性化调节管电压和管电流、应用迭代重建等是目前指南推荐的扫描方案，但此次调查显示CCTA检查存在扫描前准备不充分、前瞻性心电门控扫描模式应用比例低、扫描管电压固定化和个性化扫描比例低等问题，提示我国CCTA的扫描操作仍然有待进一步的规范。此次调查还表明我国CCTA检查时辐射剂量过高的原因为扫描参数设定不规范、图像采集模式选择不合理，提示影像技术规范化应用水平和操作技能有待提高。此外，患者的检查前准备不够充分，调研结果显示仅有不到30%的患者检查前应β受体阻滞剂，患者的心率控制不充分，这是导致图像质量不达标的重要原因。

2. 加强培训和技术指导是医院提升CCTA检查安全性的工作重点

在我国行CCTA检查的规范化培训，加强放射科医师和技师对指南推荐的CCTA扫描方案的掌握，带动技术普及与推广是非常必要的。基于本调查结果，国家心血管病专业质控中心心血管影像质控专家工作组正在开展全国范围内的CCTA培训及反馈工作，即将上述调查结果反馈给参加调查的医疗单位，找出各家医院扫描技术应用不规范、辐射剂量不达标的原因，并进行针对性的培训及培训后再调研。

主　　审：吕　滨

总负责人：吕　滨

执　笔　人：任心爽

第三部分

心血管病医疗质量改进工作进展

为加强医疗质量安全管理，持续提升医疗质量安全管理科学化、精细化水平，2021年2月，国家卫生健康委印发《2021年国家医疗质量安全改进目标》，提出包含"提高ST段抬高型心肌梗死再灌注治疗率"在内的10项年度医疗质量安全改进目标，聚焦当下医疗质量安全的薄弱环节和关键点，提出以目标为导向开展医疗质量安全系统改进工作。同年3月，国家卫生健康委医政医管局在此基础上印发了《2021年质控工作改进目标》，包括"提高ST段抬高型心肌梗死再灌注治疗率""降低导管消融术住院死亡率""降低封堵器移位或脱落发生率""提高心脏移植术前心肺运动试验检查率"4项心血管病相关专业质量改进目标，进一步明确了医疗质量控制工作方向。

为认真贯彻落实上述各项改进目标，强化目标导向，提升心血管病医疗质量安全管理水平，我们结合2021年国家心血管病专业质控工作重点，细化落实举措，研究制定了《国家心血管病医疗质量改进行动方案（2021—2023）》，针对冠心病、心律失常介入治疗、结构性心脏病介入治疗、心脏移植、心脏外科、血管外科、高血压、心力衰竭、心房颤动、心血管影像10个亚专业，制订了详细的质量改进目标及实施方案，多级联动、多方协同，以质量改进目标为切入点，系统性推进心血管病医疗质量控制工作。

此外，心血管病各专业领域同步开展了一系列医疗质量改进研究与干预。本章主要选取具有代表性的国家级心血管病医疗质量改进行动，以及覆盖多中心网络的典型研究，报告其改进措施及成效，为全国性的医疗质量改进工作提供借鉴。

一、冠心病：提高急性ST段抬高型心肌梗死再灌注治疗率

急性ST段抬高型心肌梗死（STEMI）作为心血管病的急危重症，具有病情发展快、致残率高及医疗费用高等特点，其发生率在我国呈快速增长态势，是导致我国居民死亡的重要病种，给社会和家庭造成沉重的经济负担。急性STEMI救治的关键在于早期、完全和持续地开通闭塞的冠状动脉，恢复梗死相关血管灌注区域心肌的灌注。及时再灌注治疗，特别是及时进行直接PCI，对降低急性STEMI患者的致残率及死亡率，改善患者生活质量具有重要意义。

根据2020年我国单病种平台医疗质控数据显示，发病12小时内到院的急性STEMI患者占全部STEMI患者的81.8%；发病12小时内进行再灌注治疗的比例是72.1%，其中直接PCI占91.6%，溶栓占8.4%；到院90分钟内PCI比例为43.4%，到院30分钟内溶栓治疗的比例为35.3%，显著低于欧美发达国家再灌注治疗率和及时再灌注率。从整体上看，PCI优于溶栓治疗，但是由于PCI需要的设备、人员条件较溶栓治疗更高，在我国地理条件复杂、医疗资源分布不均衡的国情下，并非所有接诊急性STEMI患者的医疗机构都有能力开展PCI。因此，溶栓治疗仍然起着非常重要的作用。

（一）改进目标

2021年，国家卫生健康委将"提高急性ST段抬高型心肌梗死再灌注治疗率"列为国家医疗质量安全改进十大目标之一，国家心血管病医疗质量控制中心据此制定并印发《国家心血管病医疗质量改进行动方案（2021—2023）》，设定总体目标为"提高发病12小时内急性STEMI患者再灌注治疗率"，分目标1：提高发病12小时内急性STEMI患者到院90分钟内进行直接PCI的比例；分目标2：提高发病12小时内急性STEMI患者到院30分钟内给予静脉溶栓治疗的比例。计划在2021年底再灌注治疗率达到80%。在国家卫生健康委及各级卫生健康委的指导下，国家心血管病医疗质量控制中心联合各级质控中心、各级医疗机构开展医疗质量改进行动，以期达到改善疾病预后、提高医疗质量、取得最佳医疗结局的目的。

（二）改进措施

提高急性STEMI患者再灌注治疗率和及时再灌注治疗率（到院90分钟内进行直接PCI及到院30分钟内给予静脉溶栓治疗）主要涉及3个关键环节，包括患者教育、院前院内衔接及院内诊疗。据此提出三大行动，十大策略。

1. "护心行动"

针对公众，开展急性心肌梗死识别及再灌注治疗医学常识普及教育的"护心行动"，提高公众对于疾病的认识，特别是对于症状的识别和及时就诊的流程管理，从而缩短从发病到到院就诊时间。

（1）通过媒体、纸质宣传材料、网络（公众号、短视频等）多种方式进行定期的患者教育。

（2）各级医院，特别是基层社区医院，通过下到社区、居委会进行讲座、张贴海报等多种方式，加强冠心病、急性心肌梗死的患者宣传教育。

2. "闪电行动"

针对院前急救团队（120/999），开展院前迅速响应，及时转运并提前通知的"闪电行动"。

（1）各级质控中心牵头，推动与120/999组织密切合作，加强区域协调机制的建立，规划城市精细化"绿色通道"。

（2）编写培训材料，各级质控中心、中华医学会心血管病学分会等学术团体组织120/999开展针对"闪电行动"的专业系统培训。

（3）应用院前-院内一体化网络应用程序（如APP"绿色通道"等），可以完成心电图等信息传输并提前向转诊医院发出通知。

3. "开通行动"

针对院内急救团队，开展院内快速反应，缩短流程并提升救治的"开通行动"。

（1）各级医疗机构建立由心内科、急诊科、检验、护理、影像等相关部门组成的急性STEMI患者再灌注治疗技术团队，并指定牵头部门，实现多部门多学科协同联动，优化院内流程和资源配置。

（2）加强各地区各级医院STEMI诊疗规范的培训指导管理，建立培训体系进行分级培训；各级医疗机构定期参加急性STEMI诊疗规范线上讲解培训，培训后进行考核获得培训合格证书。医疗机构根据培训内容制订符合本机构实际的急性STEMI患者急救方案及具有清晰时间标识的标准化操作流程，进行院内再灌注治疗规范化培训，确保急性STEMI急救诊疗方案的实施。

（3）针对性开展提高患者及家属接受再灌注治疗的教育，通过摆放相关宣传小册子、循环播放宣教视频等，增加依从性，缩短知情同意时间。

（4）各级医疗机构建立急性STEMI患者再灌注治疗率的监测及评价机制，明确相关质控指标数据采集方法与数据内部验证程序，保障质控数据填报质量，并基于信息数据监测平台，直观展示医疗质量现状和变化趋势，定期进行数据分析反馈，建立激励约束机制。

（5）指导各级医疗机构运用质量管理工具，查找、分析影响本机构实现该目标的因素，明确改进方向，提出改进措施，制订计划并落实实施，推动目标的持续改进。

（三）行动进展

在国家卫生健康委指导下，国家心血管病医疗质量控制中心联合各级质控中心及医疗机构，展开医疗质量改进行动，具体如下。

1. 建立专项工作团队

2021年2月成立国家急性STEMI再灌注治疗质量改进行动专项委员会并建立学术指导委员会。

2．开展培训工作

完善相关培训资料，通过线下行业会议、培训活动、线上培训、公众号、网站等多种方式进行急性STEMI质控指标及指南解读培训，并在2021年5月召开医疗质量改进行动启动会议，在会议上向各级质控中心介绍行动方案及措施。

3．信息平台建设及数据采集分析反馈

依托单病种平台及HQMS数据平台获得数据的及时采集及汇总，并分析反馈。2021年9月汇总截至2021年8月单病种平台填报的数据，对急性STEMI患者再灌注治疗情况进行分析，于2021年11月完成各省急性STEMI再灌注治疗阶段质控报告，内容包括数据填报情况、指标完成情况、质控方案工作指导，反馈给各省级质控中心，同时抄送各省级/地区卫生健康委医政医管局，请各省及各医院结合自身实际情况，制订下一步工作计划，开展医疗质量改进行动。各省级质控中心积极响应，根据各地区实际情况完善不同级别质控组织架构，建立落实质控组织制度，进行各种形式的质控培训，数据收集填报分析，进行医疗质量评估，现场及远程工作指导，逐步推进医疗质量改进行动，取得显著的成绩。

（四）改进效果

医疗质量改进行动数据来源为单病种平台。自2009年起至2019年"国家医疗质量管理与控制信息网（www.ncis.cn）单病种质量监测系统"连续10年对"急性心肌梗死（ST段抬高型，首次住院）STEMI"患者诊疗质量指标进行了系统的评价，围绕质量控制、资源消耗两个维度对其中的关键环节制订了质量监测信息项。10项指标组合达标率（完成率）从2009年的45.11%呈现逐年上升的势态，至2018年为72.23%。医疗质量改进行动涉及指标：总指标——发病12小时内急性STEMI患者再灌注治疗率，分解指标——发病12小时内急性STEMI患者到院90分钟内进行直接PCI的比例、发病12小时内急性STEMI患者到院30分钟内给予静脉溶栓治疗的比例。

2021年，单病种平台共填报急性STEMI病例数量97 149例（较2020年增加77.1%），纳入分析72 411例，其中三级医院64 786例，二级医院7521例。

汇总2021年全年，发病12小时内到院患者再灌注治疗率总体为83.4%、三级医院83.2%、二级医院85.5%。较2020年发病12小时内到院患者再灌注治疗率总体为72.1%、三级医院70.8%、二级医院78.5%明显提高（图3-1-1）。发病12小时内到院90分钟内进行直接PCI的比例总体为47.7%、三级医院48.0%、二级医院45.5%，较2020年发病12小时内到院90分钟内进行直接PCI的总体率43.4%、三级医院44%、二级医院39.7%提升明显（图3-1-2）。发病12小时内到院30分钟内溶栓治疗的比例总体为35.9%，三级医院（28.8%）低于二级医院（50.9%），较2020年发病12小时内到院30分钟内溶栓治疗的比例总体35.3%、三级医院25.6%、二级医院45.0%有所升高（图3-1-3）。

此外，针对不同省（自治区、直辖市）的情况，汇总2021年1～8月单病种平台数据进行分析，共纳入13 521例急性STEMI患者，其中三级医院10 841例，二级医院2603例。不同省（自治区、直辖市）急性STEMI患者发病12小时内到院再灌注治疗率、发病12小时内到院90分钟内PCI的比例、发病12小时内到院30分钟内溶栓的比例差异较大（图3-1-4）。

通过开展医疗质量改进行动，急性STEMI患者再灌注治疗率提升明显，2021年达到了医疗质量改进行动既定目标，即发病12小时内到院的STEMI患者再灌注治疗率达到80%。再灌注治疗的及时性上也有明显改善，2021年发病12小时到院进行PCI的患者中，61.9%到院90分钟内进行直接PCI；发病12小时内到院患者中，35.9% 30分钟内溶栓治疗，与2020年相比提升明显。然而这些指标与欧美国家相比仍有较大差距。

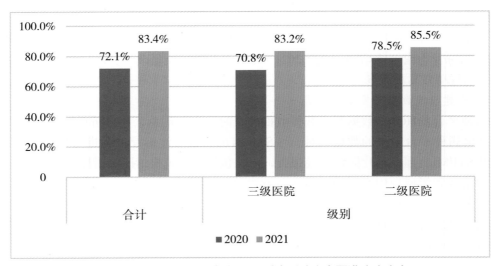

图 3-1-1 急性 STEMI 发病 12 小时内到院患者再灌注治疗率

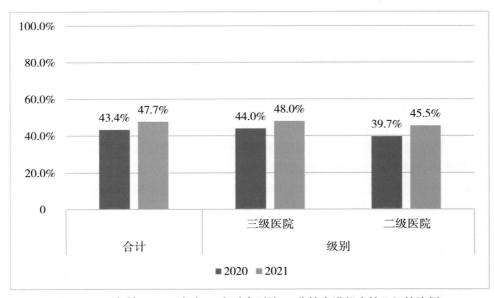

图 3-1-2 急性 STEMI 发病 12 小时内到院 90 分钟内进行直接 PCI 的比例

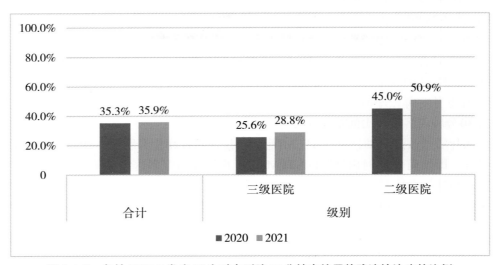

图 3-1-3 急性 STEMI 发病 12 小时内到院 30 分钟内给予静脉溶栓治疗的比例

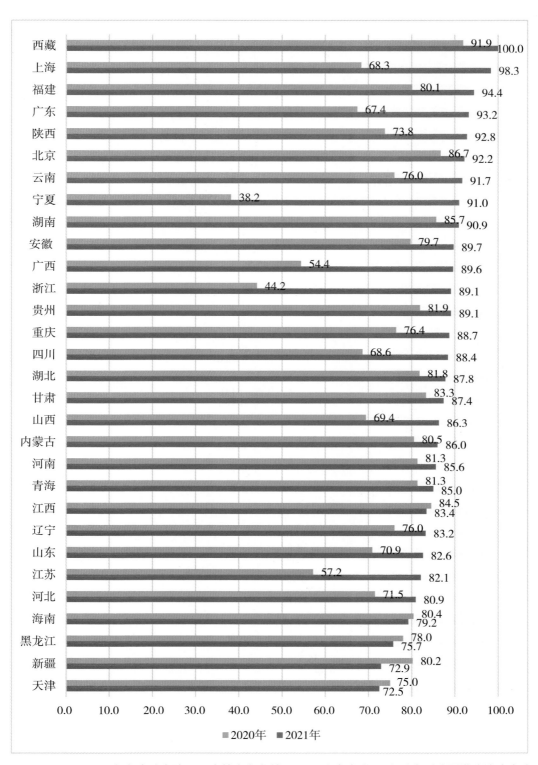

图3-1-4　2020—2021年各省（自治区、直辖市）急性STEMI患者发病12小时内到院再灌注治疗率（%）
注：2021年数据截至2021年8月。

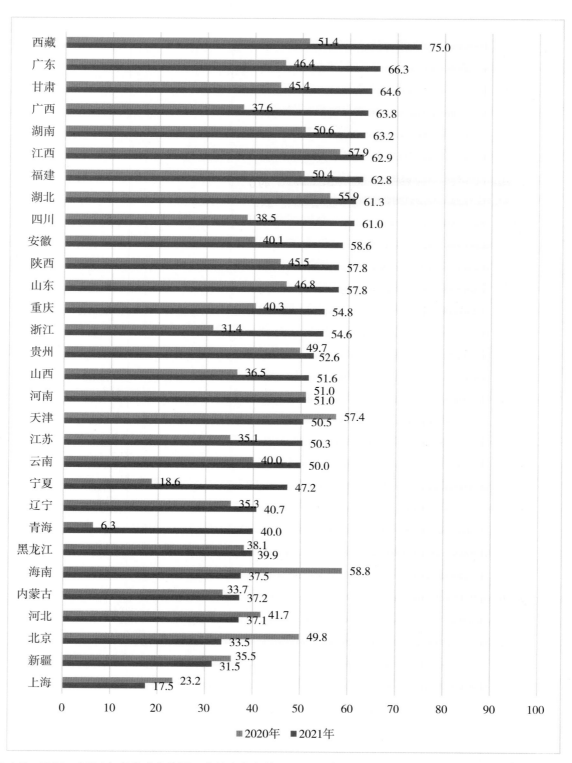

图3-1-5 2020—2021年各省（自治区、直辖市）急性STEMI患者发病12小时内到院90分钟内PCI的比例（%）

注：2021年数据截至2021年8月。

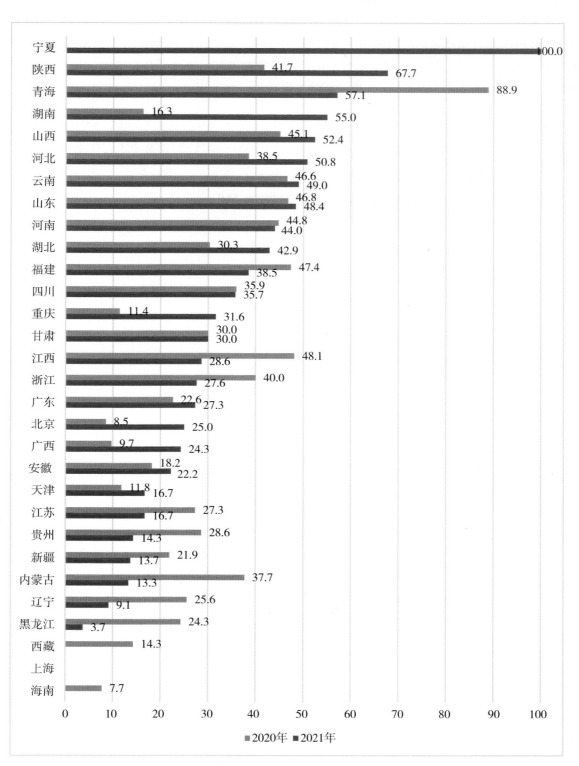

图3-1-6 2020—2021年各省（自治区、直辖市）急性STEMI患者发病12小时内到院30分钟内溶栓的比例（%）

注：2021年数据截至2021年8月。

（五）工作展望

医疗质量改进行动在继续完善公众宣传、构建院前急救网络及明确院内诊治流程的基础上，进一步的改进的措施涉及理顺质控组织架构、规范质控工作机制、充分利用现有单病种平台实现医疗质量数据收集管理，定期进行数据分析、反馈，运用质量管理工具，查找、分析影响实现该目标的因素，明确改进方向，制订改进计划并落实，推动持续改进。

主　　审：韩雅玲　杨跃进

总负责人：窦克非

执 笔 人：王虹剑

二、结构性心脏病介入治疗：降低先心病介入治疗封堵器移位或脱落发生率

先天性心脏病为我国最常见的心脏畸形，伴随有多种并发症，其中封堵器移位或脱落因具有发生率高、危害性大、发生原因复杂的特点，严重危害我国居民的身体健康，治疗所需的高额费用也增加了居民的经济负担。因此，降低先心病介入治疗封堵器移位或脱落发生率对提高我国居民的健康具有重要意义。

根据2020年国家心血管病质控信息平台数据显示，我国先心病介入治疗封堵器移位或脱落发生率为0.12%，明显高于其他并发症发生率，因此，开展针对降低先心病介入治疗封堵器移位或脱落发生率的专项改善行动十分必要。

2021年3月，国家卫生健康委医政医管局印发《2021年质控工作改进目标》，将"降低封堵器移位或脱落发生率"作为结构性心脏病介入中心质量改进目标。国家心血管病医疗质量控制中心（以下简称中心）据此制定并印发《国家心血管病医疗质量改进行动方案（2021—2023）》。

（一）改进目标

中心于2020年年底通过收集和分析国家心血管病质控信息平台上28 469例先心病介入治疗病例，发现先心病介入治疗封堵器移位或脱落发生率为0.12%，高于其他主要并发症，中心以此为基线值，确定2021年目标为降低先心病介入治疗封堵器移位或脱落发生率至0.1%。

（二）改进措施

2021年1月，中心制订了具体改进策略，内容如下。

1. 依托省级质控中心，对下级医疗单位的工作进行指导和监督。
2. 举办结构性心脏病介入治疗规范化培训班。
3. 扩大结构性心脏病介入治疗培训基地的培训规模，为基层医院提供学习机会。
4. 强化质控信息的监测和反馈。
5. 发布新版先心病介入治疗指南，提出标准化诊疗流程，指导术者根据患者的不同情况选择满足患者病情需要的足够大尺寸的封堵器，提供术后并发症的处理和防范方法。

（三）行动进展

1. 成立专家委员会，召开质控会议，讨论并部署全年工作

2021年2月，中心向国家卫生健康委医政医管局报备成立专家委员会，共纳入全国24位结构性心脏病专家，并于2021年3月5日，召开质控专家工作会议，对2021年的工作计划进行研讨，明确以《先心病介入治疗改进行动方案》为工作重点。4月15日，中心召开全国质控工作会议，向全国省级质控中心部署工作，重点解读《先心病介入治疗改进行动方案》，详细讲解了总体目标、具体措施、时间安排及工作要求，依托省级质控中心推动改进行动工作。

2. 发布指南，提供诊疗标准

2021年6月，中心组织专家委员制定并发布了《常见先天性心脏病介入治疗指南》，提供了符合中国国情的先天性心脏病介入治疗的标准化诊疗方式。2021年9月，中心于中国心脏大会（CHC）2021暨第六届中国血管大会（CVC）期间，向各省级质控中心汇报改进行动阶段性工作情况，并解读《常见先天性心脏病经皮介入治疗指南》和《2021年中国心血管病医疗质量报告》中的先天性心脏病介入治疗相关内容。

3. 以培训为主要工作方式，推广技术和诊疗标准，提高医务工作者的诊疗能力

中心通过学术会议研讨、线上手术直播、线下手术临场观摩，以及培训基地招收学员等多种形式对全国结构性心脏病介入治疗医务人员进行基本理论、基本知识和基本技能的培训。中心分别于2021年3月、4月、10月和12月通过线上和线下相结合的方式召开介入技术培训会4场，会议总共邀请了国内外结构性心脏病介入领域的86名专家进行授课。此外，2021年3月和8月，中心通过结构性心脏病介入培训基地共招收13名来自9个不同省份的学员，进行为期半年至1年不等的学习培训。2021年1月至12月，中心还通过线上直播和线下观摩的方式开展了36期培训班。2021年全年，中心通过各种形式培训的师资范围覆盖全国1/3省（自治区、直辖市），培训学员500余人，累计参加学习人次3万余人。

4. 持续开展质控数据监测和反馈工作

中心通过国家心血管质控信息平台持续监测和分析先心病介入治疗封堵器移位或脱落发生情况，并通过质控简报的形式反馈给各省级质控中心。截至2021年9月30日，全国共有7个省（自治区、直辖市）的先心病介入治疗封堵器移位或脱落发生率高于0.1%，分别为四川（0.14%）、广东（0.11%）、湖北（0.2%）、云南（0.2%）、甘肃（0.15%）、广西（0.3%）。中心撰写阶段性工作简报，内容包括各省（自治区、直辖市）上报病例总数、先心病介入治疗封堵器移位或脱落发生例数，通过邮件的形式反馈给省级质控中心，并督促指标数据未达标的省（自治区、直辖市）结合行动方案改进工作。此外，中心还通过质控微信群及时和各省级质控中心沟通工作。

（四）改进效果

中心依托各省级质控中心，以改进行动方案中提出的具体工作目标为导向，制订并及时调整工作计划；通过质控会议和不定期的督察等形式了解各省级质控中心的工作情况；组织制定了治疗指南，提出了标准化和规范化的先心病介入诊疗流程；通过培训会议、培训班及培训基地开展培训工作，缩小地域间的技术差距；通过会议、邮件及微信联络群反馈质控信息，达到监督和指导工作的目的。

截至2021年12月20日，中心通过国家心血管病质控信息平台共收集32 768例结构性心脏病介入治疗病例。全国先心病介入治疗封堵器移位或脱落发生率已降至0.09%，全国先心病介入治疗封堵器移位或脱落率达到预期目标（图3-2-1）。

通过对各省（自治区、直辖市）数据分析发现，相较2020年数据，2021年各省（自治区、直辖市）的先心病介入治疗封堵器移位或脱落率均有不同程度降低，其中安徽（2020年为0.17%，2021年为0.09%）和河北（2020年为0.16%，2021年为0.09%）下降幅度最大。截至2021年12月20日，广西（0.19%）、湖北（0.15%）、甘肃（0.14%）、云南（0.14%）、四川（0.12%）的先心病介入治疗封堵器移位或脱落率高于目标值（图3-2-2）。

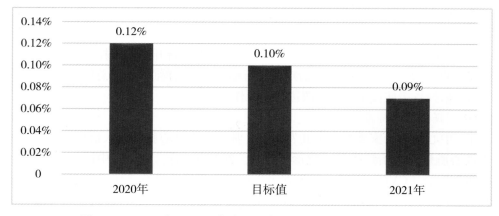

图3-2-1　2020年、2021年先心病介入治疗封堵器移位或脱落率

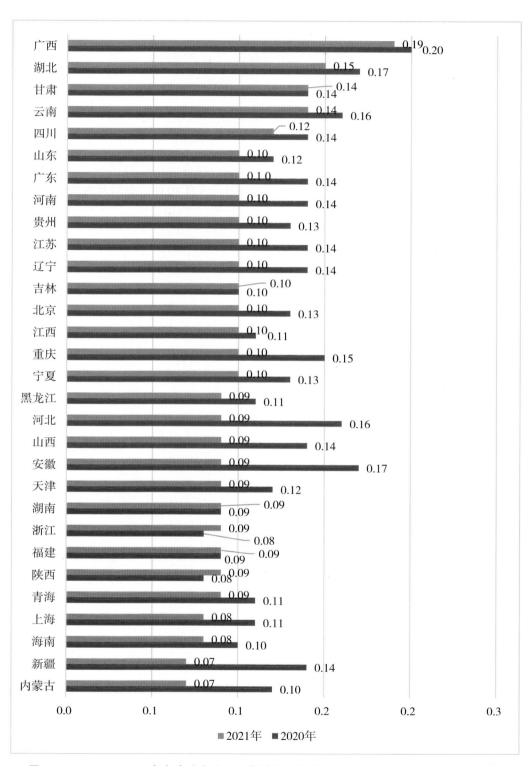

图 3-2-2 2020—2021 年各省（自治区、直辖市）的先心病介入治疗封堵器移位或脱落率

通过质量改进行动，2021年全国先心病介入治疗封堵器移位或脱落率达到0.09%。虽然仍有5个省（自治区、直辖市）未达到目标值，但是相较2020年数据，这5个省（自治区、直辖市）也有大幅度降低。全国各省（自治区、直辖市）的先心病介入治疗封堵器移位或脱落发生情况有明显改善。

主　　审：潘湘斌

总负责人：谢涌泉

执 笔 人：温乃杰

三、心律失常介入治疗：降低导管消融手术住院死亡率

导管消融是临床各类快速性心律失常，包括阵发性室上性心动过速、房颤、室性心动过速和室性期前收缩等的一线介入治疗方法。目前我国导管消融适应证不断拓宽，包括持续性房颤、各种器质性心脏病合并室性心律失常，以及高龄患者逐渐增多，而且导管消融领域新技术、新术式层出不穷，向基层推广的力度持续增加，心律失常介入医师也有年轻化的趋势，再加之导管消融术住院死亡是严重并发症的最严重后果，因此导管消融住院死亡率是心律失常介入治疗中值得重点关注的指标。国内该指标的实际状况有待摸底了解。既往国外的文献报道导管消融治疗住院死亡率房颤＜0.2%，室上性心动过速为0.01%～0.10%。导管消融治疗住院死亡最主要的原因是心脏压塞，及早发现和紧急处理是抢救成功的关键。鉴于以上情况，需从手术适应证、风险评估、手术操作过程质控以及术后监测等方面进行管理，降低导管消融治疗住院死亡率。

为加强医疗质量安全管理，持续提升医疗质量安全管理科学化、精细化水平，2021年3月，国家卫生健康委员会医政医管局印发了《2021年质控工作改进目标》，将"降低导管消融术住院死亡率"作为心律失常介入治疗的质量改进目标。国家心血管病医疗质量控制中心据此制定并印发《国家心血管病医疗质量改进行动方案（2021—2023）》

（一）改进目标

总体目标为"降低导管消融术住院死亡率"。根据行动方案，将改进目标进行以下分解：到2021年底，房颤导管消融术住院死亡率降低到小于0.1%，阵发性室上性心动过速导管消融术住院死亡率降低到＜0.07%。

（二）改进措施

2021年度心律失常介入质控从国家质控中心、省级质控中心和各级医疗机构层面开展工作。整个年度的时间规划包括前期规划部署（1～3月）、中期组织管理（4～10月）和后期验收。

根据《2021年质控工作改进目标》的相关工作要求，国家心律失常介入质控中心讨论和制订了2021年度"降低导管消融术住院死亡率"质量改进行动和策略。具体包括如下方面。

1. 国家质控中心层面

一方面，持续推进心律失常介入技术质控指标的解读和培训；指导省级质控中心开展介入质控工作；按季度动态监测各地区心律失常介入技术的医疗质量；推进心律失常介入质量的改进。另一方面，着手清查已开账号但是未上报数据的机构。国家心血管病中心数据直报系统存在数据上报不全的情况，有部分省（自治区、直辖市）的部分医疗机构有直报系统账户，但并未进行数据上报。中心已经清查了上述未上报数据的机构，反馈至各省级质控中心，敦促机构进行数据上报，并且鼓励所有开展心律失常介入的机构进行数据上报。2021年10月，中心集中组织医师以及填报者、医疗机构、省级质控中心的相关人员对新系统使用后的情况进行调研；2021年11月，中心对直报系统中的零报告账户进行了梳理工作，并以工作简报的形式向各省级质控中心进行反馈。

2. 省级质控中心层面

开展省级心律失常介入技术质控指标的解读和培训；围绕心律失常介入质控指标开展工作。鼓励各机构及时上报心律失常介入的相关并发症以及死亡病例。2021年6月，就国家心律失常介入质控及改进措施按7大区域分别进行汇报和讨论，西北、华北、东北、华中、西南、华东、华南等地区均派代表专家分享了各区域心律失常介入质控现状。

3. 医疗机构层面

提高心律失常介入治疗的服务能力，减少并发症的发生；对于严重致命并发症和死亡病例开展病例讨论，分析原因，总结经验，提出改进措施，对重大疏漏采取适当的责罚措施。促进心律失常介入质控持续优化。

（三）行动进展

1. 召开全国质量改进行动启动会，部署年度工作

2021年5月，国家心律失常介入质控中心通过线上加线下会议的形式，联合国家心血管病质控中心、国家结构性心脏病介入质控中心和国家心脏移植质控中心召开国家心血管病医疗质量改进行动启动会议，向各省级质控中心质控工作人员和行业内人士详细讲解了《国家心血管病医疗质量改进行动方案（2021—2023）》中"降低导管消融术住院死亡率质量改进行动方案"的相关内容，对总体目标、具体措施、时间安排、工作保障及工作要求等内容进行了明确要求。会后，行动方案由国家心血管病中心印发给各省级心血管病质控中心。

2. 开展多种形式的质量改进培训指导工作

组织多种形式、多个维度和层次的培训会议，解读、研讨质控指标和改进行动规划和策略。加强省级质控中心及各级医疗机构对质量改进行动年度规划和部署的认识。2021年5月起，先后在心律失常学会全国年会，天津、上海、浙江等多个省市级心血管年会等学术会议和各省市级质控会议上持续推进新版心律失常介入质控指标的解读和培训。天津卫生健康委刘先夺主任亲自参加会议，并提出指导意见。

国家质控中心向各省级质控中心指派质控委员会的专家进行工作指导，包括推进省级质控中心开展辖区内质控培训会议、敦促质控数据的填报、促进省级质控数据动态分析反馈机制的建立、参与死亡病例讨论等，促进质控工作的实施。

省级质控中心围绕心律失常介入质控指标开展工作，在手术开展适应证掌控、并发症质控、远程技术支持和指导等多个层面实现对各级医疗单位的统一管理。各级医疗单位从介入手术的每一个环节入手，层层把握助力质控总体目标的实现。

3. 制定相关技术的规范与指南

组织质控委员会专家积极参与相关学会的相关技术规范与指南制定工作。制作心律失常介入技术相关的培训手册、指南解读等资料进行宣传。为更好指导临床，2021年国家心律失常介入质控中心依托工作委员会和学会牵头制定了《心动过缓和传导异常患者的评估与管理中国专家共识》《植入型心律转复除颤器临床应用中国专家共识》《希氏-浦肯野系统起搏中国专家共识》等指导性文件。

4. 持续开展质控数据监测和分析

2021年11月24日，在线召开国家心律失常介入质控质量推进会暨指控指标改进会。2021年11月27日，在线举行心律失常介入专业质控死亡病例讨论。2021年12月，开始逐级收集并整理质控数据，与上一年度质控结果和本年度预期目标进行对比，总结2021年1～6月心律失常介入质量改进情况数据。导管消融术住院并发症发生率0.46%，严重并发症发生率0.08%，死亡率0.016%。虽然从数据上看较2020年的导管消融术住院死亡率增高，但是考虑是与各质控中心更积极和充分上报导管消融术住院死亡病例密切相关，更能代表真实世界的情况。通过组织死亡病例的分级讨论，真正达到心律失常介入医疗质量改进的质控目的。

5. 反馈质量改进情况，提出改进措施建议

对2020年质量改进情况数据进行分析，并且收集2021年1～6月数据，和2020年的数据进行对比。以上数据均反馈给各省级质控中心，有利于帮助各级卫生行政部门和各级各类医疗机构全面了解我国心律失常介入治疗医疗质量安全工作形势，提高科学化、精细化管理水平提供数据和证据支持。同时，

也请各省及各医院结合自身实际情况，制订下一步工作计划，开展医疗质量改进行动。

（四）改进效果

2021年心律失常介入质量改进情况数据显示：导管消融术住院并发症发生率0.58%，严重并发症发生率0.16%，死亡率0.015%。导管消融严重并发症和死亡病例的上报机制仍然有待完善，需要继续探索如何通过开展质量改进行动方案达到完善严重并发症和死亡病例的上报，通过死亡病例追溯、讨论和交流的方式实现开展质量改进行动的目的，提高医疗质量，造福更多患者。

主　　审：张　澍

总负责人：张　澍

执 笔 人：宁小晖　林　娜　李　萍

四、心血管外科：降低心血管外科手术围手术期血制品使用率

心血管外科手术是所有手术中输血比例最高的术种。随着我国心血管外科手术量的不断增加，对血制品的需求也不断扩大，同时血制品资源的供需矛盾也逐渐凸显并加剧。越来越多的证据表明，不合理输血明显增加心脏手术患者术后感染发生率与不良心脑血管事件发生风险，增加医疗资源消耗及社会卫生经济负担。心血管手术作为血制品消耗大户，优化患者血制品使用是缓解血制品供需压力的主要着力点。

2019年7月，国家卫生健康委医政医管局首次在国家层面发布临床输血专业的质控指标《临床用血医疗质量控制指标（2019版）》，该指标体系包括10个质量评价指标，涉及结构性指标如输血专业技术人员数量、输血申请单合格率、输血检测质控等，过程指标如手术患者自体输血率等，结局指标如不同级别手术用血量、单位人均用血量等，并为每个指标制定了统一的定义、计算公式，阐述了每个指标的临床意义，为进行输血质量控制提供了关键依据。

近年来，国家心血管病医疗质量控制中心从心血管外科手术全流程入手，牵头进行了一系列输血相关质量改善，包括开展患者血液管理项目、制定输血相关标准及质量控制指标、开展输血相关高质量临床研究，加深了医师对血液保护的认识并改进了临床实践，有效促进了血液制品的合理使用，降低了不同心血管手术围手术期输血率，逐步实现"在正确的时间给正确的患者使用正确的血制品"这一目标。

（一）实践患者血液管理项目，建立心血管手术输血质控体系

患者血液管理是以循证医学与多学科联合为基础，通过治疗贫血、改善凝血功能及限制性输血等多种措施减少或避免异体输血，促进血制品合理使用，改善患者预后。国家心血管病医疗质量控制中心、中国医学科学院阜外医院自2009年开始实施患者血液管理项目，以建立临床用血的"医院临床输血管理委员会－医务处－输血科"三级管理制度为基础，形成了成熟的心血管外科输血质量控制工作体系：医院临床输血管理委员会负责联合心血管外科、麻醉科、体外循环科等科室组建多学科血液管理团队，制定、修改和审议输血相关的制度和规范，并开展临床合理用血的规范化管理、教育和培训；医务处负责监督、检查全院血液管理措施执行情况，推广应用合理用血新技术、新方法，并实施临床用血绩效考核；输血科负责把握输血的最后一道关卡，严格审查每例输血申请的指征及必要性，掌握每例手术的输血量、输血指证数据，并基于医院电子病历系统建立心血管外科临床用血数据库，进行患者输血及相关信息的全面注册登记，定期公布单病种手术输血量（率）结果，进行病区之间和医师之间的比较，将相关数据反馈至医务处作为医疗质量控制和年终评优的重要指标。数据显示，在上述机制的有效干预下，尽管心血管外科手术总量逐年上升，中国医学科学院阜外医院输血总量明显下降，至2020年，成人心血管外科手术红细胞输血率已连续多年低于30%，小儿心血管外科手术红细胞输血率连续多年维持在50%左右，红细胞输血量均维持在1个单位上下（图3-4-1、图3-4-2）。

（二）围绕输血质量评价指标开展培训、建立共识，进行输血质控工作

作为该质量控制指标体系的重要参与者与实践者，中国医学科学院阜外医院联合多个输血相关学会学组，在心血管外科领域开展了一系列以宣教、培训为主，连续且完整的强化干预工作。

1. 以中国心脏大会、中国心胸血管麻醉学会年会等心血管领域全国性学术会议为契机，邀请输血领域权威专家进行质量控制指标解读和培训，介绍指标的制定背景、评价方式及可能的指标改善方式，并创新性利用门户网站、微信公众号等新型信息平台，扩大培训覆盖面，增强培训的落地效果。

2. 针对心血管外科输血情况开展调研，了解成人心脏外科手术围手术期输血模式及可能影响输血

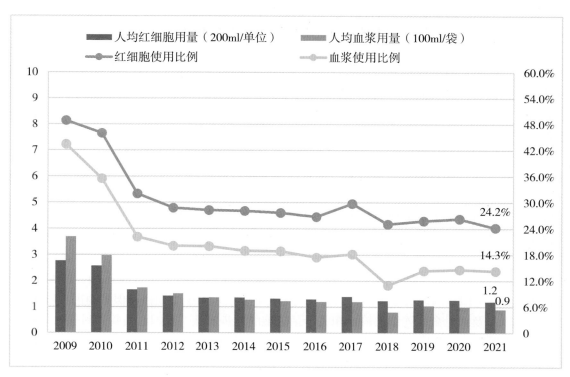

图3-4-1　中国医学科学院阜外医院成人心血管外科手术患者输血率年度变化

注：摘自《2021年中国医学科学院阜外医院内外科年年度报告》。

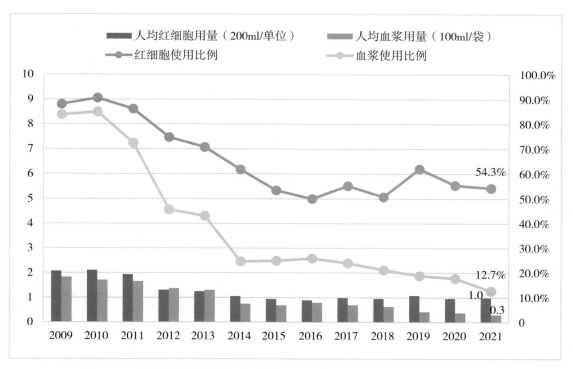

图3-4-2　中国医学科学院阜外医院小儿心血管外科手术患者输血率年度变化

注：摘自《2021年中国医学科学院阜外医院内外科年年度报告》。

的因素，为制定全国性的输血质量改善措施提供数据。2021年3月，中国医学科学院阜外医院开展了一项北京地区冠心病与瓣膜病外科围手术期输血制品情况摸底调查，该调查面向北京地区成熟开展成人心脏外科手术单位的主刀医师、麻醉科医师及输血科医师，调查内容包括心外科有关输血的规定、培训、考核情况，输血科业务流程及实施情况，输血相关设施设备情况，以及各科医师对新型输血概念的了解及认识情况等。调查问卷一共收回北京地区13家单位的141份问卷，获得了北京地区心血管外科单位输血情况的一手资料，并发现了可能影响心血管外科输血的潜在因素，包括心脏外科手术围手术期输血适用性共识或指南缺失造成输血指征不统一，输血相关培训不完善、效果不佳等。

3. 在前述培训及调研的基础上，基于国际指南、关键证据及临床经验总结提出符合我国实际情况的临床输血操作共识。围绕输血质量控制指标及前期发现的可改善方向，中国医学科学院阜外医院输血科纪宏文主任等牵头制定了推荐性卫生行业标准《围手术期患者血液管理指南WS/T 796—2022》，该标准于2022年1月由国家卫生健康委发布，并已于2022年6月起在全国实施。该标准立足于以患者为中心，强调预防为主、多学科协作，为围手术期患者血液管理提供专业指导，包括术前贫血的管理、减少手术患者术中失血的措施、自体输血的方式和异体输血的适应证等，适用于所有开展了可能需要输血的手术的医疗机构。这一标准同时也是患者血液管理（patient blood management，PBM）理念的良好总结，随着其在全国范围内的逐步推广，将有利于心血管手术围手术期血液保护的进一步实施。

随着前述以点及面、全面连续的输血相关干预措施的逐步实施，我国心血管外科输血率持续下降。根据CCSR的数据统计，我国单纯冠状动脉旁路移植术、瓣膜手术输血率较2016年明显下降，其中瓣膜手术输血率已下降至40%上下，与欧美等发达国家相近。

（三）开展输血领域高质量临床研究，为指南提供关键证据

1. 发现出血高危患者，确定冠状动脉旁路移植患者术前抗血小板药物停药时间

对于正在接受双重抗血小板药物治疗（dual antiplatelet therapy，DAPT）并计划行冠状动脉旁路移植术（coronary artery bypass grafting，CABG）的急性冠脉综合征（acute coronary syndrome，ACS）患者，术前应该如何进行抗血小板治疗以最大限度保留其缺血保护作用的同时降低手术相关出血及输血风险，一直是临床医师面临的棘手难题。一方面，术前持续使用DAPT可提供无间断的抗血小板保护，但可能显著增加CABG手术相关的出血和输血事件；另一方面，术前停用DAPT则可能较大程度降低围手术期出血和输血风险，但使患者暴露于不稳定冠状动脉斑块破裂形成冠状动脉血栓甚至造成心肌梗死的风险中。出血与缺血风险孰大孰小，术前DAPT停药时间如何选择，不同的研究结论莫衷一是。基于该问题，国家心血管病中心利用单中心大样本数据开展了一项纳入5543例CABG患者的回顾性研究，评估ACS患者CABG术前持续使用氯吡格雷至术前5天以内与围手术期主要不良心脑血管事件、出血并发症的关系，并探索术前氯吡格雷的最佳停药时间。研究发现，CABG术前5天以内接受氯吡格雷治疗较术前停用氯吡格雷5天以上显著增加围手术期大出血事件、输血制品和因出血再次手术风险，并导致更多的术后30天主要心脑血管不良事件。同时，随着氯吡格雷术前停药时间的延长，主要心脑血管不良事件、大出血事件、输血制品的发生风险均有逐步降低的趋势，但即使术前停用氯吡格雷3～5天，不良事件发生率仍显著高于停用氯吡格雷5天以上。该研究的亚组分析发现，术前5天以内使用氯吡格雷几乎在所有亚组人群中均增加不良事件发生率，尤其在年龄≥65岁的患者中，术前使用氯吡格雷发生大出血事件与输血制品的风险显著高于年龄＜65岁的患者。研究结果提示，ACS患者CABG术前应积极停用氯吡格雷一段时间（推荐5天），以降低围手术期出血、输血及其他心脑血管不良事件发生率。仅对于较年轻、合并症较少的患者，可在仔细评估缺血与出血风险，以及血小板功能后采取个体化的停药策略。

2. 提出术中氨甲环酸最佳使用方式并验证其治疗效果

心脏手术创伤大、手术时间长，尤其对于体外循环下心脏手术的患者，纤溶系统过度激活造成的

凝血系统功能紊乱往往可能造成严重出血事件和大量输血。以氨甲环酸为代表的抗纤溶治疗已被证明可有效减少出血事件，但其最佳应用剂量仍不清楚，并且潜在的癫痫、栓塞性事件风险也一定程度限制了其临床应用。基于该背景，中国医学科学院阜外医院郑哲教授团队创新性提出了体外循环心脏手术术中氨甲环酸高剂量方案［负荷量30mg/kg；维持量16mg/（kg·h）；预充量2mg/kg）］与低剂量方案［（负荷量10mg/kg；维持量2mg/（kg·h）；预充量1mg/kg）］，并开展了一项多中心、随机双盲、病例对照临床试验（OPTIMAL研究）验证其有效性与安全性。该研究纳入了国内四家心脏中心的3079例接受体外循环心血管手术的成年患者，并将患者随机分配至上述两种方案，比较两组患者围手术期异体红细胞输血率与术后30天复合临床事件发生率（肾功能不全、心肌梗死、脑卒中、肺栓塞、下肢深静脉血栓形成、癫痫和全因死亡）。结果显示，在有效性方面，高剂量组中异体红细胞输注率明显低于低剂量组；在安全性方面，高剂量组和低剂量组中术后30天复合临床事件的发生率差异无统计学意义，有效和安全双终点同时阳性。该研究提示对于接受体外循环心血管手术的患者，术中"负荷量＋维持量＋预充量"的氨甲环酸高剂量给药方案更加符合目前要求稳态血药浓度的临床给药要求，可有效降低血制品使用量，并且不显著增加癫痫、血栓事件风险，是更优的术中止血方案。该研究发表于医学领域顶级学术期刊《美国医学会杂志》（*JAMA*），并且有望为心血管围手术期管理相关指南提供关键性证据，有效规范心血管手术围手术期抗纤溶治疗策略，让患者能够在更低的风险下取得更多的获益，同时降低围手术期血制品使用，促进血液制品的合理应用。

围绕心脏手术围手术期血液保护进行的成体系医疗改善实践是我国心血管外科医疗质量改善项目的一个典型缩影，为其他专业方向进行医疗质量改善提供了宝贵经验。需要注意的是，未来仍需制订最佳的可持续的综合性干预措施，促进血液保护措施的进一步推广和应用。

主　　审：郑　哲
总负责人：郑　哲
执 笔 人：饶辰飞　胡　爽
　　　　　苏小婷　顾大川

附　　录

附录A　国家心血管病医疗质量控制中心简介

2017年，为加强心血管病专业医疗质量管理，进一步完善适合我国国情的医疗质量管理与控制体系，实现心血管病医疗质量和医疗服务水平的持续改进，原国家卫生计生委（现国家卫生健康委）委托国家心血管病中心、中国医学科学院阜外医院成立"国家心血管病医疗质量控制中心"（国卫医质量便函〔2017〕21号），开展全国心血管病专业（含心内科、心外科）医疗质量管理与控制工作。

一、心血管病质控工作目标和职责

国家心血管病医疗质量控制中心（以下称"质控中心"）集国家心血管病中心、中国医学科学院阜外医院、国家心血管疾病临床医学研究中心"三位一体"的战略高地优势，以"构建学习型卫生健康体系，持续改善医疗服务质量"为宗旨，以心血管领域重点病种和技术为核心，以各级各类医疗机构为落脚点，整合全国心血管领域优质医疗资源，致力于建立统一、高效、可持续的心血管专业医疗质量控制体系，加强心血管病医疗质量管理，实现全国心血管病专业医疗质量和医疗服务水平的持续改进。

质控中心职责：在国家卫生健康委的领导下，①分析心血管病医疗质量现状，研究制订医疗质量管理与控制规划、方案、具体措施和办法；②拟订全国统一的心血管病专业质控指标、标准和质量管理要求；③收集、分析医疗质量数据，定期发布质控报告；④提出医疗质量安全改进目标，开展医疗质量改进工作；⑤指导省级心血管病相关专业质控中心开展质控工作；⑥承担国家卫生健康委医政医管局交办的其他工作。

二、心血管病质控组织体系

（一）国家心血管病专业质控专家委员会

质控中心在国家卫生健康委医政医管局组织下，组建国家心血管病专业质控专家委员会，现有专家26名（名单后附）。质控专家委员会凝聚全国心血管病权威专家，作为国家心血管病医疗质量管理智库，发挥其技术支持、业务咨询和专业指导作用，提升心血管病医疗质量控制工作的专业化、科学化水平。

（二）亚专业领域

质控中心针对心血管病专科特点，在国家层面先后设立心外科、血管外科、高血压、冠心病、心力衰竭、心房颤动、心血管影像、体外循环及体外生命支持8个亚专业组，由200余位专家组成（名单后附），基本覆盖心血管病重点专业领域。亚专业组在各自病种或诊疗技术领域的质控指标体系建立、质量评价结果解读、质量改进方案制订方面发挥主导作用。

（三）质控办公室

为规范质控中心的管理，质控中心设立质控办公室，负责质控中心和各亚专业组的组织、协调和管理工作，保障各项工作高效开展。质控办公室依托国家心血管疾病临床医学研究中心的专业平台，吸纳卫生管理、临床医学、流行病学、统计学、信息技术等领域的人才，组成了专业化、高水平的质控工作团队（名单后附）。

（四）省级质控组织体系

质控中心在现有省级心血管病相关专业质控中心的基础上，推动省级质控中心的整合，逐步扩大质控组织在病种、技术和地区的覆盖范围，以"省级质控中心＋省级质控组长单位"模式推进省级质控工作，形成"国家、省级、医院"三级心血管病专业质控工作网络，现有省级心血管病质控中心38家，覆盖29省（自治区、直辖市）。同时，质控中心建立了与省级卫生健康行政部门、质控组织及医疗机构的纵向联络机制，鼓励省级质控中心拓展质控工作，逐步向市级质控组织延伸发展，逐步形成全国质控一盘棋的局面。

国家心血管病医疗质量控制中心办公室

办公室成员：

刘佳敏	李 希	郭清芳	陈斯鹏	郭雨晨	孙 毅	李小萌	王 杨
赵延延	范肖雪	白银晓	刘炜达	朗欣月	李思冬	刘可心	田少芳

质控秘书（按姓氏拼音排序）：

陈斯鹏	郭清芳	胡志成	林 娜	罗明尧	马文君	饶辰飞	任心爽
王虹剑	王 璐	温乃杰	谢勇泉	薛云飞	张宇辉	赵明霞	郑黎晖

国家心血管病专业质控专家委员会

国家心血管病专业质控中心专家委员会（26人）

主　　任：胡盛寿

副 主 任：韩雅玲　庄 建

专家组成员（按姓氏拼音排序）：

蔡 军	董建增	董念国	郭 伟	侯晓彤	黄 峻	吉冰洋	金征宇
景在平	李 萍	卢光明	吕 滨	马长生	舒 畅	孙英贤	王春生
肖颖彬	杨伟宪	杨跃进	姚 焰	张 健	章晓华	郑 哲

秘　　书：郭清芳

国家心律失常介入质控中心专家委员会（20人）

主　　任：张 澍

副 主 任：黄从新　黄德嘉

专家组成员（按姓氏拼音排序）：

陈柯萍	陈 林	陈明龙	李述峰	苏 晞	汤宝鹏	王祖禄	吴立群
项美香	宿燕岗	徐 伟	薛小临	薛玉梅	钟敬泉	周胜华

秘　　书：林 娜　宁小晖

国家结构性心脏病介入质控中心专家委员会（24人）

主　　任：潘湘斌

副 主 任：张戈军　王琦光

专家组成员（按姓氏拼音排序）：

安 琪	曹 华	陈 茂	范太兵	孔祥清	李 奋	李红昕	李伟栋
莫绪明	王建安	王 霖	文 平	吴永健	伍伟峰	杨 剑	尤 涛
张海波	张智伟	赵天力	周达新

秘　　书：谢涌泉

国家心脏移植质控中心专家委员会（20人）

主　　任：胡盛寿

副　主　任：董念国　王春生　郑　哲
专家组成员（按姓氏拼音排序）：

　　　　陈良万　陈　鑫　董爱强　韩　杰　韩　林　黄　洁　黄劲松　姜海明
　　　　孔祥荣　刘金平　刘　盛　刘天起　马　量　王辉山　王志维　魏　翔

秘　　　书：陈斯鹏

国家心血管病专业质控中心专家委员会亚专业组

冠心病专家工作组（41人）

组　　　长：韩雅玲
副　组　长：杨跃进
专家组成员（按姓氏拼音排序）：

　　　　陈　礴　陈纪言　陈良龙　陈　茂　陈绍良　陈玉国　丛洪良　傅国胜
　　　　葛均波　何　奔　黄　岚　贾绍斌　李　保　李　凌　李　悦　林英忠
　　　　刘　喜　马礼坤　马依彤　齐　峰　齐晓勇　陶　凌　吴　强　吴延庆
　　　　于　波　曾和松　张抒扬　张　钲　郑　杨　周玉杰

秘　　　书：窦克非
青 年 专 家（按姓氏拼音排序）：

　　　　卜　军　何鹏程　马　翔　潘宏伟　王虹剑　徐　凯　张　奇

心力衰竭专家组工作（31人）

组　　　长：张　健
副　组　长：董建增
专家组成员（按姓氏拼音排序）：

　　　　艾力曼·马合木提　陈义汉　董吁钢　方理刚　高传玉　郭延松　韩学斌
　　　　黄　峻　季晓平　梁延春　罗素新　马爱群　毛静远　彭应心　唐其柱
　　　　许顶立　严　激　杨　萍　于　波　余　静　张凤如　赵兴胜　郑昭芬

秘　　　书：张宇辉
青 年 专 家（按姓氏拼音排序）：

　　　　白　玲　黎励文　王　江　夏云龙　张　庆　周　蕾

心房颤动专家工作组（33人）

组　　　长：马长生
副　组　长：姚　焰
专家组成员（按姓氏拼音排序）：

　　　　蔡　衡　陈明龙　程晓曙　楚英杰　付　华　高连君　郭　涛　何建桂
　　　　江　洪　李小明　李学斌　梁兆光　刘少稳　齐晓勇　王祖禄　吴书林
　　　　杨艳敏　殷跃辉　郑良荣　郑强荪　钟国强　钟敬泉　周胜华　朱文青

秘　　　书：郑黎晖　胡志成
青 年 专 家（按姓氏拼音排序）：

　　　　龙德勇　陶海龙　薛玉梅　郑黎晖

高血压专家工作组（34人）

组　　　长：孙英贤

副 组 长：蔡军

专家组成员（按姓氏拼音排序）：

卜培莉　陈晓平　崔兆强　冯颖青　郭子宏　华　琦　姜一农　李　静

李　萍　李玉明　刘　刚　刘　全　卢新政　孙　刚　陶　军　田　刚

汪道文　吴寿岭　谢良地　徐新娟　尹新华　袁　洪　曾春雨　张亮清

赵洛沙　赵秋平

秘　　　书：马文君

青 年 专 家（按姓氏拼音排序）：

边　波　陈有仁　刘　敏　任　洁　周晓阳

心外科专家工作组（30人）

组　　　长：胡盛寿

副 组 长：庄　建

专家组成员（按姓氏拼音排序）：

陈寄梅　陈良万　程兆云　董念国　葛建军　郭应强　蒋树林　李守军

刘季春　刘　苏　刘志刚　刘志平　柳克祥　倪一鸣　邵永丰　宋　兵

王春生　王辉山　肖颖彬　俞世强　张桂敏　张顺业　张希全　周新民

秘　　　书：郑　哲

青 年 专 家（按姓氏拼音排序）：

陈会文　刘金平　张海波

血管外科专家工作组（30人）

组　　　长：舒　畅

副 组 长：郭　伟

专家组成员（按姓氏拼音排序）：

毕　伟　常光其　陈　忠　戴向晨　符伟国　戈小虎　郭平凡　郝　斌

胡何节　姜维良　李晓强　李毅清　李拥军　李　震　刘昌伟　覃　晓

吴学君　肖占祥　辛世杰　张小明　赵纪春　周为民　左　健

秘　　　书：罗明尧

青 年 专 家（按姓氏拼音排序）：

方　坤　郭媛媛　王　伟　吴巍巍

体外循环和体外生命支持专家工作组（36人）

组　　　长：章晓华

副 组 长：侯晓彤

专家组成员（按姓氏拼音排序）：

程光存　杜　磊　郭　震　洪小杨　姜福清　金振晓　李　军　李　平

李　欣　李咏梅　梁洛彬　廖小卒　林　茹　刘建华　刘晋萍　刘　梅

刘　燕　荣　健　施丽萍　王试福　王　伟　武　婷　许崇恩　杨雷一

叶建熙　周成斌

秘　　　书：吉冰洋　赵明霞

青年专家（按姓氏拼音排序）：

邓　丽　蒋　璇　刘　宇　卢安东　宋　怡　王　钊

心血管影像专家工作组（30人）

组　　　长：吕　滨

副 组 长：王锡明

专家组成员（按姓氏拼音排序）：

陈　峰　范丽娟　高律萍　葛英辉　耿左军　龚良庚　郝　菲　侯　阳

雷军强　刘挨师　刘　军　刘文亚　刘再毅　吕发金　吕维富　马明平

宋　彬　王荣品　吴飞云　杨　健　余日胜　曾蒙苏　曾自三　张惠茅

张　同　郑传胜　朱　力

秘　　　书：任心爽

附录B　心血管系统疾病相关专业医疗质量控制指标（2021年版）

国家卫生健康委员会办公厅

国卫办医函〔2021〕70号

国家卫生健康委办公厅关于印发
心血管系统疾病相关专业医疗质量控制
指标(2021年版)的通知

各省、自治区、直辖市及新疆生产建设兵团卫生健康委：

为进一步加强医疗质量管理，规范临床诊疗行为，促进医疗服务的标准化、同质化，我委组织制定了心血管系统疾病相关专业医疗质量控制指标。现印发给你们，供各级卫生健康行政部门、相关专业质控中心和医疗机构在医疗质量管理与控制工作中使用。各级各类医疗机构要充分利用相关质控指标开展质量管理工作，不断提升医疗质量管理的科学化和精细化水平。各省级卫生健康行政部门和相关专业质控中心要加强对辖区内医疗机构的培训和指导，采用信息化手段加强指标信息收集、分析和反馈，指导医疗机构持续改进医疗质量。

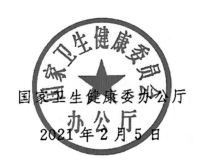

国家卫生健康委办公厅
2021年2月5日

（信息公开形式：主动公开）

一、急性ST段抬高型心肌梗死

指标一、急性ST段抬高型心肌梗死（STEMI）患者到院10分钟内完成12导联（及以上）心电图检查率（CVD-STEMI-01）

定义：单位时间内，到院10分钟内完成12导联（及以上）心电图检查的急性STEMI患者数，占同期急性STEMI患者总数的比例。

计算公式：

$$急性\ STEMI\ 患者到院\ 10\ 分钟内完成\ 12\ 导联（及以上）心电图检查率 = \frac{到院\ 10\ 分钟内完成\ 12\ 导联（及以上）心电图检查的急性\ STEMI\ 患者数}{同期急性\ STEMI\ 患者总数} \times 100\%$$

意义：评价医院对急性STEMI患者检查评估的及时性、规范性。

说明：到院指到达急诊或门诊（下同）。

指标二、急性STEMI患者到院1小时内阿司匹林治疗率（CVD-STEMI-02）

定义：单位时间内，到院1小时内给予阿司匹林治疗的急性STEMI患者数，占同期急性STEMI患者总数的比例。

计算公式：

$$急性\ STEMI\ 患者到院\ 1\ 小时内阿司匹林治疗率 = \frac{到院\ 1\ 小时内给予阿司匹林治疗的急性\ STEMI\ 患者数}{同期急性\ STEMI\ 患者总数} \times 100\%$$

意义：评价STEMI急性期规范化诊疗情况。

指标三、急性STEMI患者到院1小时内P2Y12受体拮抗剂治疗率（CVD-STEMI-03）

定义：单位时间内，到院1小时内给予P2Y12受体拮抗剂治疗的急性STEMI患者数，占同期急性STEMI患者总数的比例。

计算公式：

$$急性\ STEMI\ 患者到院\ 1\ 小时内P2Y12\ 受体拮抗剂治疗率 = \frac{到院\ 1\ 小时内给予\ P2Y12\ 受体拮抗剂治疗的急性\ STEMI\ 患者数}{同期急性\ STEMI\ 患者总数} \times 100\%$$

意义：评价STEMI急性期规范化诊疗情况。

指标四、发病24小时内急性STEMI患者再灌注治疗率（CVD-STEMI-04）

定义：单位时间内，发病24小时内接受再灌注治疗的急性STEMI患者数，占同期发病24小时内急性STEMI患者总数的比例。

计算公式：

$$发病24小时内急性STEMI患者再灌注治疗率 = \frac{发病24小时内急性STEMI患者中接受再灌注治疗的患者数}{同期发病24小时内急性STEMI患者总数} \times 100\%$$

意义：评价医院对急性STEMI患者救治的规范性。

说明：再灌注治疗方式包括经皮冠状动脉介入治疗（PCI）或静脉溶栓。

指标五、发病24小时内急性STEMI患者到院90分钟内进行直接经皮冠状动脉介入治疗（PCI）的比例（CVD-STEMI-05）

定义：单位时间内，发病24小时内急性STEMI患者中，从到院至进行直接PCI治疗导丝通过靶血管（door to device，DTD）的时间≤90分钟的患者数，占同期发病24小时内急性STEMI患者总数的比例。

计算公式：

$$发病24小时内急性STEMI患者到院90分钟内进行直接PCI的比例 = \frac{发病24小时内急性STEMI患者中DTD的时间≤90分钟的患者数}{同期发病24小时内急性STEMI患者总数} \times 100\%$$

意义：评价医院对急性STEMI患者救治的及时性。

指标六、发病24小时内急性STEMI患者到院30分钟内给予静脉溶栓治疗的比例（CVD-STEMI-06）

定义：单位时间内，发病24小时内急性STEMI患者中，从到院至给予静脉溶栓药物（door to needle，DTN）时间≤30分钟的患者数，占同期发病24小时内接受静脉溶栓治疗的急性STEMI患者总数的比例。

计算公式：

$$发病24小时内急性STEMI患者到院30分钟内给予静脉溶栓治疗的比例 = \frac{发病24小时内急性STEMI患者中DTN时间≤30分钟的患者数}{同期发病24小时内接受静脉溶栓治疗的急性STEMI患者总数} \times 100\%$$

意义：评价医院对急性STEMI患者救治的及时性。

指标七、急性STEMI患者到院24小时内β受体阻滞剂治疗率（CVD-STEMI-07）

定义：单位时间内，到院24小时内给予β受体阻滞剂治疗的急性STEMI患者数，占同期急性STEMI患者总数的比例。

计算公式：

$$急性STEMI患者到院24小时内β受体阻滞剂治疗率 = \frac{到院24小时内给予β受体阻滞剂治疗的急性STEMI患者数}{同期急性STEMI患者总数} \times 100\%$$

意义：评价STEMI急性期规范化诊疗情况。

指标八、急性STEMI患者住院期间应用超声心动图（UCG）评价左心室射血分数（LVEF）的比例（CVD-STEMI-08）

定义：单位时间内，住院期间通过超声心动图（ultrasonocardiography，UCG）评价LVEF的急性STEMI患者数，占同期急性STEMI患者总数的比例。

计算公式：

$$急性STEMI患者住院期间应用UCG评价LVEF的比例 = \frac{住院期间通过UCG评价LVEF的急性STEMI患者数}{同期急性STEMI患者总数} \times 100\%$$

意义：评价STEMI急性期规范化诊疗与评估情况。

指标九、急性STEMI患者出院阿司匹林使用率（CVD-STEMI-09）

定义：单位时间内，出院使用阿司匹林的急性STEMI患者数，占同期急性STEMI患者总数的比例。

计算公式：

$$急性STEMI患者出院阿司匹林使用率 = \frac{出院使用阿司匹林的急性STEMI患者数}{同期急性STEMI患者总数} \times 100\%$$

意义：评价STEMI二级预防情况。

指标十、急性STEMI患者出院P2Y12受体拮抗剂使用率（CVD-STEMI-10）

定义：单位时间内，出院使用P2Y12受体拮抗剂的急性STEMI患者数，占同期急性STEMI患者总数的比例。

计算公式：

$$急性STEMI患者出院P2Y12受体拮抗剂使用率 = \frac{出院使用P2Y12受体拮抗剂的急性STEMI患者数}{同期急性STEMI患者总数} \times 100\%$$

意义：评价STEMI二级预防情况。

指标十一、急性STEMI患者出院β受体阻滞剂使用率（CVD-STEMI-11）

定义：单位时间内，出院使用β受体阻滞剂的急性STEMI患者数，占同期急性STEMI患者总数的比例。

计算公式：

$$急性STEMI患者出院β受体阻滞剂使用率 = \frac{出院使用β受体阻滞剂的急性STEMI患者数}{同期急性STEMI患者总数} \times 100\%$$

意义：评价STEMI二级预防情况。

指标十二、急性STEMI患者出院血管紧张素转换酶抑制剂（ACEI）或血管紧张素Ⅱ受体拮抗剂（ARB）使用率（CVD-STEMI-12）

定义：单位时间内，出院使用ACEI或ARB的急性STEMI患者数，占同期急性STEMI患者总数的比例。

计算公式：

$$\text{急性 STEMI 患者出院 ACEI/ARB 使用率} = \frac{\text{出院使用 ACEI/ARB 的急性 STEMI 患者数}}{\text{同期急性 STEMI 患者总数}} \times 100\%$$

意义：评价STEMI二级预防情况。

指标十三、急性STEMI患者出院他汀类药物使用率（CVD-STEMI-13）

定义：单位时间内，出院使用他汀类药物的急性STEMI患者数，占同期急性STEMI患者总数的比例。

计算公式：

$$\text{急性 STEMI 患者出院他汀类药物使用率} = \frac{\text{出院使用他汀类药物的急性 STEMI 患者数}}{\text{同期急性 STEMI 患者总数}} \times 100\%$$

意义：评价STEMI二级预防情况。

指标十四、急性STEMI患者住院死亡率（CVD-STEMI-14）

定义：单位时间内，住院期间死亡的急性STEMI患者数，占同期急性STEMI患者总数的比例。

计算公式：

$$\text{急性 STEMI 患者住院死亡率} = \frac{\text{住院期间死亡的急性 STEMI 患者数}}{\text{同期急性 STEMI 患者总数}} \times 100\%$$

意义：评价医院STEMI诊疗的整体水平。

指标十五、急性STEMI患者出院后30天内非计划再入院率（CVD-STEMI-15）

定义：单位时间内，出院后30天内，原先无计划再入院，而因任何原因再次入院的急性STEMI患者数，占同期出院的急性STEMI患者总数的比例。

计算公式：

$$\text{急性 STEMI 患者出院后 30 天内非计划再入院率} = \frac{\text{出院后 30 天内原先无计划再入院而因任何原因再次入院的急性 STEMI 患者数}}{\text{同期出院的急性 STEMI 患者总数}} \times 100\%$$

意义：评价医院STEMI诊疗的整体水平。

说明：再次入院的医疗机构不限。

指标十六、急性STEMI患者30天死亡率（CVD-STEMI-16）

定义：单位时间内，确诊急性STEMI后30天死亡的急性STEMI患者数，占同期急性STEMI患者总数的比例。

计算公式：

$$急性 STEMI 患者 30 天死亡率 = \frac{确诊急性 STEMI 后 30 天内死亡的急性 STEMI 患者数}{同期急性 STEMI 患者总数} \times 100\%$$

意义：评价医院STEMI诊疗的整体水平。

二、心房颤动

指标一、非瓣膜性心房颤动（房颤）患者血栓栓塞风险评估率（CVD-AF-01）

定义：单位时间内，行血栓栓塞风险评估的非瓣膜性房颤患者数，占同期非瓣膜性房颤患者总数的比例。

计算公式：

$$非瓣膜性房颤患者血栓栓塞风险评估率 = \frac{行血栓栓塞风险评估的非瓣膜性房颤患者数}{同期非瓣膜性房颤患者总数} \times 100\%$$

意义：评价非瓣膜性房颤患者评估的规范性。

说明：血栓栓塞风险评估采用CHA_2DS_2-VASc评分。

指标二、非瓣膜性房颤患者出院抗凝药物使用率（CVD-AF-02）

定义：单位时间内，出院使用抗凝药物的非瓣膜性房颤患者数，占同期非瓣膜性房颤患者总数的比例。

计算公式：

$$非瓣膜性房颤患者出院抗凝药物使用率 = \frac{出院使用抗凝药物的非瓣膜性房颤患者数}{同期非瓣膜性房颤患者总数} \times 100\%$$

意义：评价非瓣膜性房颤治疗的规范性。

说明：本指标中的非瓣膜性房颤患者指：CHA_2DS_2-VASc评分男性≥2分、女性≥3分的非瓣膜性房颤患者。

指标三、瓣膜性房颤患者出院华法林使用率（CVD-AF-03）

定义：单位时间内，出院使用华法林的瓣膜性房颤患者数，占同期瓣膜性房颤患者总数的比例。

计算公式：

$$瓣膜性房颤患者出院华法林使用率 = \frac{出院使用华法林的瓣膜性房颤患者数}{同期瓣膜性房颤患者总数} \times 100\%$$

意义：评价对瓣膜性房颤患者治疗的规范性。

指标四、房颤患者出血风险评估率（CVD-AF-04）

定义：单位时间内，行出血风险评估的房颤患者数，占同期房颤患者总数的比例。

计算公式：

$$房颤患者出血风险评估率 = \frac{行出血风险评估的房颤患者数}{同期房颤患者总数} \times 100\%$$

意义：评价房颤患者评估的规范性。

说明：出血风险评估推荐采用HAS-BLED评分、ORBIT评分或ABC评分等。

指标五、房颤患者左心耳封堵术并发症发生率（CVD-AF-05）

定义：单位时间内，左心耳封堵术中及术后发生并发症的房颤患者数，占同期行左心耳封堵的房颤患者总数的比例。

计算公式：

$$房颤患者左心耳封堵术并发症发生率 = \frac{左心耳封堵术中及术后发生并发症的房颤患者数}{同期行左心耳封堵的房颤患者总数} \times 100\%$$

意义：评价房颤左心耳封堵手术安全性。

说明：左心耳封堵术并发症指：①影像学检查确诊的穿刺部位假性动脉瘤；②影像学检查确诊的穿刺部位动-静脉瘘；③左心耳封堵术中及术后72小时内新发或增多的心包积液，且合并下列情况之一：行心包穿刺引流、行外科修补；④术中及术后72小时内的脑卒中；⑤封堵器脱位。

三、心力衰竭

指标一、心力衰竭患者入院24小时内利钠肽检测率（CVD-HF-01）

定义：单位时间内，入院24小时内进行利钠肽检测的心力衰竭患者数，占同期心力衰竭患者总数的比例。

计算公式：

$$心力衰竭患者入院24小时内利钠肽检测率 = \frac{入院24小时内进行利钠肽检测的心力衰竭患者数}{同期心力衰竭患者总数} \times 100\%$$

意义：评价心力衰竭患者评估规范性和及时性。

说明：利钠肽检测包括N末端B型利钠肽原（NT-proBNP）和B型利钠肽（BNP）。

指标二、心力衰竭患者入院48小时内心脏功能评估率（CVD-HF-02）

定义：单位时间内，入院48小时内进行超声心动图检查的心力衰竭患者数，占同期心力衰竭患者总数的比例。

计算公式：

$$心力衰竭患者入院48小时内心脏功能评估率 = \frac{入院48小时内进行超声心动图检查的心力衰竭患者数}{同期心力衰竭患者总数} \times 100\%$$

意义：评价心力衰竭患者评估规范性和及时性。

指标三、心力衰竭伴容量超负荷患者住院期间利尿剂治疗率（CVD-HF-03）

定义：单位时间内，住院期间接受利尿剂治疗的心力衰竭伴容量超负荷患者数，占同期心力衰竭伴容量超负荷患者总数的比例。

计算公式：

$$心力衰竭伴容量超负荷患者住院期间利尿剂治疗率 = \frac{住院期间接受利尿剂治疗的心力衰竭伴容量超负荷患者数}{同期心力衰竭伴容量超负荷患者总数} \times 100\%$$

意义：评价医院救治心力衰竭患者的规范性。

指标四、心力衰竭患者出院血管紧张素转换酶抑制剂（ACEI）或血管紧张素Ⅱ受体拮抗剂（ARB）或血管紧张素受体脑啡肽酶抑制剂（ARNI）使用率（CVD-HF-04）

定义：单位时间内，出院使用ACEI或ARB或ARNI的心力衰竭患者数，占同期心力衰竭患者总数的比例。

计算公式：

$$心力衰竭患者出院ACEI/ARB/ARNI使用率 = \frac{出院使用ACEI/ARB/ARNI的心力衰竭患者数}{同期心力衰竭患者总数} \times 100\%$$

意义：评价医院救治心力衰竭患者的规范性。

指标五、心力衰竭患者出院β受体阻滞剂使用率（CVD-HF-05）

定义：单位时间内，出院使用β受体阻滞剂的心力衰竭患者数，占同期心力衰竭患者总数的比例。

计算公式：

$$心力衰竭患者出院β受体阻滞剂使用率 = \frac{出院使用β受体阻滞剂的心力衰竭患者数}{同期心力衰竭患者总数} \times 100\%$$

意义：评价医院救治心力衰竭患者的规范性。

指标六、心力衰竭患者出院醛固酮受体拮抗剂使用率（CVD-HF-06）

定义：单位时间内，出院使用醛固酮受体拮抗剂的心力衰竭患者数，占同期心力衰竭患者总数的比例。

计算公式：

$$心力衰竭患者出院醛固酮受体拮抗剂使用率 = \frac{出院使用醛固酮受体拮抗剂的心力衰竭患者数}{同期心力衰竭患者总数} \times 100\%$$

意义：评价医院救治心力衰竭患者的规范性。

指标七、心力衰竭患者住院期间心脏再同步化治疗（CRT）的使用率（CVD-HF-07）

定义：单位时间内，住院期间给予CRT治疗的心力衰竭患者数，占同期心力衰竭患者总数的比例。

计算公式：

$$心力衰竭患者住院期间CRT的使用率 = \frac{住院期间给予CRT治疗的心力衰竭患者数}{同期心力衰竭患者总数} \times 100\%$$

意义：评价医院治疗救治心力衰竭标准化器械治疗患者的情况。

指标八、心力衰竭患者住院死亡率（CVD-HF-08）

定义：单位时间内，住院期间死亡的心力衰竭患者数，占同期心力衰竭患者总数的比例。

计算公式：

$$心力衰竭患者住院死亡率 = \frac{住院期间死亡的心力衰竭患者数}{同期心力衰竭患者总数} \times 100\%$$

意义：评价心力衰竭患者救治效果。

指标九、心力衰竭患者出院30天随访率（CVD-HF-09）

定义：单位时间内，出院30天随访的心力衰竭患者数，占同期出院的心力衰竭患者总数的比例。

计算公式：

$$心力衰竭患者出院30天随访率 = \frac{出院30天随访的心力衰竭患者数}{同期出院的心力衰竭患者总数} \times 100\%$$

意义：评价医院对患者出院后的管理情况。

说明：随访方式包括但不限于电话随访、网络随访、门诊随访。

指标十、心力衰竭患者出院后30天内心力衰竭再入院率（CVD-HF-10）

定义：单位时间内，出院后30天内因心力衰竭再入院的心力衰竭患者数，占同期出院的心力衰竭患者总数的比例。

计算公式：

$$心力衰竭患者出院后30天内心力衰竭再入院率 = \frac{\substack{出院后30天内因心力衰竭再入院的\\心力衰竭患者数}}{同期出院的心力衰竭患者总数} \times 100\%$$

意义：评价医院对心力衰竭患者出院后的管理情况。

指标十一、心力衰竭患者出院后30天死亡率（CVD-HF-11）

定义：单位时间内，出院后30天内死亡的心力衰竭患者数，占同期出院的心力衰竭患者总数的比例。

计算公式：

$$心力衰竭患者出院后30天死亡率=\frac{出院后30天内死亡的心力衰竭患者数}{同期出院的心力衰竭患者总数}\times100\%$$

意义：评价医院对心力衰竭患者出院后的管理情况。

四、高血压

指标一、动态血压监测率（CVD-HT-01）

定义：单位时间内，住院期间接受动态血压监测的高血压患者数占同期高血压住院患者总数的比例。

计算公式：

$$动态血压监测率=\frac{住院期间接受动态血压监测的高血压患者数}{同期高血压住院患者总数}\times100\%$$

意义：评价医院对高血压患者规范评估情况。

说明：动态血压监测是指通过自动血压测量仪器监测血压水平。

指标二、心血管风险评估率（CVD-HT-02）

定义：单位时间内，住院期间接受心血管风险评估的高血压患者数，占同期高血压住院患者总数的比例。

计算公式：

$$心血管风险评估率=\frac{住院期间接受心血管风险评估的高血压患者数}{同期高血压住院患者总数}\times100\%$$

意义：评价医院对高血压患者规范评估情况。

说明：心血管风险评估是指完成了心脏、肾脏、血管、眼底四项检查中的两项及以上。

指标三、原发性醛固酮增多症肾素/醛固酮检测规范率（CVD-PA-03）

定义：单位时间内，住院期间接受规范检测肾素/醛固酮的原发性醛固酮增多症患者数，占同期原发性醛固酮增多症住院患者总数的比例。

计算公式：

$$原发性醛固酮增多症肾素/醛固酮检测规范率=\frac{\begin{array}{c}住院期间接受\\规范检测肾素/醛固酮的\\原发性醛固酮增多症患者数\end{array}}{\begin{array}{c}同期原发性醛固酮\\增多症住院患者总数\end{array}}\times100\%$$

意义：评价医院对原发性醛固酮增多症诊治的规范性。

说明：规范检测肾素/醛固酮：停用影响肾素/醛固酮检测药物至少2周（利尿剂及甘草提炼物至少4周）后进行监测，停药期间可使用α受体阻断剂及非二氢吡啶类钙通道阻滞剂控制血压。

指标四、原发性醛固酮增多症确诊试验开展率（CVD-PA-04）

定义：单位时间内，住院期间接受确诊试验检查的原发性醛固酮增多症患者数，占同期原发性醛固酮增多症住院患者总数的比例。

计算公式：

$$原发性醛固酮增多症确诊试验开展率 = \frac{住院期间接受确诊试验检查的原发性醛固酮增多症患者数}{同期原发性醛固酮增多症住院患者总数} \times 100\%$$

意义：评价医院对原发性醛固酮增多症诊治的规范性。

说明：确诊试验包括卡托普利试验、生理盐水输注试验、口服高钠饮食、氟氢可的松试验。

五、冠状动脉旁路移植术

指标一、单纯冠状动脉旁路移植术住院死亡率（CVD-CABG-01）

定义：单位时间内，行单纯冠状动脉旁路移植术住院期间死亡的患者数，占同期行单纯冠状动脉旁路移植术的患者总数的比例。

计算公式：

$$单纯冠状动脉旁路移植术住院死亡率 = \frac{行单纯冠状动脉旁路移植术住院期间死亡的患者数}{同期行单纯冠状动脉旁路移植术的患者总数} \times 100\%$$

意义：评价手术诊疗质量情况。

指标二、单纯冠状动脉旁路移植术后连续机械通气时间≥24小时发生率（CVD-CABG-02）

定义：单位时间内，行单纯冠状动脉旁路移植术后连续机械通气时间≥24小时的患者数，占同期行单纯冠状动脉旁路移植术的患者总数的比例。

计算公式：

$$单纯冠状动脉旁路移植术后连续机械通气时间≥24小时发生率 = \frac{行单纯冠状动脉旁路移植术后连续机械通气时间≥24小时的患者数}{同期行单纯冠状动脉旁路移植术的患者总数} \times 100\%$$

意义：评价手术诊疗质量情况。

说明：拔管后再次机械通气时间不计算在内。

指标三、单纯冠状动脉旁路移植术后胸骨深部感染发生率（CVD-CABG-03）

定义：单位时间内，行单纯冠状动脉旁路移植术后发生胸骨深部感染的患者数，占同期行单纯冠状动脉旁路移植术的患者总数的比例。

计算公式：

$$单纯冠状动脉旁路移植术后胸骨深部感染发生率 = \frac{行单纯冠状动脉旁路移植术后发生胸骨深部感染的患者数}{同期行单纯冠状动脉旁路移植术的患者总数} \times 100\%$$

意义：评价手术诊疗质量情况。

说明：胸骨深部感染包括肌肉、骨骼和纵隔的感染。

指标四、单纯冠状动脉旁路移植术后脑卒中发生率（CVD-CABG-04）

定义：单位时间内，行单纯冠状动脉旁路移植术后发生脑卒中的患者数，占同期行单纯冠状动脉旁路移植术的患者总数的比例。

计算公式：

$$单纯冠状动脉旁路移植术后脑卒中发生率 = \frac{行单纯冠状动脉旁路移植术后发生脑卒中的患者数}{同期行单纯冠状动脉旁路移植术的患者总数} \times 100\%$$

意义：评价手术诊疗质量情况。

指标五、单纯冠状动脉旁路移植术非计划二次手术率（CVD-CABG-05）

定义：单位时间内，行单纯冠状动脉旁路移植术后非计划二次手术的患者数，占同期行单纯冠状动脉旁路移植术的患者总数的比例。

计算公式：

$$单纯冠状动脉旁路移植术非计划二次手术率 = \frac{行单纯冠状动脉旁路移植术后非计划二次手术的患者数}{同期行单纯冠状动脉旁路移植术的患者总数} \times 100\%$$

指标六、单纯冠状动脉旁路移植术后急性肾衰竭发生率（CVD-CABG-06）

定义：单位时间内，行单纯冠状动脉旁路移植术后发生急性肾衰竭的患者数，占同期行单纯冠状动脉旁路移植术的患者总数的比例。

计算公式：

$$单纯冠状动脉旁路移植术后急性肾衰竭发生率 = \frac{行单纯冠状动脉旁路移植术后发生急性肾衰竭的患者数}{同期行单纯冠状动脉旁路移植术的患者总数} \times 100\%$$

意义：评价手术诊疗质量情况。

说明：术后急性肾衰竭是指术后最高血清肌酐值是术前基线值的3.0倍；或血肌酐值增至≥4.0mg/dl（≥353.6μmol/L）；或开始肾脏替代治疗（下同）。

指标七、单纯冠状动脉旁路移植术前24小时β受体阻滞剂使用率（CVD-CABG-07）

定义：单位时间内，行单纯冠状动脉旁路移植术前24小时内使用β受体阻滞剂的患者数，占同期行单纯冠状动脉旁路移植术的患者总数的比例。

计算公式：

$$单纯冠状动脉旁路移植术前24小时β受体阻断剂使用率 = \frac{行单纯冠状动脉旁路移植术前24小时内使用β受体阻滞剂的患者数}{同期行单纯冠状动脉旁路移植术的患者总数} \times 100\%$$

意义：评价单纯冠状动脉旁路移植术二级预防情况。

指标八、单纯冠状动脉旁路移植术围手术期输血率（CVD-CABG-08）

定义：单位时间内，行单纯冠状动脉旁路移植术围手术期输血的患者数，占同期行单纯冠状动脉旁路移植术的患者总数的比例。

计算公式：

$$单纯冠状动脉旁路移植术围手术期输血率 = \frac{行单纯冠状动脉旁路移植术围手术期输血的患者数}{同期行单纯冠状动脉旁路移植术的患者总数} \times 100\%$$

意义：评价围手术期血制品使用情况。

说明：围手术期指术中及术后住院的全部过程；血制品指异体全血、红细胞、血小板、新鲜冰冻血浆和冷沉淀。

指标九、单纯冠状动脉旁路移植术中乳内动脉血管桥使用率（CVD-CABG-09）

定义：单位时间内，行单纯冠状动脉旁路移植术中使用乳内动脉血管桥的患者数，占同期行单纯冠状动脉旁路移植术的患者总数的比例。

计算公式：

$$单纯冠状动脉旁路移植术中乳内动脉血管桥使用率 = \frac{行单纯冠状动脉旁路移植术中使用乳内动脉血管桥的患者数}{同期行单纯冠状动脉旁路移植术的患者总数} \times 100\%$$

意义：评价手术血管桥选择的规范性。

说明：乳内动脉血管桥包括左侧原位乳内动脉血管桥、右侧原位乳内动脉血管桥，以及游离乳内动脉血管桥。

指标十、单纯冠状动脉旁路移植术后24小时内阿司匹林使用率（CVD-CABG-10）

定义：单位时间内，行单纯冠状动脉旁路移植术后24小时内使用阿司匹林的患者数，占同期行单纯冠状动脉旁路移植术的患者总数的比例。

计算公式：

$$单纯冠状动脉旁路移植术后24小时内阿司匹林使用率 = \frac{行单纯冠状动脉旁路移植术后24小时内使用阿司匹林的患者数}{同期行单纯冠状动脉旁路移植术的患者总数} \times 100\%$$

意义：评价单纯冠状动脉旁路移植术二级预防情况。

指标十一、单纯冠状动脉旁路移植术出院他汀类药物使用率（CVD-CABG-11）

定义：单位时间内，行单纯冠状动脉旁路移植术出院使用他汀类药物的患者数，占同期行单纯冠状动脉旁路移植术的患者总数的比例。

计算公式：

$$单纯冠状动脉旁路移植术出院他汀类药物使用率 = \frac{行单纯冠状动脉旁路移植术出院使用他汀类药物的患者数}{同期行单纯冠状动脉旁路移植术的患者总数} \times 100\%$$

意义：评价单纯冠状动脉旁路移植术二级预防情况。

指标十二、单纯冠状动脉旁路移植术出院阿司匹林使用率（CVD-CABG-12）

定义：单位时间内，行单纯冠状动脉旁路移植术出院使用阿司匹林的患者数，占同期行单纯冠状动脉旁路移植术的患者总数的比例。

计算公式：

$$单纯冠状动脉旁路移植术出院阿司匹林使用率 = \frac{行单纯冠状动脉旁路移植术出院使用阿司匹林的患者数}{同期行单纯冠状动脉旁路移植术的患者总数} \times 100\%$$

意义：评价单纯冠状动脉旁路移植术二级预防情况。

指标十三、单纯冠状动脉旁路移植术出院β受体阻滞剂使用率（CVD-CABG-13）

定义：单位时间内，行单纯冠状动脉旁路移植术出院使用β受体阻滞剂的患者数，占同期行单纯冠状动脉旁路移植术的患者总数的比例。

计算公式：

$$单纯冠状动脉旁路移植术出院β受体阻滞剂使用率 = \frac{行单纯冠状动脉旁路移植术出院使用β受体阻滞剂的患者数}{同期行单纯冠状动脉旁路移植术的患者总数} \times 100\%$$

意义：评价单纯冠状动脉旁路移植术二级预防情况。

六、二尖瓣手术

指标一、二尖瓣手术住院死亡率（CVD-MVS-01）

定义：单位时间内，行二尖瓣手术住院期间死亡的患者数，占同期行二尖瓣手术的患者总数的比例。

计算公式：

$$二尖瓣手术住院死亡率 = \frac{行二尖瓣手术住院期间死亡的患者数}{同期行二尖瓣手术的患者总数} \times 100\%$$

意义：评价手术诊疗质量情况。

指标二、二尖瓣手术后连续机械通气时间≥24小时发生率（CVD-MVS-02）

定义：单位时间内，行二尖瓣手术后连续机械通气时间≥24小时的患者数，占同期行二尖瓣手术的患者总数的比例。

计算公式：

$$二尖瓣手术后连续机械通气时间≥24小时发生率 = \frac{行二尖瓣手术后连续通机械通气时间≥24小时的患者数}{同期行二尖瓣手术的患者总数} \times 100\%$$

意义：评价手术诊疗质量情况。

说明：拔管后再次机械通气时间不计算在内。

指标三、二尖瓣手术后胸骨深部感染发生率（CVD-MVS-03）

定义：单位时间内，行二尖瓣手术后发生胸骨深部感染的患者数，占同期行二尖瓣手术的患者总数的比例。

计算公式：

$$二尖瓣手术后\atop胸骨深部感染发生率 = \frac{行二尖瓣手术后\ 发生胸骨深部感染的患者数}{同期行二尖瓣手术的患者总数} \times 100\%$$

意义：评价手术诊疗质量情况。

说明：胸骨深部感染包括肌肉、骨骼和纵隔的感染。

指标四、二尖瓣手术后脑卒中发生率（CVD-MVS-04）

定义：单位时间内，行二尖瓣手术后发生脑卒中的患者数，占同期行二尖瓣手术的患者总数的比例。

计算公式：

$$二尖瓣手术后\atop脑卒中发生率 = \frac{行二尖瓣手术后\ 发生脑卒中的患者数}{同期行二尖瓣手术的患者总数} \times 100\%$$

意义：评价手术诊疗质量情况。

指标五、二尖瓣手术非计划二次手术率（CVD-MVS-05）

定义：单位时间内，行二尖瓣手术后非计划二次手术的患者数，占同期行二尖瓣手术的患者总数的比例。

计算公式：

$$二尖瓣手术\atop非计划二次手术率 = \frac{行二尖瓣手术后\ 非计划二次手术的患者数}{同期行二尖瓣手术的患者总数} \times 100\%$$

意义：评价手术诊疗质量情况。

指标六、二尖瓣手术后急性肾衰竭发生率（CVD-MVS-06）

定义：单位时间内，行二尖瓣手术后发生急性肾衰竭的患者数，占同期行二尖瓣手术的患者总数的比例。

计算公式：

$$二尖瓣手术后\atop急性肾衰竭发生率 = \frac{行二尖瓣手术后\ 发生急性肾衰竭的患者数}{同期行二尖瓣手术的患者总数} \times 100\%$$

意义：评价手术诊疗质量情况。

指标七、因退行性病变导致二尖瓣关闭不全的患者二尖瓣修复术治疗率（CVD-MVS-07）

定义：单位时间内，因退行性病变导致二尖瓣关闭不全行二尖瓣修复术的患者数，占同期因退行性病变导致二尖瓣关闭不全行二尖瓣手术的患者总数的比例。

计算公式：

$$因退行性病变导致二尖瓣关闭不全的患者二尖瓣修复术治疗率 = \frac{因退行性病变导致二尖瓣关闭不全行二尖瓣修复术的患者数}{同期因退行性病变导致二尖瓣关闭不全行二尖瓣手术的患者总数} \times 100\%$$

意义：评价手术方法选择的规范性。

说明：排除接受过心脏或胸外科手术或前纵隔放射性治疗的患者。

指标八、二尖瓣手术出院抗凝药物使用率（CVD-MVS-08）

定义：单位时间内，行二尖瓣手术出院使用抗凝药物的患者数，占同期行二尖瓣手术的患者总数的比例。

计算公式：

$$二尖瓣手术出院抗凝药物使用率 = \frac{行二尖瓣手术出院使用抗凝药物的患者数}{同期行二尖瓣手术的患者总数} \times 100\%$$

意义：评价二尖瓣手术二级预防情况。

指标九、二尖瓣手术术中经食管超声心动图检查使用率（CVD-MVS-09）

定义：单位时间内，二尖瓣手术术中使用经食管超声心动图检查的患者数，占同期行二尖瓣手术的患者总数的比例。

计算公式：

$$二尖瓣手术术中经食管超声心动图检查使用率 = \frac{二尖瓣手术术中使用经食管超声心动图检查的患者数}{同期行二尖瓣手术的患者总数} \times 100\%$$

意义：评价手术过程规范性。

七、主动脉瓣手术

指标一、主动脉瓣手术住院死亡率（CVD-AVS-01）

定义：单位时间内，行主动脉瓣手术住院期间死亡的患者数，占同期行主动脉瓣手术的患者总数的比例。

计算公式：

$$主动脉瓣手术住院死亡率 = \frac{行主动脉瓣手术住院期间死亡的患者数}{同期行主动脉瓣手术的患者总数} \times 100\%$$

意义：评价手术诊疗质量情况。

指标二、主动脉瓣手术后连续机械通气时间≥24小时发生率（CVD-AVS-02）

定义：单位时间内，行主动脉瓣手术后连续机械通气时间≥24小时的患者数，占同期行主动脉瓣手术的患者总数的比例。

计算公式：

$$主动脉瓣手术后连续机械通气时间≥24小时发生率 = \frac{行主动脉瓣手术后连续通机械通气时间≥24小时的患者数}{同期行主动脉瓣手术的患者总数} \times 100\%$$

意义：评价手术诊疗质量情况。

说明：拔管后再次机械通气时间不计算在内。

指标三、主动脉瓣手术后胸骨深部感染发生率（CVD-AVS-03）

定义：单位时间内，行主动脉瓣手术后发生胸骨深部感染的患者数，占同期行主动脉瓣手术的患者总数的比例。

计算公式：

$$主动脉瓣手术后胸骨深部感染发生率 = \frac{行主动脉瓣手术后发生胸骨深部感染的患者例数}{同期行主动脉瓣手术的患者总数} \times 100\%$$

意义：评价手术诊疗质量情况。

说明：胸骨深部感染包括肌肉、骨骼和纵隔的感染。

指标四、主动脉瓣手术后脑卒中发生率（CVD-AVS-04）

定义：单位时间内，行主动脉瓣手术后发生脑卒中的患者数，占同期行主动脉瓣手术的患者总数的比例。

计算公式：

$$主动脉瓣手术后脑卒中发生率 = \frac{行主动脉瓣手术后发生脑卒中的患者数}{同期行主动脉瓣手术的患者总数} \times 100\%$$

意义：评价手术诊疗质量情况。

指标五、主动脉瓣手术非计划二次手术率（CVD-AVS-05）

定义：单位时间内，行主动脉瓣手术后非计划二次手术的患者数，占同期行主动脉瓣手术的患者总数的比例。

计算公式：

$$主动脉瓣手术非计划二次手术率 = \frac{行主动脉瓣手术后非计划二次手术的患者数}{同期行主动脉瓣手术的患者总数} \times 100\%$$

意义：评价手术诊疗质量情况。

指标六、主动脉瓣手术后急性肾衰竭发生率（CVD-AVS-06）

定义：单位时间内，行主动脉瓣手术后发生急性肾衰竭的患者数，占同期行主动脉瓣手术的患者总数的比例。

计算公式：

$$\frac{主动脉瓣手术后}{急性肾衰竭发生率}=\frac{行主动脉瓣手术后发生急性肾衰竭的患者例数}{同期行主动脉瓣手术的患者总数}\times100\%$$

意义：评价手术诊疗质量情况。

指标七、主动脉瓣手术出院抗凝药物使用率（CVD-AVS-07）

定义：单位时间内，行主动脉瓣手术出院使用抗凝药物的患者数，占同期行主动脉瓣手术的患者总数的比例。

计算公式：

$$\frac{主动脉瓣手术}{出院抗凝药物使用率}=\frac{行主动脉瓣手术出院使用抗凝药物的患者数}{同期行主动脉瓣手术的患者总数}\times100\%$$

意义：评价主动脉瓣手术二级预防情况。

指标八、主动脉瓣手术术中经食管超声心动图检查使用率（CVD-AVS-08）

定义：单位时间内，主动脉瓣手术术中使用经食管超声心动图检查的患者数，占同期行主动脉瓣手术的患者总数的比例。

计算公式：

$$\frac{主动脉瓣手术术中}{经食管超声心动图检查使用率}=\frac{主动脉瓣手术术中使用经食管超声心动图检查的患者数}{同期行主动脉瓣手术的患者总数}\times100\%$$

意义：评价手术过程规范性。

指标九、主动脉瓣置换术人工瓣有效瓣口面积指数＞0.85cm²/m²发生率（CVD-AVS-09）

定义：单位时间内，主动脉瓣置换术中人工主动脉瓣有效瓣口面积指数＞0.85cm²/m²的患者数，占同期行主动脉瓣置换术的患者总数的比例。

计算公式：

$$\frac{主动脉瓣置换术人工瓣有效瓣口面积指数＞0.85cm^2/m^2发生率}{}=\frac{主动脉瓣置换术中人工主动脉瓣有效瓣口面积指数＞0.85cm^2/m^2的的患者数}{同期行主动脉瓣置换术的患者总数}\times100\%$$

意义：评价人工瓣膜大小选择的规范性。

说明：主动脉瓣有效瓣口面积指数＝人工瓣膜有效瓣口面积（cm²）/患者体表面积（m²）。

八、主动脉腔内修复术

指标一、主动脉腔内修复术住院死亡率（CVD-EAR-01）

定义：单位时间内，行主动脉腔内修复术住院期间死亡的患者数，占同期行主动脉腔内修复术的患者总数的比例。

计算公式：

$$
\begin{array}{l} 主动脉腔内修复术 \\ 住院死亡率 \end{array} = \frac{\begin{array}{c}行主动脉腔内修复术\\住院期间死亡的患者数\end{array}}{同期行主动脉腔内修复术的患者总数} \times 100\%
$$

意义：评价手术诊疗质量情况。

指标二、主动脉腔内修复术后连续机械通气时间≥24小时发生率（CVD-EAR-02）

定义：单位时间内，行主动脉腔内修复术后连续机械通气时间≥24小时的患者数，占同期行主动脉腔内修复术的患者总数的比例。

计算公式：

$$
\begin{array}{l} 主动脉腔内修复术后连续机械通气 \\ 时间≥24小时发生率 \end{array} = \frac{\begin{array}{c}行主动脉腔内修复术后连续机械通气\\时间≥24小时的患者数\end{array}}{同期行主动脉腔内修复术的患者总数} \times 100\%
$$

意义：评价手术诊疗质量情况。

说明：拔管后再次机械通气时间不计算在内。

指标三、主动脉腔内修复术非计划二次手术率（CVD-EAR-03）

定义：单位时间内，行主动脉腔内修复术后非计划二次手术的患者数，占同期行主动脉腔内修复术的患者总数的比例。

计算公式：

$$
\begin{array}{l} 主动脉腔内修复术 \\ 非计划二次手术率 \end{array} = \frac{\begin{array}{c}行主动脉腔内修复术后\\非计划二次手术的患者数\end{array}}{同期行主动脉腔内修复术的患者总数} \times 100\%
$$

意义：评价手术诊疗质量情况。

说明：非计划二次手术包括主动脉和入路血管的再次手术，手术方式包括开放和腔内手术，均为同一次住院期间或术后30天内发生。

指标四、主动脉腔内修复术后内漏发生率（CVD-EAR-04）

定义：单位时间内，行主动脉腔内修复术后住院期间检查发现内漏的患者数，占同期行主动脉腔内修复术的患者总数的比例。

计算公式：

$$主动脉腔内修复术后内漏发生率 = \frac{行主动脉腔内修复术后住院期间检查发现内漏的患者数}{同期行主动脉腔内修复术的患者总数} \times 100\%$$

意义：评价手术诊疗质量情况。

说明：内漏的评价以住院期间最后一次主动脉CT血管成像（computed tomography angiography，CTA）/数字减影血管造影（digital subtraction angiography，DSA）检查为准。

指标五、主动脉腔内修复术后脑卒中发生率（CVD-EAR-05）

定义：单位时间内，行主动脉腔内修复术后发生脑卒中的患者数，占同期行主动脉腔内修复术的患者总数的比例。

计算公式：

$$主动脉腔内修复术后脑卒中发生率 = \frac{行主动脉腔内修复术后发生脑卒中的患者数}{同期行主动脉腔内修复术的患者总数} \times 100\%$$

意义：评价手术诊疗质量情况。

指标六、主动脉腔内修复术后急性肾衰竭发生率（CVD-EAR-6）

定义：单位时间内，行主动脉腔内修复术后发生急性肾衰竭的患者数，占同期行主动脉腔内修复术的患者总数的比例。

计算公式：

$$主动脉腔内修复术后急性肾衰竭发生率 = \frac{行主动脉腔内修复术后发生急性肾衰竭的患者数}{同期行主动脉腔内修复术的患者总数} \times 100\%$$

意义：评价手术诊疗质量情况。

指标七、主动脉腔内修复术后脊髓损伤发生率（CVD-EAR-7）

定义：单位时间内，行主动脉腔内修复术后发生脊髓损伤的患者数，占同期行主动脉腔内修复术的患者总数的比例。

计算公式：

$$主动脉腔内修复术后脊髓损伤发生率 = \frac{行主动脉腔内修复术后发生脊髓损伤的患者数}{同期行主动脉腔内修复术的患者总数} \times 100\%$$

意义：评价手术诊疗质量情况。

说明：脊髓损伤表现为下肢肌力为0～4级，且较术前减低。

指标八、主动脉腔内修复术后心肌梗死发生率（CVD-EAR-08）

定义：单位时间内，行主动脉腔内修复术后发生心肌梗死的患者数，占同期行主动脉腔内修复术的患者总数的比例。

计算公式：

$$主动脉腔内修复术后心肌梗死发生率=\frac{行主动脉腔内修复术后发生心肌梗死的患者数}{同期行主动脉腔内修复术的患者总数}\times100\%$$

意义：评价手术诊疗质量情况。

指标九、主动脉腔内修复术30天内CTA复查率（CVD-EAR-09）
定义：单位时间内，行主动脉腔内修复术30天内进行CTA复查的患者数，占同期行主动脉腔内修复术的患者总数的比例。
计算公式：

$$主动脉腔内修复术30天内CTA复查率=\frac{行主动脉腔内修复术30天内进行CTA复查的患者数}{同期行主动脉腔内修复术的患者总数}\times100\%$$

意义：评价手术随访规范性和及时性。

指标十、主动脉腔内修复术后30天随访率（CVD-EAR-10）
定义：单位时间内，行主动脉腔内修复术后30天进行随访的患者数，占同期行主动脉腔内修复术的患者总数的比例。
计算公式：

$$主动脉腔内修复术后30天随访率=\frac{行主动脉腔内修复术后30天进行随访的患者数}{同期行主动脉腔内修复术的患者总数}\times100\%$$

意义：评价手术随访规范性和及时性。
说明：术后30天随访包括但不限于门诊随访、电话随访及CTA随访；随访时间窗为术后（30±7）天。

指标十一、主动脉腔内修复术前β受体阻滞剂使用率（CVD-EAR-11）
定义：单位时间内，行主动脉腔内修复术前使用β受体阻滞剂的患者数，占同期行主动脉腔内修复术的患者总数的比例。
计算公式：

$$主动脉腔内修复术前β受体阻滞剂使用率=\frac{行主动脉腔内修复术前使用β受体阻滞剂的患者数}{同期行主动脉腔内修复术的患者总数}\times100\%$$

意义：评价主动脉腔内修复术临床用药情况。

指标十二、主动脉腔内修复术前他汀类药物使用率（CVD-EAR-12）
定义：单位时间内，行主动脉腔内修复术前使用他汀类药物的患者数，占同期行主动脉腔内修复术的患者总数的比例。

计算公式：

$$主动脉腔内修复术前他汀类药物使用率 = \frac{行主动脉腔内修复术前使用他汀类药物的患者数}{同期行主动脉腔内修复术的患者总数} \times 100\%$$

意义：评价主动脉腔内修复术临床用药情况。

九、先心病介入治疗技术

指标一、先心病介入治疗成功率（CVD-CHD-01）

定义：单位时间内，行先心病介入治疗成功的患者数，占同期行先心病介入治疗的患者总数的比例。

计算公式：

$$先心病介入治疗成功率 = \frac{行先心病介入治疗成功的患者数}{同期行先心病介入治疗的患者总数} \times 100\%$$

意义：评价手术诊疗质量情况。

说明：①先心病包括房间隔缺损（ASD）、室间隔缺损（VSD）、动脉导管未闭（PDA）及肺动脉瓣狭窄（PS）（下同）；②治疗成功指通过介入手段治疗先心病后，达到治愈原先天性畸形或明显改善其血流动力学，且未发生严重并发症者。

指标二、先心病介入治疗后严重房室传导阻滞发生率（CVD-CHD-02）

定义：单位时间内，行ASD/VSD介入治疗术中或术后发生严重房室传导阻滞的患者数，占同期行ASD/VSD介入治疗的患者总数的比例。

计算公式：

$$先心病介入治疗后严重房室传导阻滞发生率 = \frac{行 ASD/VSD 介入治疗术中或术后发生严重房室传导阻滞的患者数}{同期行 ASD/VSD 介入治疗的患者总数} \times 100\%$$

意义：评价手术诊疗质量情况。

说明：①本指标适用于所有尝试行介入治疗的ASD/VSD患者；②严重房室传导阻滞指二度Ⅱ型、高度和三度房室传导阻滞。

指标三、先心病介入治疗封堵器移位或脱落发生率（CVD-CHD-03）

定义：单位时间内，行先心病介入治疗发生封堵器移位或脱落的患者数，占同期行先心病介入治疗的患者总数的比例。

计算公式：

$$先心病介入治疗封堵器移位或脱落发生率 = \frac{行先心病介入治疗发生封堵器移位或脱落的患者数}{同期行先心病介入治疗的患者总数} \times 100\%$$

意义：评价手术诊疗质量情况。

说明：①本指标适用于所有尝试行介入治疗的ASD、VSD及PDA患者；②封堵器移位或脱落指ASD、VSD及PDA介入治疗术中或术后经影像学检查证实封堵器位置发生异常，包括封堵器偏移造成残余分流；封堵器偏移导致房室瓣或半月瓣反流、右心室流出道狭窄；封堵器脱入左右心房、左右心室、肺动脉、主动脉及其分支。

指标四、先心病介入治疗溶血发生率（CVD-CHD-04）

定义：单位时间内，行先心病介入治疗发生溶血的患者数，占同期行先心病介入治疗的患者总数的比例。

计算公式：

$$先心病介入治疗溶血发生率=\frac{行先心病介入治疗发生溶血的患者数}{同期行先心病介入治疗的患者总数}×100\%$$

意义：评价手术诊疗质量情况。

说明：①本指标适用于所有尝试行介入治疗的ASD、VSD及PDA患者；②溶血指血浆游离血红蛋白≥40mg/L。

指标五、先心病介入治疗心脏压塞发生率（CVD-CHD-05）

定义：单位时间内，行先心病介入治疗发生心脏压塞的患者数，占同期行先心病介入治疗的患者总数的比例。

计算公式：

$$先心病介入治疗心脏压塞发生率=\frac{行先心病介入治疗发生心脏压塞的患者数}{同期行先心病介入治疗的患者总数}×100\%$$

意义：评价手术诊疗质量情况。

指标六、先心病介入治疗输血率（CVD-CHD-06）

定义：单位时间内，行先心病介入治疗给予输血的患者数，占行先心病介入治疗的患者总数的比例。

计算公式：

$$先心病介入治疗输血率=\frac{行先心病介入治疗给予输血的患者数}{同期行先心病介入治疗的患者总数}×100\%$$

意义：评价手术诊疗质量情况。

说明：输血指先心病介入治疗术后由于各种原因输注红细胞、血浆及血小板。

指标七、先心病介入治疗非计划二次手术率（CVD-CHD-07）

定义：单位时间内，行先心病介入治疗后非计划二次手术的患者数，占同期行先心病介入治疗的患者总数的比例。

计算公式：

$$先心病介入治疗非计划二次手术率 = \frac{行先心病介入治疗后非计划二次手术的患者数}{同期行先心病介入治疗的患者总数} \times 100\%$$

意义：评价手术诊疗质量情况。

指标八、先心病介入治疗住院死亡率（CVD-CHD-08）

定义：单位时间内，行先心病介入治疗住院期间死亡的患者数，占同期行先心病介入治疗的患者总数的比例。

计算公式：

$$先心病介入治疗住院死亡率 = \frac{行先心病介入治疗住院期间死亡的患者数}{同期行先心病介入治疗的患者总数} \times 100\%$$

意义：评价手术诊疗质量情况。

十、冠心病介入治疗技术

指标一、冠状动脉介入治疗术后即刻冠状动脉造影成功率（CVD-PCI-01）

定义：单位时间内，冠状动脉介入治疗术后即刻冠状动脉造影成功的例数，占同期接受冠状动脉介入治疗的总例数的比例。

计算公式：

$$\begin{matrix}冠状动脉介入治疗\\术后即刻冠状动脉造影成功率\end{matrix} = \frac{冠状动脉介入治疗术后即刻冠状动脉造影成功的例数}{同期接受冠状动脉介入治疗的总例数} \times 100\%$$

意义：评价手术诊疗质量情况。

说明：冠状动脉造影成功是指支架术后病变残余狭窄＜20%或单纯经皮冠状动脉腔内血管成形术（percutaneous transluminal coronary angioplasty，PTCA）后病变残余狭窄＜50%，且冠状动脉血流心肌梗死溶栓（thrombolysis in myocardial infarction，TIMI）分级3级。

指标二、冠状动脉介入治疗临床成功率（CVD-PCI-02）

定义：单位时间内，冠状动脉介入治疗临床成功的例数，占同期接受冠状动脉介入治疗的总例数的比例。

计算公式：

$$冠状动脉介入治疗临床成功率 = \frac{冠状动脉介入治疗临床成功的例数}{同期接受冠状动脉介入治疗的总例数} \times 100\%$$

意义：评价手术诊疗质量情况。

说明：冠状动脉介入治疗临床成功是指符合术后即刻冠状动脉造影成功标准，且24小时内无死亡。

指标三、冠状动脉介入治疗住院死亡率（CVD-PCI-03）

定义：单位时间内，本次接受冠状动脉介入治疗住院期间死亡的患者数，占同期接受冠状动脉介入治疗的患者总数的比例。

计算公式:

$$\frac{冠状动脉介入治疗}{住院死亡率} = \frac{本次接受冠状动脉介入治疗住院期间死亡的患者数}{同期接受冠状动脉介入治疗的患者总数} \times 100\%$$

意义:评价手术诊疗质量情况。

指标四、择期冠状动脉介入治疗住院死亡率(CVD-PCI-04)

定义:单位时间内,择期冠状动脉介入治疗本次住院期间死亡的患者数,占同期接受择期冠状动脉介入治疗的患者总数的比例。

计算公式:

$$\frac{择期冠状动脉介入治疗}{住院死亡率} = \frac{择期冠状动脉介入治疗本次住院期间死亡的患者数}{同期接受择期冠状动脉介入治疗的患者总数} \times 100\%$$

意义:评价手术诊疗质量情况。

说明:择期冠状动脉介入治疗是指除ST段抬高型心肌梗死(STEMI)患者接受的直接经皮冠状动脉介入治疗(PCI)以及非ST段抬高型急性冠脉综合征(NSTE-ACS)患者接受的急诊经皮冠状动脉介入治疗(PCI)以外的介入治疗。

指标五、冠状动脉介入治疗严重并发症发生率(CVD-PCI-05)

定义:单位时间内,接受冠状动脉介入治疗住院期间发生严重并发症的患者数,占同期接受冠状动脉介入治疗的患者总数的比例。

计算公式:

$$\frac{冠状动脉介入治疗}{严重并发症发生率} = \frac{接受冠状动脉介入治疗住院期间发生严重并发症的患者数}{同期接受冠状动脉介入治疗的患者总数} \times 100\%$$

意义:评价手术诊疗质量情况。

说明:严重并发症是指急性心肌梗死、急性或亚急性支架内血栓形成、心脏压塞、恶性心律失常、需要输血或危及生命的出血事件。

指标六、STEMI患者发病12小时内接受直接PCI率(CVD-PCI-06)

定义:STEMI患者发病12小时内接受直接PCI的患者数,占同期发病12小时内到院的STEMI患者总数的比例。

计算公式:

$$\frac{STEMI患者发病12小时内}{接受直接PCI率} = \frac{STEMI患者发病12小时内接受直接PCI的患者数}{同期发病12小时内到院的STEMI患者总数} \times 100\%$$

意义:评价STEMI救治及时性和规范性。

指标七、行直接PCI的STEMI患者到院至导丝通过靶血管（DTD）平均时间（CVD-PCI-07）

定义：STEMI患者行直接PCI的DTD时间总和与STEMI患者行直接PCI的总例数的比值。

计算公式：

$$行直接PCI的STEMI患者DTD平均时间 = \frac{STEMI患者行直接PCI的DTD时间总和}{STEMI患者行直接PCI的总例数} \times 100\%$$

意义：评价STEMI救治及时性。

指标八、接受PCI治疗的非ST段抬高型急性冠脉综合征（NSTE-ACS）患者进行危险分层的比例（CVD-PCI-08）

定义：接受PCI治疗的NSTE-ACS患者进行危险分层的患者数，占同期接受PCI治疗的NSTE ACS患者总数的比例。

计算公式：

$$\begin{array}{c}接受PCI治疗的NSTE-ACS患者\\进行危险分层的比例\end{array} = \frac{接受PCI治疗的NSTE-ACS患者进行危险分层的患者数}{同期接受PCI治疗的NSTEACS患者总数} \times 100\%$$

意义：评价NSTE-ACS治疗规范性。

指标九、例次平均支架数（CVD-PCI-09）

定义：平均每例次手术中置入支架的个数。

计算公式：

$$例次平均支架数 = \frac{植入冠脉总支架数}{同期接受冠脉介入治疗的总病例数} \times 100\%$$

意义：评价支架使用合理性。

指标十、冠状动脉介入治疗术前双重抗血小板药物使用率（CVD-PCI-10）

定义：单位时间内，冠状动脉介入治疗术前使用双重抗血小板药物的患者数，占同期接受冠状动脉介入治疗的患者总数的比例。

计算公式：

$$\begin{array}{c}冠状动脉介入治疗术前\\双重抗血小板药物使用率\end{array} = \frac{\begin{array}{c}冠状动脉介入治疗术前\\使用双重抗血小板药物的患者数\end{array}}{同期接受冠状动脉介入治疗的患者总数} \times 100\%$$

意义：评价冠状动脉介入治疗临床用药情况。

指标十一、冠状动脉介入治疗住院期间他汀类药物使用率（CVD-PCI-11）

定义：单位时间内，冠状动脉介入治疗住院期间使用他汀类药物的患者数，占同期接受冠状动介入治疗的患者总数的比例。

计算公式：

$$冠状动脉介入治疗住院期间他汀类药物使用率 = \frac{冠状动脉介入治疗住院期间使用他汀类药物的患者数}{同期接受冠状动脉介入治疗的患者总数} \times 100\%$$

意义：评价冠状动脉介入治疗临床用药情况。

十一、心律失常介入治疗技术

指标一、心脏植入型电子器械（CIED）植入术住院死亡率（CVD-CIED-01）

定义：单位时间内，行心脏植入型电子器械（cardiovascular implantable electronic device，CIED）植入术住院期间死亡的患者数，占同期行CIED植入术的患者总数的比例。

计算公式：

$$CIED植入术住院死亡率 = \frac{行CIED植入术住院期间死亡的患者数}{同期行CIED植入术的患者总数} \times 100\%$$

意义：评价手术诊疗质量情况。

说明：CIED包括心脏永久性起搏器（permanent pacemaker，PM）、植入型心律转复除颤器（ICD）、心脏再同步化治疗起搏器（cardiac resynchronization therapy pacemaker，CRT-P）、心脏再同步化治疗除颤器（cardiac resynchronization therapy defibrillator，CRT-D）；CIED植入术包括CIED新植入、CIED更换以及CIED升级手术。

指标二、CIED植入术心脏压塞发生率（CVD-CIED-02）

定义：单位时间内，行CIED植入术发生心脏压塞的患者数，占同期行CIED植入术的患者总数的比例。

计算公式：

$$CIED植入术心脏压塞发生率 = \frac{行CIED植入术发生心脏压塞的患者数}{同期行CIED植入术的患者总数} \times 100\%$$

意义：评价手术诊疗质量情况。

指标三、CIED植入术导线脱位发生率（CVD-CIED-03）

定义：单位时间内，行CIED植入术发生导线脱位的患者数，占同期行CIED植入术的患者总数的比例。

计算公式：

$$CIED植入术导线脱位发生率 = \frac{行CIED植入术发生导线脱位的患者数}{同期行CIED植入术的患者总数} \times 100\%$$

意义：评价手术诊疗质量情况。

说明：导线脱位指CIED植入术后住院期间发生导线脱位并且需行电极导线调整术。导线脱位可以通过心电图、X线胸片和起搏器程控检查等明确诊断。

指标四、阵发性室上性心动过速（PSVT）导管消融治疗成功率（CVD-CAIT-04）

定义：单位时间内，行阵发性室上性心动过速（paroxysmal supraventricular tachycardia，PSVT）导管消融治疗成功的患者数，占同期行PSVT导管消融治疗的患者总数的比例。

计算公式：

$$PSVT导管消融治疗成功率 = \frac{行\ PSVT\ 导管消融治疗成功的患者数}{同期行\ PSVT\ 导管消融治疗的患者总数} \times 100\%$$

意义：评价手术诊疗质量情况。

指标五、导管消融治疗后严重房室传导阻滞发生率（CVD-CAIT-05）

定义：单位时间内，行导管消融治疗术中或术后发生严重房室传导阻滞的患者数，占同期行导管消融治疗的患者总数的比例。

计算公式：

$$导管消融治疗后严重房室传导阻滞发生率 = \frac{\begin{array}{c}行导管消融治疗术中或术后\\发生严重房室传导阻滞的患者数\end{array}}{同期行导管消融治疗的患者总数} \times 100\%$$

意义：评价手术诊疗质量情况。

说明：严重房室传导阻滞指二度Ⅱ型、高度和三度房室传导阻滞。

指标六、导管消融治疗心脏压塞发生率（CVD-CAIT-06）

定义：单位时间内，行导管消融治疗发生心脏压塞的患者数，占同期行导管消融治疗的患者总数的比例。

计算公式：

$$导管消融治疗心脏压塞发生率 = \frac{行导管消融治疗发生心脏压塞的患者数}{同期行导管消融治疗的患者总数} \times 100\%$$

意义：评价手术诊疗质量情况。

指标七、导管消融治疗住院死亡率（CVD-CAIT-07）

定义：单位时间内，行导管消融治疗住院期间死亡的患者数，占同期行导管消融治疗的患者总数的比例。

计算公式：

$$导管消融治疗住院死亡率 = \frac{行导管消融治疗住院期间死亡的患者数}{同期行导管消融治疗的患者总数} \times 100\%$$

意义：评价手术诊疗质量情况。

附录C 疾病诊断分类编码

表C-1 心血管疾病诊断编码（ICD-10国家临床版2.0）

亚类	编码
风湿性心脏病	I01.0-I01.9，I05.0-I09.9
缺血性心脏病	I20.0-I25.9
高血压性心脏病	I11.0-I11.9
非风湿性钙化性主动脉瓣疾病	I35.0-I35.9
非风湿性退行性二尖瓣疾病	I34.0-I34.9
其他非风湿性心脏瓣膜病	I36.0-I37.9，I38.x
心肌炎	I01.2，I09.0，I40.0-I40.9，I51.4，J10.8
酒精性心肌病	I42.6
其他心肌病	I42.0-I42.5，I42.7-I42.9
心内膜炎	I33.0-I33.9
主动脉疾病（瘤/夹层/溃疡等）	I71.0-I71.9，I74.0-I74.1，I77.1-I77.2，I77.6-I77.8，Q25.0-Q25.4，S25.0，S35.0
先天性心脏病	Q20.0-Q20.9，Q21.0-Q21.9，Q22.0-Q22.9，Q23.0-Q25.9，Q26.0-Q26.902，Q27.0-Q27.9
心房颤动和心房扑动	I48.x
外周/内脏血管病	I70.0-I70.9，I72.0-I73.9，I74.2-I74.9，I77.0，I77.3-I77.5，I77.9，I80.0-I89.9
其他心血管及循环系统疾病	I10.x，I12.0-I12.9，I13.0-I13.9，I15.0-I15.9，I26.0-I26.9，I27.0-I28.9，I30.0-I31.9，I44.0-I47.9，I49.0-I51.9，I80.0-I89.9，I95.0-I95.9，I97.0-I97.9，I99.x，A18.8，A52.0，T81.7，T82.8

附录D　常用缩写中英文对照

表 D-1　常用缩写中英文对照

缩略语	中文名称	英文全称
CABG	冠状动脉旁路移植术	coronary artery bypass grafting
CAUTI	导尿管相关性尿路感染	cather associated urinary tract infection
CCSR	中国心血管外科注册登记系统	China Cardiac Surgery Registry
CNDNQ	国家护理质量数据平台	China National Database of Nursing Quality
CRT	心脏再同步化治疗	cardiac resynchronization therapy
CTA	CT血管造影	CT angiography
CVC	中心静脉导管	central venous cather
ECMO	体外膜氧合	extracorporeal membrane oxygenation
EVAR	腹主动脉腔内修复手术	abdominal endovascular aortic repair
HQMS	医院质量监测系统	Hospital Quality Monitoring System
ICD	植入型心律转复除颤器	implantable cardiovertor defibrillator
NCIS	全国医疗质量数据抽样调查系统	National Clinical Improvement System
PCI	经皮冠状动脉介入治疗	percutaneous coronary intervention
PAH	肺动脉高压	pulmonary arterial hypertension
STEMI	ST段抬高型心肌梗死	ST-segment elevation myocardial infarction
TAVR	经导管主动脉瓣置换术	transcatheter aortic valve replacement
TEVAR	胸主动脉腔内修复手术	thoracic endovascular aortic repair
VAP	呼吸机相关性肺炎	ventilator associated pneumonia

参 考 文 献

［1］中华人民共和国卫生部. 卫生部关于修订住院病案首页的通知（EB/OL）.（2011-11-01）［2022-09-27］. http：//www.nhc.gov.cn/cms-search/xxgk/getManuscriptXxgk.htm?id=53492.

［2］国家护理专业质控中心. 2020年国家医疗服务与质量安全报告——护理专业分册［M］. 北京：科学技术文献出版社，2021.

［3］AIKEN LH，CLARKE SP，SLOANE DM，et al. Hospital nurse staffing and patient mortality，nurse burnout，and job dissatisfaction［J］. JAMA，2002，288（16）：1987-1993.

［4］MASOUDI FA，POUIRAKIS A，DE LEMOS JA，et al. Trends in U.S. Cardiovascular Care：2016 Report From 4 ACC National Cardiovascular Data Registries［J］. J Am Coll Cardiol，2017，69（11）：1427-1450.

［5］HAO Y，ZHAO D，LIU J，et al. Performance of Management Strategies With Class I Recommendations Among Patients Hospitalized With ST-Segment Elevation Myocardial Infarction in China［J］. JAMA Cardiol，2022，7（5）：484-491.

［6］LYTLE BL，LI S，LOFTHUS DM，et al. Targete dversus standard feedback：results from a randomized quality improvement trial［J］. Am Heart J，2015，169（1）：132-141. e2.

［7］BAGAI A，CHEN AY，UDELL JA，et al. Association of Cognitive Impairment With Treatment and Outcomes in Older Myocardial Infarction Patients：A Report From the NCDR Chest Pain-MI Registry［J］. J Am Heart Assoc，2019，8（17）：e012929.

［8］PARTNERSHIP HQI. MINA Panalyses 2011［EB/OL］.（2012-09-21）［2020-01-19］. https：//data.gov.uk/dataset/409838f7-cfb8-49c3-b83a-db0d425a887e/minapanalyses-2011.

［9］KUEHNEMUND L，KOEPPE J，FELD J，et al. Gender differences in acute myocardial infarction-A nation wide German real-life analysis from 2014 to 2017［J］. Clin Cardiol，2021，44（7）：890-898.

［10］SZUMMER K，WALLENTIN L，LINDHAGEN L，et al. Improved outcomes in patients with ST-elevation myocardial infarction during the last 20 years are related to implementation of evidence based treatments：experiences from the SWEDEHEAR Tregistry 1995-2014［J］. Eur Heart J，2017，38（41）：3056-3065.

［11］ZEYMER U，LUDMAN P，DANCHIN N，et al. Reperfusion therapies and in-hospital outcomes for ST-elevation myocardial infarction in Europe：the ACVC-EAPCI EORP STEMI Registry of the European Society of Cardiology［J］. Eur Heart J，2021，42（44）：4536-4549.

［12］SAWANO M，KOHSAKA S，ISHIIET H，et al. One-Year Outcome After Percutaneous Coronary Intervention for Acute Coronary Syndrome-An Analysis of 20,042 Patients From a Japanese Nationwide Registry［J］. Circ J，2021，85（10）：1756-1767.

［13］CUNNINGHAM LC，FONAROW GC，YANCY CW，et al. Regional Variations in Heart Failure Quality and Outcomes：Get With The Guidelines-Heart Failure Registry［J］. J Am Heart Assoc，2021，10（7）：e018696.

［14］QU J，DU J，RAO C，et al. Effect of a smartphone-based intervention on secondary prevention medication prescriptions after coronary artery bypass graft surgery：The MISSION-1 randomized controlled trial［J］. Am Heart J，2021，237：79-89.

［15］中国冠状动脉旁路移植术后二级预防专家共识组，中国医师协会心血管医师分会冠心病外科学组，中华医学会胸心血管外科学分会冠心病外科学组. 中国冠状动脉旁路移植术后二级预防专家共识（2020版）［J］. 中华胸心血管外科杂志，2021，37（4）：193-201.

［16］SCALI ST，GILES KA，WANG GJ，et al. National incidence，mortality outcomes，and predictors of spinal cord ischemia after thoracic endovascular aortic repair［J］. J Vas Surg，2020，72（1）：92-104.